U0134217

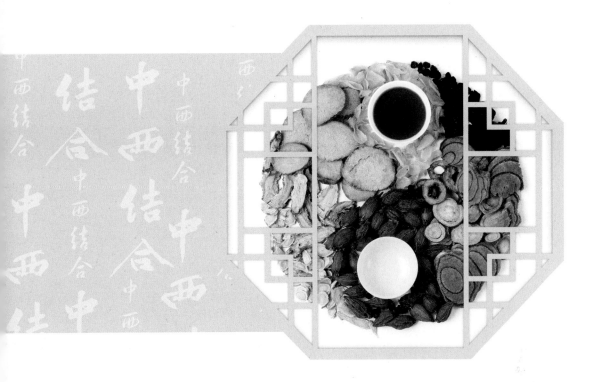

ZHANG DINGHUA ZHENZHI
NEIFENMI DAIXIE JIBING
JINGYANJI

张定华诊治
内分泌代谢疾病经验集

主编◎张定华

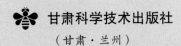
甘肃科学技术出版社
（甘肃·兰州）

图书在版编目(CIP)数据

张定华诊治内分泌代谢疾病经验集 / 张定华主编
. -- 兰州：甘肃科学技术出版社，2024.1
ISBN 978-7-5424-3149-3

Ⅰ.①张… Ⅱ.①张… Ⅲ.①内分泌病 – 中医临床 –
经验–中国–现代②代谢病–中医临床–经验–中国–现
代 Ⅳ.①R259.8

中国国家版本馆CIP数据核字(2024)第005278号

张定华诊治内分泌代谢疾病经验集

张定华　主编

责任编辑　陈学祥
封面设计　麦朵设计

出　　版　甘肃科学技术出版社
社　　址　兰州市城关区曹家巷1号　　730030
电　　话　0931-2131572(编辑部)　　0931-8773237(发行部)

发　　行　甘肃科学技术出版社　　　印　　刷　甘肃兴业印务有限公司
开　　本　787毫米×1092毫米 1/16　印　张　12　插　页　2　字　数　257千
版　　次　2024年1月第1版
印　　次　2024年1月第1次印刷
印　　数　1~2500
书　　号　ISBN 978-7-5424-3149-3　定　价　72.00元

图书若有破损、缺页可随时与本社联系：0931-8773237
本书所有内容经作者同意授权，并许可使用
未经同意，不得以任何形式复制转载

编 委 会

主　编：张定华

副主编：史晓伟

编　委：连　琯　裴文丽　谢卓霖　张东鹏　陈有源

　　　　吕　娟　令　娟　张晓国　朱文远　李玉梅

　　　　樊鹏翔　王　彤　王晓霞　左娇娇　蒋培文

　　　　文雪城　董　娜　王红玲　梁江桃

序

甘肃省名中医张定华主编的《张定华诊治内分泌代谢疾病经验集》，汇集了作者从医近40年的学术思想及临床经验，涵盖了糖尿病、甲状腺疾病、高尿酸血症、妇科内分泌疾病的中西医诊断、鉴别诊断、中医辨证论治、学术思想及用药特点、典型案例等诸多方面，是国内少见的中西医内容翔实、实用方便的内分泌代谢性疾病方面的一本好书。

首先，概述简要，一目了然。有西医的病名，有中医的辨病；有西医的流行病学发病机制，有中医的病因病机。如甲状腺功能亢进症，西医概念是一种自身免疫性疾病，发病机制有自身免疫遗传因素、环境因素、情绪精神因素等，中医病因病机有水土因素、情志因素、劳伤因素等。

其次，诊断治疗，重点突出。有中西医的诊断及鉴别诊断和治疗，有中医的辨证论治。如糖尿病有西医的诊断标准，理化检查；有中医的症状体征与消渴症、瘿病的鉴别与辨证施治。治疗西医有口服降糖药、胰岛素治疗、胰高血糖素样肽-1受体激动剂等；中医有饮食运动、心理调节、辨证论治等。

再次，学术思想及用药特点、典型案例，见解独到，实用有效。有作者对中医经典理论的深刻理解，有多年用药经验的积累。典型案例印证了作者的学术思想与临床经验。如对女性多囊卵巢综合征，典型案例有：张某，女，27岁，未婚，2021年6月18日初诊，患者平素月经不规律，1~4月一行，经期3~5d，西医诊断多囊卵巢综合征，中医辨病为月经后期，辨证为脾虚痰湿证，予中药柴胡、黄芩、黄芪、党参、白术、茯苓等调治4月，月经恢复正常。

另外，该书还涵盖了作者在治疗一些杂病方面的学术思想和临床经验，可谓内容丰富，经验独到。

张定华主任医师是我的大学同学，虽小我几岁，但她聪慧好学，勤于钻研，笃学不辍，1984年毕业后一直在甘肃省中医院从事内分泌代谢疾病的临床工作，期间获得了许多荣誉，是甘肃省同行公认、社会推崇、群众信任的中医专家。在该书即将出版之际，吾撰数言，以充为序。

2023 年 7 月于兰州

目　录

第一章　糖尿病及其并发症

第一节　糖尿病概述

一、概念

(一) 西医概念

糖尿病 (DM) 是一组由多病因引起的以慢性高血糖为特征的代谢性疾病,是由于胰岛素分泌和 (或) 作用缺陷所引起的。长期碳水化合物以及脂肪、蛋白质代谢紊乱可引起多系统损害,导致眼、肾、神经、心脏、血管等组织器官慢性进行性病变、功能障碍及衰竭,严重时甚至出现急性严重代谢紊乱。

(二) 中医概念

本病属于"消渴",消渴病是以多饮、多食、多尿、形体消瘦、尿有甜味为典型症状的病证。

二、流行病学 [1]

近 40 年来,我国糖尿病患病率显著增加。1980 年全国 14 省市 30 万人的流行病学资料显示,糖尿病的患病率为 0.67%。2015—2017 年中华医学会内分泌学分会在全国 31 个省、市、自治区进行的 7.6 万人糖尿病流行病调查显示,我国 18 岁及以上人群糖尿病患病率为 11.2%。糖尿病人群中以 2 型糖尿病 (T2DM) 为主,占90% 以上,1 型糖尿病 (T1DM) 和其他类型糖尿病少见。性别上,男性高于女性,2015—2017 年全国调查结果为 12.1% 和 10.3%。民族上,2013 年的调查结果显示,我国 6 个主要民族的糖尿病患病率分别为汉族 14.7%、壮族 12.0%、回族 10.6%、满族 15.0%、维吾尔族 12.2%、藏族 4.3%。地区上,我国经济发达地区的糖尿病患病率高于中等发达地区和不发达地区,2015—2017 年的调查结果显示城乡差别有减小的趋势。诊断比例上,糖尿病的知晓率 (36.5%)、治疗率 (32.2%) 和控制率(49.2%) 有所改善,但仍处于低水平。我国的糖尿病患病率随着城市化、人口老龄化及超重和肥胖患病率的增加而升高。

三、发病机制

（一）西医发病机制

目前糖尿病主要分为四类：1 型糖尿病（T1DM）、2 型糖尿病（T2DM）、其他特殊类型糖尿病、妊娠糖尿病（GDM）。

1. 1 型糖尿病（T1DM）[2]

T1DM 病因和发病机制尚未完全明了，但属于自身免疫性疾病，由遗传因素和环境因素共同参与其发病。显著的病理学和病理生理学特征是胰岛 β 细胞数量显著减少乃至消失所导致的胰岛素分泌量下降或缺失。

（1）遗传因素：有研究表明表皮畸形自身调节因子 1（Deaf 1）和腺苷 A1 受体（Adora 1）基因表达的减少会促进 T1DM 的发生。

（2）环境因素：在 T1DM 的发病中起着很重要的作用，只有不到 10% 遗传易感人群最终发展成临床疾病、近年来 T1DM 患病率的不断增长都说明了这一点。常见的环境因素包括病毒感染如轮状病毒、腺病毒、逆转录病毒、呼肠孤病毒、巨细胞病毒、EB 病毒、腮腺炎病毒及风疹病毒，牛奶喂养（尤其是出生后 3 个月以内牛奶喂养者），过早摄食谷蛋白，硝酸盐与亚硝酸盐的摄入，饮食中缺少锌、维生素 E、维生素 D，反复接触某些毒物如四氧嘧啶、链脲霉素等，过多饮用咖啡或茶，肉食的增多等，这些因素直接或间接地加速了本病的发生。

（3）自身免疫 T1DM 的发生机制涉及的免疫反应过程比较复杂，现代研究表明免疫系统起着主要作用，胰岛内自身抗原、免疫细胞中 CD4+ 及 CD8+T 淋巴细胞、B 淋巴细胞、自然杀伤细胞、树突状细胞等共同参与了胰岛 β 细胞的损伤而致病。在淋巴细胞浸润胰腺组织，导致胰岛损伤的过程中，细胞因子的作用也不可忽视。

2. 2 型糖尿病（T2DM）

T2DM 的病因和发病机制目前亦不明确，其显著的病理生理学特征为胰岛素调控葡萄糖代谢能力的下降（胰岛素抵抗）伴胰岛 β 细胞功能缺陷所导致的胰岛素分泌减少（相对减少）。

（1）遗传因素及环境因素

遗传因素方面，人类白细胞抗原（HLA）是第一个被发现与本病有明确联系的遗传系统，HLA-A*0205 和 HLA-A*30 相互作用，共同增加了 T2DM 发病的危险性。环境因素包括年龄增长、现代生活方式改变、营养过剩、体力活动不足、机体内环境及应激、化学毒物等。上述因素共同导致肥胖，尤其是中心性肥胖，与胰岛素抵抗和 T2DM 的发生密切相关。

（2）胰岛素抵抗和 β 细胞功能缺陷

胰岛素抵抗与胰岛素受体（IR）的数目及胰岛素的亲和力有关，即 IR 数目越多或亲和力增强，组织对胰岛素越敏感；反之，IR 数目越少或亲和力减弱，组织对胰岛素越不敏感，即组织对胰岛素产生了抵抗。临床上多见于超重或肥胖的患者，由于患者细胞膜上的 IR 数目减少或存在缺陷，以致胰岛素不能充分发挥其正常的生理效应，产生胰岛素抵抗，最终引起 T2DM。

T2DM 不仅与 β 细胞分泌的胰岛素绝对或相对不足有关，还与 α 细胞分泌的胰高血糖素绝对或相对增高密切相关。胰岛中 α 细胞分泌的胰高血糖素在保持血糖稳定中起重要作用。正常情况下，进餐后血糖增高刺激早时相胰岛素分泌，抑制 α 细胞分泌的胰高血糖素，从而使肝糖输出减少，防止出现餐后高血糖。T2DM 患者由于胰岛 β 细胞数量明显减少，α/β 细胞比例显著增加，另外 α 细胞对葡萄糖敏感性降低，从而使胰高血糖素水平升高，肝糖输出增加，最终导致 T2DM 发病。

（3）胰高血糖素样肽 1（GLP-1）

在生理状态下，胃肠道激素包括肠促胰岛素分泌肽和抗肠促胰岛素分泌肽，两者保持动态平衡，并通过肠道–胰岛轴作用于胰岛细胞，调节胰岛素的分泌功能。肠道 L 细胞分泌 GLP-1，在病理状态下，肠促胰岛素分泌肽和抗肠促胰岛素分泌肽的失衡将会引起胰岛素抵抗，从而导致 T2DM 的发生。

3. 其他特殊类型糖尿病

主要机制为：胰岛 β 细胞功能单基因缺陷、胰岛素作用单基因缺陷、胰源性糖尿病、内分泌疾病、药物或化学品所致糖尿病、感染及其他与糖尿病相关的遗传综合征。

4. 妊娠糖尿病（GDM）

GDM 是由多种因素导致的，其中经典观点认为是由妊娠期葡萄糖需要量增加，胰岛素抵抗和胰岛素分泌相对不足引起的；目前认为，GDM 的发病机制包括遗传因素、炎性因子参与、脂肪因子参与、雌激素受体表达减少、白细胞中腺苷受体的表达升高等。

（二）中医病因病机

1. 病因

中医文献关于消渴病因的记载有禀赋异常、五脏柔弱、素体阴虚、过食肥甘、情志失调、久坐少动、运动量减少等。禀赋异常为内因，饮食情志为外因，内外因相合而致 DM。

（1）饮食因素

过食肥甘厚味及饮食结构或质量改变为主要病因。《内经》云："饮食自倍，肠胃乃伤"；"肥者令人内热，甘者令人中满"。多食肥甘，滞胃碍脾，中焦壅滞，升降受阻，运化失司，聚湿变浊生痰，日久化热伤津，导致 DM。

（2）久坐少动

久坐少动，活动减少，脾气呆滞，运化失常；脾气既耗，胃气亦伤，脾胃虚弱；脾不散精，精微物质不归正化，则为湿为痰、为浊为膏，日久化热，导致 DM。

（3）情志失调

情志失调，肝失疏泄，则中焦气机郁滞，形成肝脾气滞、肝胃气滞；脾胃运化失常，饮食壅而生热，滞而生痰，变生 DM。

2. 病机及演变规律

DM 为食、郁、痰、湿、热、瘀交织为患。其病机演变基本按郁、热、虚、损四个阶段发展。发病初期以六郁为主，病位多在肝，在脾（胃）；继则郁久化热，以肝热、胃热为主，亦可兼肺热、肠热；燥热既久，壮火食气，燥热伤阴，阴损及阳，终至气血阴阳俱虚；脏腑受损，病邪入络，络损脉损，变证百出。

3. 病位、病性

DM 病位在五脏，以脾（胃）、肝、肾为主，涉及心、肺；阴虚或气虚为本，痰浊血瘀为标，多虚实夹杂。初期为情志失调，痰浊化热伤阴，以标实为主；继之为气阴两虚，最后阴阳两虚，兼夹痰浊瘀血，以本虚为主。阴虚血脉运行涩滞、气虚鼓动无力、痰浊阻滞、血脉不利等都可形成瘀血，痰浊是瘀血形成的病理基础，且二者相互影响，瘀血贯穿 DM 始终，是并发症发生和发展的病理基础；痰浊瘀血又可损伤脏腑，耗伤气血，使病变错综复杂。

四、诊断及鉴别诊断

（一）西医诊断及鉴别诊断

1. 诊断标准

按照 1999 年 WHO 专家咨询委员会对 DM 的定义、分类与诊断标准。

（1）DM 症状（多尿、多饮及不能解释的体重下降），并且随机（餐后任何时间）血浆葡萄糖（VPG）≥11.1mmol/L(200mg/dl)。

（2）空腹（禁热量摄入至少 8h）血浆葡萄糖（PPG）水平≥7.0mmol/L(126mg/dl)。

（3）口服葡萄糖（75g 脱水葡萄糖）耐量试验（OGTT）中 2h 的血浆葡萄糖（2hPG）水平≥11.1mmol/L(200mg/dl)。

注：在无引起急性代谢失代偿的高血糖情况下，应在另一日重复上述指标中任何一项，以确定 DM 的诊断，不推荐做第三次 OGTT 测定。

2. 理化检查

（1）生化检查。①血糖：DM 诊断必须采用静脉血浆血糖，DM 监测可用指血检测毛细血管血糖。②口服葡萄糖耐量试验（OGTT）：DM 前期人群，或 DM 疑似人群（有 DM 家族史者，反复早产、死胎、巨婴、难产、流产的经产妇，或屡发疮疖痈疽者，或皮肤及外阴瘙痒者）及 DM 高危人群（年龄大于 45 岁，肥胖、高血压、冠心病、血脂异常）均需进行 OGTT。③糖化血红蛋白（HbAlC）：血糖与红细胞膜血红蛋白逐渐结合形成 HbAlC，存在于红细胞生成到破坏的全过程中，可以反映 2~3 个月的平均血糖水平。④糖化血清蛋白：血糖与血清白蛋白结合形成糖化血清蛋白，可以反映近 1~2 周的血糖情况。⑤空腹血浆胰岛素与胰岛素释放试验：可以反映胰岛 β 细胞的贮备功能。⑥C-肽释放试验：外源性注射胰岛素的患者更适合测定 C-肽。⑦胰岛细胞自身抗体：常见的有胰岛细胞抗体（ICA）、胰岛素自身抗体（IAA）和谷氨酸脱羧酶抗体（GADA）。⑧血脂：DM 患者的甘油三酯、总胆固醇与低密度脂蛋白胆固醇均升高，而高密度脂蛋白胆固醇降低。其中甘油三酯升高最常见。

（2）尿液检查。①尿糖：正常人肾糖阈为 8.96~10.08mmol/L（160~180mg/dl），肾功能正常者，超过此水平时才出现尿糖。②尿蛋白：一般无 DM 肾病者阴性或偶有微量白蛋白。③尿酮体：见于 DM 酮症或酮症酸中毒时，也可因进食过少发生饥饿性酮症。④其他：DM 尿路感染时常规尿检或尿液镜检可见大量白细胞。

（3）人体测量学。①体质指数（Body mass index, BMI）：BMI=实际体重/身高^2（kg/m^2）。2001 年提出中国成人体质指数分类的推荐意见，BMI 在 24.0~27.9 为超重，BMI≥28 为肥胖。②腰围与臀围比（Waistand hipci rcumference, WHR）：中国人腰围：男性≥85cm、女性≥80cm 为腹型肥胖。WHR = 腰围 / 臀围，WHR 是区分体脂分布类型的指标，正常人：男性<0.90、女性<0.85；若男性>0.90、女性>0.85 为中心性肥胖。

（4）其他检查：当出现急性并发症时要进行血酮、电解质、渗透压、酸碱度等相应的检查。

3. 鉴别诊断

（1）非糖尿病性葡萄糖尿

乳糖尿见于哺乳妇女或孕妇及婴儿，果糖及戊糖尿见于进食大量水果后，为罕见的先天性疾患。

（2）非 DM 性葡萄糖尿

当过度饥饿后，一次进食大量糖类食物，可产生饥饿性糖尿；少数正常人在摄食大量糖类食物，或因吸收过快，可出现暂时性滋养性糖尿；胃切除或甲亢可出现暂时性糖尿及低血糖症状。肾炎、肾病等可因肾小管再吸收功能障碍而发生肾性糖尿。怀孕后期或哺乳期妇女由于乳腺产生过多乳糖，且随尿排出产生乳糖尿。脑出血、大量上消化道出血、脑瘤、窒息等，有时血糖呈暂时性过高伴尿糖为应激性糖尿。尿酸、维生素 C、葡萄糖醛酸等具有还原性物质或异烟肼、青霉素、强心苷、噻嗪类利尿剂等随尿排泄的药物使尿糖出现假阳性。

（3）甲状腺功能亢进症

表现为多食、易饥、口干口渴、怕热多汗、急躁易怒等高代谢状态，血甲状腺激素水平升高。

（二）中医诊断及鉴别诊断

1. 中医诊断

（1）症状：以多饮、多食、多尿及原因不明之消瘦等症状为主要临床表现。也有多饮、多食、多尿症状不明显，以肺痿、眩晕、胸痹、心痛、水肿、中风、眼疾、疮痈等病症，或因烦渴、烦躁、神昏等病就诊，或无症状，体检时发现本病者。

（2）体征：早期病情较轻，大多无明显体征。病情严重时出现急性并发症有失水等表现，病久则出现与大血管、微血管、周围或内脏神经、肌肉、骨关节等各种并发症相应的体征。

2. 鉴别诊断

（1）口渴症：口渴症是指口渴饮水的一个临床症状，可出现于多种疾病过程中，尤以外感热病为多见。但这类口渴随其所患病证的不同而出现相应的临床症状，不伴多食、多尿、尿甜、消瘦等消渴的特点。

（2）瘿病：瘿病中气郁化火、阴虚火旺的类型，以情绪激动、多食易饥、形体日渐消瘦、心悸、眼突、颈部一侧或两侧肿大为特征。其中的多食易饥、消瘦，类似消渴病的中消，但眼球突出、颈前生长瘿肿则与消渴病有别，且无消渴病的多饮、多尿、尿甜等症状。

五、治疗

（一）西医治疗

1. 口服降糖药

（1）双胍类药物：主要抑制肝脏葡萄糖的产生，还可能有延缓肠道吸收葡萄糖和增强胰岛素敏感性的作用。

（2）α-糖苷酶抑制剂：延缓肠道对淀粉和果糖的吸收，降低餐后血糖。

（3）促胰岛素分泌剂：包括磺脲类药物、格列奈类药物和二肽激肽酶抑制剂（DPP-4抑制剂）。刺激胰岛β细胞分泌胰岛素增加体内胰岛素的水平，另外，DPP-4抑制剂还可以作用于胰岛α细胞，抑制胰高血糖素分泌。

（4）格列酮类药物：胰岛素增敏剂，可通过缓解胰岛素抵抗而增强胰岛素的作用。

（5）钠-葡萄糖共转运蛋白酶2抑制剂（SGLT-2抑制剂）：通过抑制尿中葡萄糖重吸收，增加葡萄糖排泄而降低血糖。

选择降糖药物应注意的事项：肥胖、副作用、过敏反应、年龄及其他的健康状况如肾病、肝病可影响药物选择；联合用药宜采用不同作用机制的降糖药物；口服降糖药物联合治疗后仍不能有效地控制高血糖，应采用胰岛素治疗。严重高血糖的患者应首先采用胰岛素降低血糖，减少发生DM急性并发症的危险性。待血糖得到控制后，可根据病情重新制订治疗方案。

2. 胰岛素治疗

T1DM要及时应用胰岛素治疗，T2DM可用胰岛素补充治疗，根据病情与经济条件适当选用动物胰岛素、人胰岛素或胰岛素类似物。

3. 胰高血糖素样肽-1 受体激动剂（GLP-1 激动剂）

通过葡萄糖浓度依赖的方式增强胰岛素的分泌，抑制胰高血糖素分泌，延缓胃排空，通过抑制饮食中枢减少进食。

（二）中医治疗

1. 基础治疗

（1）饮食

坚持做到总量控制、结构调整、吃序颠倒，就是指每餐只吃七八分饱，以素食为主，其他为辅，营养均衡，进餐时先喝汤、吃青菜，快饱时再吃些主食、肉类。在平衡膳食的基础上，根据病人体质的寒热虚实选择相应的食物：火热者选用清凉类食物，如苦瓜、蒲公英等；虚寒者选用温补类食物，如生姜、花椒做调味品炖羊肉、牛肉等；阴虚者选用养阴类食物，如黄瓜、百合、生菜等；大便干结者选黑芝麻、菠菜、茄子；胃脘满闷者选凉拌苏叶、荷叶、陈皮丝；小便频数者选核桃肉、山药、莲子；肥胖者采用低热量、粗纤维的减肥食谱，常吃粗粮杂粮等有利于减肥的食物。

（2）运动

坚持做适合自己的运动，应循序渐进、量力而行、动中有静、劳逸结合，将其纳入日常生活的规划中。青壮年患者或体质较好者可以选用比较剧烈的运动项目，中老年患者或体质较弱者可选用比较温和的运动项目，不适合户外锻炼者可练吐纳呼吸或打坐功；八段锦、太极拳、五禽戏等养身调心传统的锻炼方式适宜大部分患者；有并发症的患者原则上避免剧烈运动。

（3）心理调节

DM 患者应正确认识和对待疾病，修身养性，陶冶性情，保持心情舒畅，调畅气机，树立战胜疾病的信心和乐观主义精神，配合医生进行合理的治疗和监测。

2. 辨证论治

DM 多因禀赋异常、过食肥甘、多坐少动，以及精神因素而成。病因复杂，变证多端。辨证当明确郁、热、虚、损等不同病程特点。本病初始多六郁相兼为病，宜辛开苦降，行气化痰。郁久化热，肝胃郁热者，宜开郁清胃；热盛者宜苦酸制甜，其肺热、肠热、胃热诸证并宜辨证治之。燥热伤阴，壮火食气终致气血阴阳俱虚，则须益气养血、滋阴补阳润燥。脉损、络损诸证更宜及早、全程治络，应根据不同病情选用辛香疏络、辛润通络、活血通络诸法，有利于提高临床疗效。

（1）DM 期

多由 DM 前期发展而来，气滞痰阻、脾虚痰湿或气滞阴虚者皆可化热，热盛伤津，久之伤气，形成气阴两虚，甚至阴阳两虚。由于损伤脏腑不同，兼夹痰浊血瘀性质有别，可出现各种表现形式。

①痰（湿）热互结证

症状：形体肥胖，腹部胀大，口干口渴，喜冷饮，饮水量多，脘腹胀满，易饥多食，心烦口苦，大便干结，小便色黄，舌质淡红，苔黄腻，脉弦滑。或见五心烦热，盗汗，腰膝酸软，倦怠乏力。舌质红，苔少，脉弦细数。

治法：清热化痰。

方药：小陷胸汤（《伤寒论》）加减。瓜蒌、半夏、黄连、枳实。加减：口渴喜饮加生石膏、知母；腹部胀满加炒莱菔子、焦槟榔；偏湿热困脾者，治以健脾和胃，清热祛湿，用六君子汤加减治疗。

②热盛伤津证

症状：口干咽燥，渴喜冷饮，易饥多食，尿频量多，心烦易怒口苦，溲赤便秘。舌干红，苔黄燥，脉细数。

治法：清热生津止渴。

方药：消渴方（《丹溪心法》）或白虎加人参汤（《伤寒论》）加减。天花粉、石膏、黄连、生地黄、太子参、葛根、麦冬、藕汁、甘草。加减：肝胃郁热，大柴胡汤（《伤寒论》）加减；胃热，三黄汤（《备急千金要方》）加减；肠热，增液承气汤（《温病条辨》）加减；热盛津伤甚，连梅饮（《温病条辨》）加减。

③气阴两虚证

症状：咽干口燥，口渴多饮，神疲乏力，气短懒言，形体消瘦，腰膝酸软，自汗盗汗，五心烦热，心悸失眠。舌红少津，苔薄白干或少苔，脉弦细数。

治法：益气养阴。

方药：玉泉丸（《杂病源流犀烛》）或玉液汤（《医学衷中参西录》）加减。天花粉、葛根、麦冬、太子参、茯苓、乌梅、黄芪、甘草。加减：倦怠乏力甚重用黄芪；口干咽燥甚重加麦冬、石斛。

（2）并发症期

肥胖型与非肥胖型 DM 日久均可导致肝肾阴虚或肾阴阳两虚，出现各种慢性并发症，严重者发生死亡。

①肝肾阴虚证

症状：小便频数，浑浊如膏，视物模糊，腰膝酸软，眩晕耳鸣，五心烦热，低热颧红，口干咽燥，多梦遗精，皮肤干燥，雀目，或蚊蝇飞舞，或失明，皮肤瘙痒。舌红少苔，脉细数。

治法：滋补肝肾。

方药：杞菊地黄丸（《医级》）或麦味地黄汤（《寿世保元》）。枸杞子、菊花、熟地黄、山茱萸、山药、茯苓、牡丹皮、泽泻。加减：视物模糊加茺蔚子、桑椹子；头晕加桑叶、天麻。

②阴阳两虚证

症状：小便频数，夜尿增多，浑浊如脂如膏，甚至饮一溲一，五心烦热，口干咽燥，神疲，耳轮干枯，面色黧黑；腰膝酸软无力，畏寒肢凉，四肢欠温，阳痿，下肢浮肿，甚则全身皆肿。舌质淡，苔白而干，脉沉细无力。

治法：滋阴补阳。

方药：金匮肾气丸（《金匮要略》）加减，水肿者用济生肾气丸（《济生方》）加减。制附子、桂枝、熟地黄、山茱萸、山药、泽泻、茯苓、牡丹皮。加减：偏肾阳虚，选右归饮加减；偏肾阴虚，选左归饮加减。

（3）兼夹证

①兼痰浊

症状：形体肥胖，嗜食肥甘，脘腹满闷，肢体沉重，呕恶眩晕，恶心口黏，头重嗜睡。舌质淡红，苔白厚腻，脉弦滑。

治法：理气化痰。

方药：二陈汤（《太平惠民和剂局方》）加减。姜半夏、陈皮、茯苓、炙甘草、生姜、大枣。加减：脘腹满闷加广木香、枳壳；恶心口黏加砂仁、荷叶。

②兼血瘀

症状：肢体麻木或疼痛，下肢紫暗，胸闷刺痛，中风偏瘫，或语言謇涩，眼底出血，唇舌紫暗。舌有瘀斑或舌下青筋显露，苔薄白，脉弦涩。

治法：活血化瘀。

方药：一般瘀血选用桃红四物汤（《医宗金鉴》）加减，也可根据瘀血的部位选用王清任五个逐瘀汤（《医林改错》）加减。桃仁、红花、当归、生地黄、川芎、枳壳、赤芍、桔梗、炙甘草。加减：瘀阻经络加地龙、全蝎；瘀阻血脉加水蛭。

3. 其他疗法

（1）中成药

中成药的选用必须适合该品种的证型，切忌盲目使用。中成药建议选用无糖颗粒剂、胶囊剂、浓缩丸或片剂。

六味地黄丸，用于肾阴亏损，头晕耳鸣，腰膝酸软等。麦味地黄丸，用于肺肾阴亏，潮热盗汗等。杞菊地黄丸，用于肝肾阴亏，眩晕耳鸣，羞明畏光等。金匮肾气丸，用于肾虚水肿，腰酸腿软等。

同时，要注意非DM药物的选用以治疗兼证，如肠热便秘者选复方芦荟胶囊或新清宁，阴虚肠燥者选麻仁润肠丸，失眠者选安神补心丸或天王补心丹，易感冒者选玉屏风颗粒，心烦易怒者选丹栀逍遥丸。

中西复方制剂：消渴丸，具有滋肾养阴、益气生津的作用，每10粒含格列苯脲（优降糖）2.5mg。使用方法类似优降糖，适用于气阴两虚而血糖升高的T2DM患者。

（2）针灸

①体针

DM 患者进行针法治疗时要严格消毒，一般慎用灸法，以免引起烧灼伤。针法调节血糖的常用处方有：上消（肺热津伤）处方：肺俞、脾俞、胰俞、尺泽、曲池、廉泉、承浆、足三里、三阴交；配穴：烦渴、口干加金津、玉液。中消（胃热炽盛）处方：脾俞、胃俞、胰俞、足三里、三阴交、内庭、中脘、阴陵泉、曲池、合谷；配穴：大便秘结加天枢、支沟。下消（肾阴亏虚）处方：肾俞、关元、三阴交、太溪；配穴：视物模糊加太冲、光明。阴阳两虚处方：气海、关元、肾俞、命门、三阴交、太溪、复溜。

②耳针

耳针、耳穴贴压以内分泌、肾上腺等穴位为主。耳针疗法取穴：胰、内分泌、肾上腺、缘中、三焦、肾、神门、心、肝，配穴偏上消者加肺、渴点；偏中消者加脾、胃；偏下消者加膀胱。

③按摩

肥胖或超重 DM 患者可腹部按摩中脘、水分、气海、关元、天枢、水道等。点穴减肥常取合谷、内关、足三里、三阴交。也可推拿面颈部、胸背部、臀部、四肢等部位以摩、揉、揉、按、捏、拿、合、分、轻拍等手法。

六、张定华主任医师治疗本病的学术思想及用药特点

张定华主任医师认为糖尿病主要为阴虚燥热，是消渴病病机之本，肝的疏泄功能正常，肝气和畅条达，气血津液正常运行，脏腑功能平衡，肺得以宣发肃降，输布津液，通调水道；脾胃正常运化水谷水液；肾得以封藏，精微可以内敛。肝脏疏泄功能失司，气的升降出入功能异常，精、气、血、津液物质能量的互相转换发生障碍，出现气滞、血瘀、水停等病理状态。虽此类患者病位有在肺、胃、肾的不同，但病机都不离"阴虚燥热"。此外，内热也可为壮火，伤阴耗气，临床上气阴两虚证在糖尿病中晚期极为常见。补肝血、滋肝阴、解除肝脏阴虚燥热状态，恢复肝脏藏血和濡润功能，是糖尿病重要治法之一。只有肝脏阴血充足，充分发挥濡养作用，才有利于调节全身各脏腑器官的功能，提高体内代谢效率，提高葡萄糖利用率，增强胰岛素敏感性，减轻胰岛素抵抗。

七、张定华主任医师治疗本病的典型案例

患者，男，43 岁，2020 年 12 月 6 日初诊。患者既往糖尿病史 5 年。刻下症见：口干口苦，头目胀痛，颈项不适，烦躁易怒，眼睛干涩，双下肢发麻，偶有胸闷、呃逆、嗳气，睡眠差，二便调。舌暗红，舌下瘀，苔黄腻；脉左关弦细涩，右关弦滑数。查空腹血糖 8.6mmol/L，餐后血糖 11.8mmol/L，糖化血红蛋白 9.5%。辨证：

肝阴亏虚，瘀血阻滞，痰热内结。治法以滋阴疏肝、活血化瘀、清热化痰为主，方以血府逐瘀汤合小柴胡汤加减：柴胡 15g，黄芩 10g，桃仁 15g，红花 10g，赤芍 10g，生地 20g，川芎 10g，当归 20g，枳壳 10g，牛膝 15g，桔梗 10g，半夏 10g，瓜蒌 30g，干姜 15g。每日 1 剂，水煎分 2 次服。服上方 1 个月，诸症好转。复查：空腹血糖 6.6mmol/L，餐后血糖 7.8mmol/L，糖化血红蛋白 7.5%。

按语：此方从肝入手，较全面地顾及了患者肝阴亏虚、瘀血阻滞，兼气分郁滞的病机，同时疏通中焦壅堵，肝胃同治，虚实同调，由于用药与病机环环相扣，故而取得较好效果。临床所见糖尿病患者往往病情复杂，难以单一思路及治法解决问题。而肝脏生理功能广泛，肝经病变波及较广，注重患者肝阴亏虚、肝经郁滞、肝火内郁、肝胃不和等病机，条分缕析，随证治之，可取得较好的临床效果。

参考文献

[1] 中华医学会糖尿病学分会.中国 2 型糖尿病防治指南(2020 年版)[J].中华糖尿病杂志,2021,13(4):95.

[2] 陶桂香,徐洋.1 型糖尿病发病机制及治疗研究[J].中国免疫学杂志,2015,31(10):1297-1303.

第二节 糖尿病前期

一、概念

(一) 西医概念

糖尿病前期指由血糖调节正常发展为血糖调节受损 (IGR)，血糖升高但尚未达到糖尿病诊断标准，包括空腹血糖受损 (IFG)、糖耐量受损 (IGT)，二者可单独或合并出现[1]。

(二) 中医概念

"脾瘅" 一词出于《素问·奇病论》，指过食肥甘厚味而致湿热内生，蕴结于脾的一种病证。其主症为口干欲渴，口吐浊唾涎沫，或小便甜而浊，肥胖，舌苔厚腻，兼见口中黏腻不爽、胸闷脘痞、不思饮食等症状。

二、流行病学

2021 年 11 月国际糖尿病联盟 (IDF) 发布了最新的全球糖尿病地图 (IDF Diabetes Atlas) (第 10 版)，指出当前全球有 5.37 亿人患有糖尿病 (20~79 岁)，占全球总人口 10.5%。此外，2021 年估计有 5.41 亿人伴有糖耐量受损[2]。而我国每年有 5%~10% 的糖尿病前期个体进展为糖尿病[1]。预防糖尿病前期发展刻不容缓。

三、发病机制

(一) 西医发病机制

1. 发病因素

糖尿病前期的病因尚未完全阐明，多数学者认为：

①与遗传易感性及环境因素有关：前者包括引致胰岛素抵抗 (IR) 和胰岛素分泌缺陷的基因；后者主要包括高龄、饮食结构不合理、久坐、肥胖、各种情绪异常变化、各种应激反应等。

②糖尿病前期的发展与激素包括胰岛素、胰高血糖素、胰淀素、瘦素、多种胃肠激素等及全身各系统的代谢改变有关。糖尿病前期患者糖化血红蛋白、糖基化终产物、炎症因子、血脂比值、性激素、游离脂肪酸等已经存在异常，但其具体机制尚不清楚。

2. 生理机制

现代生理学研究证实，胰腺有外分泌部和内分泌部两部分，其外分泌部分泌的各种酶 (即胰淀粉酶、胰脂肪酶、胰蛋白酶和糜蛋白酶) 可消化食物中的淀粉、脂肪和蛋白；内分泌部即胰岛分泌的胰岛素具有促进肌肉和肝组织摄取、储存和利用葡萄糖，促进糖原、脂肪、蛋白质的合成。在 IGT 阶段，正常调节失控，出现 α 细胞结构与功能异常，表现为胰高糖素分泌增多，糖耐量受损时，α 细胞损伤与功能过度旺盛并存，其机制与 α 细胞存在胰岛素抵抗，胰岛素不能抑制胰高糖素分泌有关，导致出现胰高糖素分泌增多，加重糖代谢紊乱。

(二) 中医病因病机

1. 病因

禀赋不足、饮食不节、劳逸失调、情志不遂等为本病主要原因。

(1) 禀赋不足

先天禀赋不足，脏腑娇弱是形成消瘅的病因之一。《灵枢·五变》有 "黄帝曰：人之善病消瘅者，何以候之？少俞答曰：五脏皆柔弱者，善病消瘅。"

(2) 饮食不节

《素问·通评虚实论》曰："消瘅、仆击……，肥贵之人，膏粱之疾也。"《千金要方·消渴》有云："饮啖无度，咀嚼鲊酱，不择酸咸，积年长夜，醄兴不懈，遂使三焦猛热，五脏干燥，木石犹且干枯，在人何能不渴？"皆认为或饮食过于肥甘，或嗜辛辣酸咸，或饮酒无度，日久发为消渴。

(3) 劳逸失调

丹波元简在《金匮玉函要略辑义》中提出："尊荣人，谓膏粱之人，素食甘肥，故骨弱肌肤盛重，是以不任疲劳，……此言膏粱之人，外盛内虚，虽微风小邪，易为病也，……惟尊荣奉养之人，肌肉丰满，筋骨柔脆，素常不胜疲劳。"或过劳伤气，或久卧、久坐耗伤气血，导致脾气虚弱，不能运化水谷精微，而易发为消渴。

（4）情志不遂

《灵枢·五变》："其必刚，刚则易怒，怒则气上。逆，胸中蓄积……转而为热，热则消肌肤，故为消瘅。"表明情志不遂，气机不畅，郁而化热，亦为消瘅病因。

2. 病机

（1）内热炽盛

瘅者，热也。无论脾瘅还是消瘅，都是由热所致。《灵枢·师传》曰："胃中热则消谷，令人悬心善饥，脐以上皮热。"《素问病机气宜保命集》中云："消渴之疾，三焦受病也，……中消者，胃也。渴而饮食多，小便黄。经曰：热能消谷。知热在中……"明确指出消渴由肠胃燥热所致。

（2）阴虚燥热

《临证指南医案·三消》指出："三消一症，虽有上中下之分，其实不越阴亏阳亢，液涸热淫而已。"提出热枯津液，阴亏阳亢而致消渴，热盛则津易损，阴虚则热更甚，两者互为因果，导致"渴饮频饥，溲溺浑浊，舌色绛赤"等阴精内耗，阳气上燔。

（3）胃强脾弱

脾功能障碍，不能为胃行其津液。脾瘅实为脾之运化转输功能失常，致机体水液代谢输布、饮食精微转输利用等机能紊乱及内在平衡失调。《灵枢·本藏》说"脾脆，则善病消瘅易伤"，脾运不足在糖尿病前期中影响尤甚。

3. 病位病性

糖尿病前期病位在五脏，以脾（胃）、肝为主，涉及心、肺、肾，病多以标实为主，或虚实夹杂，标为痰浊，本为脾虚，是气、血、痰、火、湿、食六郁兼夹为病，而食郁为其发生的基础。整个过程均以实证为主，可兼虚（气虚、阴虚）、兼瘀（痰瘀、浊瘀），痰浊化热与否决定血糖是否升高。

四、诊断及鉴别诊断

（一）西医诊断及鉴别诊断

1. 西医诊断标准

参照中华医学会糖尿病分会《中国 2 型糖尿病防治指南》（2020 年版）[3] 中糖尿病前期的诊断标准进行诊断，诊断要点如下：

（1）病史：有糖尿病前期病史或诊断糖尿病前期的证据。

（2）症状：糖尿病前期一般临床症状不典型，可表现为口干欲饮、食欲亢盛、腹部增大、腹胀、倦怠乏力等，多数患者在健康体检或因其他疾病检查时发现。

（3）体征：糖尿病前期多形体肥胖或超重，可表现为腰臀围比和体质指数（BMI）异常升高，其他体征不明显。

（4）实验室和辅助检查。①空腹血糖受损（IFG）：空腹静脉血浆葡萄糖≥6.1mmol/L，<7.0mmol/L或（和）口服葡萄糖耐量试验（OGTT）负荷后2h静脉血浆葡萄糖<7.8mmol/L；②糖耐量异常（IGT）：空腹静脉血浆血糖<7.0mmol/L或（和）口服葡萄糖耐量试验（OGTT）负荷后2h静脉血浆葡萄糖≥7.8mmol/L，<11.1mmol/L；③二者兼有（IFG+IGT）：空腹静脉血浆葡萄糖≥6.1mmol/L，<7.0mmol/L且口服葡萄糖耐量试验（OGTT）负荷后2h静脉血浆葡萄糖≥7.8mmol/L，<11.1mmol/L。

2. 鉴别诊断

与其他原因导致的血糖升高相鉴别。甲亢、胃空肠吻合术后，因碳水化合物在肠道吸收快，可引起空腹或进食后1h左右血糖升高，治疗原发病后血糖可恢复正常。

（二）中医诊断及鉴别诊断

1. 中医诊断

（1）症状：无明显"三多一少"症状，部分患者表现为疲乏无力、口干症状，主要通过体检、自我监测血糖发现。

（2）体征：大部分患者表现为中心性肥胖体型，无明显特别体征。

2. 鉴别诊断

脾瘅与消渴：消渴以口渴多饮、多食而瘦、尿多而甜为典型症状的病证。脾瘅以上症状不明显，无症状的糖尿病前期及糖尿病患者，需要理化检查进行鉴别。

五、治疗

（一）西医治疗

1. 生活方式干预

（1）饮食疗法：糖尿病前期患者根据自身的身高、体重、活动强度等计算所需总热量。根据摄入的总热量、实际消耗热量，得出理想热量。理想体重(kg)=身高(cm)−105，低于此值20%为消瘦，超过此值20%为肥胖。见表1。

表1　热量需求表

单位：kJ/(kg·d)

劳动强度	举例	消瘦	中等	肥胖
卧床休息	—	84~105	63~84	63
轻体力劳动	办公室职员、教师、售货员、简单家务或与其相当的活动量	146	125	84~105
中体力劳动	学生、司机、外科医生、体育教师、一般农活或与其相当的活动量	166	146	125
重体力劳动	建筑工、搬运工、重的农活或其相关的活动量	188	166	146

（2）运动疗法：依据体质不同，可进行适度体育活动。体质强壮者可采用游泳、跳绳、登山、打球（羽毛球、乒乓球、保龄球）等；体质虚弱者可采用散步、慢跑、骑单车、快走等中等强度的运动，以有氧运动为主，也可选择家务劳动、步行购物、做广播操、打太极拳、八段锦等较轻活动量的运动。

2. 药物干预

如果3~6个月后对生活方式干预反应不充分或生活方式干预不可行，建议进行药物干预。糖尿病前期治疗一线用药主要为双胍类、α-糖苷酶抑制剂、噻唑烷二酮类、GLP-1受体激动剂、二肽基肽酶-4（DPP-4）抑制剂、奥利司他等皆可降低糖尿病前期人群发生糖尿病的风险。

（1）二甲双胍：预防糖尿病前期进展，为2型糖尿病的首选药物，尤其适用于肥胖或超重患者，单独应用一般不引起低血糖。通常本品的起始剂量为500mg，每日2次，根据血糖水平调整用量。

（2）α-糖苷酶抑制剂：适用于以碳水化合物为主要食物成分和餐后血糖升高的患者，代表药物为阿卡波糖50~100mg，每日3次。

（3）噻唑烷二酮类：能够增加组织对胰岛素作用的敏感性从而降低血糖。常用药为罗格列酮4~8mg，每日1次或2次口服；吡格列酮15~30mg，每日1次口服。

（4）GLP-1受体激动剂：度拉糖肽起始剂量为0.75mg，每周1次，根据耐受情况可增至1.5mg；利拉鲁肽起始剂量为每日0.6mg，至少1周后，剂量应增至1.2mg，根据患者耐受情况，可增至1.8mg。有胰腺炎病史患者禁用。

（5）二肽基肽酶-4（DPP-4）抑制剂：基于肠促胰素类药物，主要有阿格列汀10mg，每日1次口服。

（6）奥利司他：适用于肥胖或体重超重者，可减少人体对甘油三酯的分解吸收，控制体重，从而减少由肥胖引起的高脂血症、胰岛素抵抗等疾病，推荐剂量为10mg，每日3次口服。

（二）中医治疗

参照中华中医药学会糖尿病专业委员会制定的《糖尿病前期中医药循证临床实践指南》[4]进行临床诊断，分为脾胃壅滞证、湿热蕴脾证、脾虚湿盛证、肝郁气滞证、气阴两虚证等五类。

（1）脾胃壅滞证

症状：脘腹胀满，嗳气、矢气频频，得嗳气、矢气后腹胀缓解，大便量多，腹型肥胖。舌质淡红，舌体胖大，苔白厚，脉滑。

治法：通腑降浊。

方药：糖止方（仝小林院士经验方）加减。茵陈、川连、陈皮、云苓、桑叶、知母、赤芍、生姜等。头晕加天麻、钩藤、石菖蒲；腹痛加元胡、川楝子、白芍等。

（2）湿热蕴脾证

症状：口干口渴，或口中甜腻，脘腹胀满，身重困倦，小便短黄。舌质红，苔厚腻或微黄欠润，脉滑数。

治法：清热利湿。

方药：黄连温胆汤（《六因条辨》）加减。黄连、竹茹、枳实、半夏、陈皮等。口苦加柴胡、黄芩等；胃酸加煅瓦楞子、海螵蛸等。

（3）脾虚湿盛证

症状：形体肥胖，腹部增大，或见倦怠乏力，纳呆便溏，口淡无味或黏腻。舌质淡有齿痕，苔薄白或腻，脉濡缓。

治法：健脾化湿。

方药：六君子汤（《校注妇人良方》）加减。沙参、白术、茯苓、陈皮、山药、佩兰等。倦怠乏力加黄芪；食欲不振加焦三仙；口黏腻加薏苡仁、白蔻仁。

（4）肝郁气滞证

症状：形体中等或偏瘦，口干口渴，情绪抑郁，喜太息，胁肋胀满，大便干结。舌淡红，苔薄白，脉弦。

治法：疏肝解郁。

方药：四逆散（《伤寒论》）加减。柴胡、枳实、白芍、石斛等。纳呆加焦三仙；抑郁易怒加牡丹皮、赤芍；眠差加炒酸枣仁、五味子等。

（5）气阴两虚证

症状：形体偏瘦，倦怠乏力，口干口渴，夜间为甚，五心烦热，自汗，盗汗，气短懒言，心悸失眠。

治法：益气养阴。

方药：七味白术散（《医宗金鉴》）加减。黄芪、沙参、山药、白术、葛根、陈皮、麦冬等。气短汗多加五味子、山萸肉；口渴明显加天花粉、生地黄。

2. 外治疗法

（1）针灸及穴位贴敷取穴：胰俞、脾俞、三阴交。

配穴：湿热蕴脾加曲池、内庭；肝郁气滞加太冲、天枢；脾虚湿盛加足三里、丰隆、阴陵泉；气阴两虚加足三里、内关、太溪。

手法：平补平泻法，留针30min，间歇行针2次。隔日1次，10~15次为1个疗程。（穴位贴敷：清洁皮肤，穴位敷贴治疗贴，24h后更换1次，10~15次为1个疗程。）

（2）耳穴：选择内分泌、糖尿病点、胰、胆、皮质下、三焦等。

（3）推拿：取脾俞、胃俞、肝俞、肺俞、肾俞、胰俞穴，根据各证型选取配穴，以循经点按法进行，每次约10min。

3. 中成药治疗

临床实用的中成药有：金芪降糖片、参术调脾颗粒、天芪降糖胶囊、糖前康胶囊（甘肃省中医院院内制剂）、糖止丸（甘肃省中医院院内制剂）等。

六、张定华主任医师治疗本病的学术思想及用药特点

张定华主任医师在治疗糖尿病前期方面，认为脾虚为主要病机，由于脾虚不运，日久则痰湿瘀血内生，诸变丛生。脾虚致水谷不化，出现腹满胀气，嗳气、矢气频作等症；日久则化水湿之邪，湿盛则倦怠纳呆；湿邪不除，郁而化热，湿热之邪壅滞中焦，则口干口渴，口黏尿黄；湿热之邪侵入血脉，致血行不畅而生瘀血，加之脾虚统血生血失职，津液难行，气血生化乏源，致虚热内生，又成气阴两虚之象。现今生活环境压力大，情志不遂者甚多，又有肝郁气滞之人，日久木气不舒，克制土气，亦成脾虚。故张定华主任医师以脾虚统揽本病病机，以运脾化湿、理气和血为治疗大法，在临床治疗本病中，疗效显著。不断总结经验，自拟验方，现有糖前康胶囊系列制剂在临床应用。其用药特点鲜明，以黄芪、生地为君，黄芪能补益中气、温脾健胃，可补脾气之不足；生地可清热养阴、生津止渴，二者合用，能补气健脾，清热生津。加柴胡、黄芩、白芍以疏肝清热，寓抑木扶土之意，再伍苍术健脾燥湿化痰，玄参、葛根、白术之类以健脾化湿、滋阴生津。合方可奏健脾化湿、理气和血之功。

七、张定华主任医师治疗本病的典型案例

宋某某，女，42岁，2022年3月9日初诊，体检时发现血糖升高，为6.6mmol/L，入院症见：患者面色萎黄，自觉乏力倦怠，气短懒言，口黏，喜热饮，情绪不稳定，烦躁，平素饮食欠佳，纳呆便溏，畏寒肢冷，腰部酸困，睡眠差，小便正常。舌质淡胖，苔白，脉沉细。门诊测空腹血糖：6.8mmol/L。中医诊断：脾瘅（脾虚湿盛证）；西医诊断：糖尿病前期。治法：益气健脾，温中化湿。处方：黄芪40g，玄参20g，柴胡20g，黄芩10g，苍术15g，葛根20g，生地15g，白芍15g，仙鹤草20g，川断15g，杜仲20g，干姜15g，桂枝20g，牛膝20g，半夏15g。7剂，水煎服，早晚饭后温服。

二诊：2022年3月20日。患者乏力、气短等症状较前好转，食欲改善，畏寒腰酸症状明显减轻，大便成形。舌质淡，苔薄白，脉细。门诊测空腹血糖为5.7mmol/L，为进一步巩固疗效，原方基础上去桂枝、牛膝，加丹参20g、酒大黄15g、五味子30g、威灵仙15g、淫羊藿15g以温通血脉。12剂，水煎服，早晚饭后温服。电话随访诸证皆除。

按：此案患者属于典型的脾虚湿盛之证。患者中年女性，平素活动偏少，素体虚弱，又值六七之际，脏腑气血亏虚，脾虚运化无力，清气不升，则乏力倦怠，气

短懒言，久而水湿之邪壅滞，则口黏、便溏；清阳不布，脾不主四肢肌肉，故肢冷腰酸，舌质淡胖、苔白皆为脾虚湿盛之象。方中以重用黄芪、仙鹤草补虚健脾，以玄参、生地阴中求阳，柴、芩疏肝，白芍养血，以疏肝健脾。干姜、半夏以温中化湿，健脾止泻。合方使脾虚得建，湿邪自消，阳气得复，寒症自除。

参考文献

[1]中华医学会内分泌学分会,中华医学会糖尿病学分会,中国医师协会内分泌代谢科医师分会,等.中国成人糖尿病前期干预的专家共识[J].中华内分泌代谢杂志,2020,36(05):371-380.

[2]https://diabetesatlas.org/idfawp/resource-files/2021/07/IDF_Atlas_10th_Edition_2021.pdf.

[3]中华医学会糖尿病学分会.中国2型糖尿病防治指南(2020年版)[J].中华糖尿病杂志,2021,13(4):95.

[4]方朝晖,仝小林,段俊国,等.糖尿病前期中医药循证临床实践指南[J].中医杂志,2017,58(03):268-272.

第三节 糖尿病肾病

一、概念

(一) 西医概念

糖尿病肾病（DKD）是糖尿病最常见且最严重的全身性微血管并发症之一，是一种慢性、进行性、加重性肾脏疾病。其损害涉及肾小球、肾小管、肾间质、微血管等肾脏多个结构，其中以肾小球和肾小管的损伤最为严重。主要表现为尿白蛋白/肌酐比值（UACR）≥30mg/g 和（或）估算的肾小球滤过率（eGFR）<60ml/(min·1.73m²)，且持续超过3个月。

(二) 中医概念

"糖尿病肾病"作为现代医学名词，中医古代文献并没有对糖尿病肾脏疾病的明确记载，中医称糖尿病为"消渴"，最早见于《内经》。消渴病日久容易出现虚劳、水肿、尿浊等症，病至后期，肾毒性造成严重胃肠道反应，出现恶心、呕吐等症状，因此中医学将糖尿病肾病归属于"消渴病""虚劳""水肿""尿浊""肾消""消瘅""关格"等范畴。

二、流行病学 [1]

2015—2017 年对全国 31 个省、市、自治区的流行病学调查结果显示，我国 18 岁及以上成人糖尿病患病率为 11.2%。随着 DM 患病率的不断上升，由 DM 引起的终末期肾病（ESRD）的患病人数显著增加。全球 ESRD 患者中合并 DM 的比例已从 2000 年的 19.0%增至 2015 年的 29.7%，其中新发 ESRD 中由 DM 引起的比例由 2000

年 22.1%升至 2015 年的 31.3%，而在ESRD 合并 DM 的患者中，ESRD 的年发病人数由 2000 年的 375.8/百万人升至 2015 年的 1016/百万人。目前尚缺乏我国 DM 人群 ESRD 患病率及患病率的流行病学调查资料。国外报道有 20%~40%的 DM 患者合并 DKD。一项荟萃分析显示，我国 2 型糖尿病患者的 DKD 患病率为 21.8%。

三、发病机制

（一）西医发病机制

现代医学普遍认为，DKD 的发病主要与糖脂代谢紊乱、肾脏血流动力学改变、炎症反应、氧化应激、细胞自噬、细胞因子、遗传等诸多因素紧密联系。

1. 代谢紊乱

（1）糖代谢紊乱与多种因素协同作用

在糖尿病患者糖代谢异常的状态下，高糖导致多元醇、PKC 等多种途径被激活，产生大量活性氧，对肾脏细胞造成损伤，而大量 ROS 又能加速 PKC 等通路的激活，促使 IGF-1、TGF-β_1、Ang II 等损伤介质增多，Glut 活性增强，造成更多的葡萄糖进入肾细胞内。同时 AGEs 也会促进细胞内信号通路的激活，出现一系列异常细胞反应，造成血管、细胞的损伤[2]。

（2）脂代谢紊乱

DKD 作为糖尿病代谢紊乱的全身性微血管及部分大血管并发症，除糖代谢紊乱外，脂代谢紊乱在该病的发生、发展中扮演了重要的角色。研究显示，2 型糖尿病患者中，超过 75%的患者出现脂代谢异常，而长期高血糖状态以及胰岛素抵抗对脂代谢紊乱有加重作用，进而促进了慢性肾病的进展[3]。

2. 肾脏血流动力学改变

DKD 初期阶段并无明显的症状表现，为临床前期，只作为病理诊断，不作为临床诊断，然而现有的相关研究显示，DKD 病变初期已有血流动力学的改变，其主要特征是肾小球高灌注、高压、高滤过以及肾脏体积的明显增大。肾脏糖负荷加重时，多种血管活性介质被促进、激活，IGF-1、血管内皮生长因子（VEGF）等使得肾小球入球小动脉扩张，而 Ang II、内皮素 1（ET-1）等因子促进出球小动脉的收缩，从而造成肾小球的高压、高灌注状态，同时，Ang II 作为肾素-血管紧张素-醛固酮系统（RAAS）的主要活性产物，被激活后不但会造成 RAAS 过度兴奋，还会使得 ROS 增多，引起系膜细胞增多，系膜基质增生，甚至上皮细胞的凋亡，最终造成肾间质纤维化而发生 DKD[4]。

3. 炎症反应

免疫炎症反应现已被广泛认可是参与 DKD 发病的重要环节，在高血糖的环境下，肾细胞内传导级联反应被激活，伴随着多种炎症途径的激活，循环的炎症细胞浸润，加重并延长了肾脏的炎症反应过程。

4. 细胞自噬机制

自噬是机体内细胞自我降解和循环利用胞内组分的分解代谢过程，对维持细胞内稳态意义重大。其主要生理功能是循环利用降解产物、清除细胞内受损的细胞器或错误折叠的蛋白质，同时也负责胞内物质的运输，自噬本身也是一种将胞内物质运输到溶酶体中的手段。肾脏高糖的环境中，正常的自噬反应通路不畅，引起细胞内正常降解代谢产物的蓄积，造成胞内压力改变，致使细胞内环境紊乱，自噬反应失调发生 DKD，其中以足细胞的自噬功能失调－自噬障碍、不足为主[5]。

5. 氧化应激反应

氧化应激与炎症细胞的大量募集相关，高血糖环境刺进炎性细胞因子的大量激活引起炎症反应增加。体内 ROS 处于低水平状态有助于保持缺氧诱导因子（HIF）的稳定性，若 HIF 持续性地被高 ROS 刺激，则会减弱其对缺氧的反应性，肾组织处于低氧状态，引起小管间质的损伤，而氧化应激的发生是由于增加的氧自由基超过机体的抗氧限度，因此，过量活性氧的状态与氧自由基的清除过程都将导致肾细胞的损伤[6]。

6. 遗传因素

遗传因素是 DKD 发病的重要易感因素，这一观点已在多项流行病学及临床研究中证实。在 DKD 患者中，基因型对肾脏有双向作用，有些基因型对肾脏有保护作用，而有些基因型则会提高 DKD 的发病风险。研究显示五聚体蛋白超家族中的血浆五聚素 3（Pentraxin 3，PTX3）可能与炎性反应及细胞内皮功能障碍紧密相关，参与了 DKD 的发展[7]。

（二）中医病因病机

1. 发病因素

DKD 为素体肾虚，糖尿病迁延日久，耗气伤阴，五脏受损，兼夹痰、热、郁、瘀等致病。发病之初气阴两虚，渐至肝肾阴虚；病情迁延，阴损及阳，伤及脾肾；病变晚期，肾阳衰败，浊毒内停；或见气血亏损，五脏俱虚。

2. 病机及演变规律

DKD 初期临床症状多不明显，可见倦怠乏力、腰膝酸软，随着病情进展，可见尿浊、夜尿频多，进而下肢、颜面甚至全身水肿，最终少尿或无尿、恶心呕吐、心悸气短、胸闷喘憋不能平卧。其病机演变和症状特征分为三个阶段。

（1）发病初期

气阴两虚，渐至肝肾阴虚，肾络瘀阻，精微渗漏。肾主水，司开阖，糖尿病日久，肾阴亏损，阴损耗气，而致肾气虚损，固摄无权，开阖失司，开多阖少则尿频尿多，开少阖多则少尿浮肿；或肝肾阴虚，精血不能上承于目而致两目干涩、视物模糊。

（2）病变进展期

脾肾阳虚，水湿潴留，泛溢肌肤，则面足水肿，甚则胸水、腹水；阳虚不能温煦四末，则畏寒肢冷。

（3）病变晚期

肾体劳衰，肾用失司，浊毒内停，五脏受损，气血阴阳衰败。肾阳衰败，水湿泛滥，浊毒内停，重则上下格拒，变证蜂起。浊毒上泛，胃失和降，则恶心呕吐、食欲不振；水饮凌心射肺，则心悸气短、胸闷喘憋不能平卧；溺毒入脑，则神志恍惚、意识不清，甚则昏迷不醒；肾元衰竭，浊邪壅塞三焦，肾关不开，则少尿或无尿，并见呕恶，以致关格。

3. 病位、病性

本病病位在肾，可涉及五脏六腑；病性为本虚标实，本虚为肝脾肾虚，五脏气血阴阳俱虚，标实为气滞、血瘀、痰浊、浊毒、湿热等。

四、诊断及鉴别诊断

（一）西医诊断及鉴别诊断

DKD 诊断标准是参照《中国糖尿病肾病防治指南（2021 版）》提出的，目前DKD 通常是根据持续存在的白蛋白尿和（或）GFR 下降，同时排除其他原因引起的CKD 而做出的临床诊断。在明确糖尿病作为肾损害的病因并排除其他原因引起 CKD 的情况下，至少具备以下一项者即可诊断为 DKD：①排除干扰因素（24h 剧烈运动、感染、发热、尿路感染、经期、妊娠期等）的情况下，在 3~6 个月内的 3 次检测中至少 2 次 UACR≥30mg/g 或 UAER≥30g/24h（≥20μg/min）；②GFR<60ml/min 持续 3 个月以上；③肾活检符合 DKD 的病理诊断。

1. 理化检查

（1）尿液检查。①尿微量白蛋白：早期肾病患者表现为尿白蛋白排泄率（UAER）增加，20~200μg/min。②24h 尿蛋白定量：早期 DKD 尿蛋白定量<0.5g/d；临床 DKD 尿蛋白定量>0.5g/d。③尿常规：DKD 早期无明显尿蛋白异常，其后可有间歇性蛋白尿发生，临床期可有明显持续性蛋白尿。

（2）外周血检查：DKD 肾功能不全可出现血红蛋白降低。

（3）血生化检查：临床 DKD 及 DKD 晚期可见肾功能不全，出现血肌酐、尿素氮升高。

（二）中医诊断及鉴别诊断

1. 中医诊断

（1）症状：本病早期除糖尿病症状外，一般缺乏肾脏损害的典型症状；临床期肾病患者可出现水肿、腰酸腿软、倦怠乏力、头晕耳鸣等症状；肾病综合征的患者可伴有高度水肿；肾功能不全氮质血症的患者，可见纳差，甚则恶心呕吐、手足搐搦；合并心衰可出现胸闷、憋气，甚则喘憋不能平卧。

（2）体征：早期无明显体征，之后可逐渐出现血压升高，或面色㿠白、爪甲色淡、四肢浮肿、胸水、腹水等。

DKD 具有糖尿病和肾病两种表现，结合实验室及病理检查，常可诊断明确。确诊 DKD 之前应除外其他肾脏疾病，必要时做肾穿刺病理检查。

2. 鉴别诊断

（1）系膜增生性肾炎和膜性肾病：与糖尿病并存者约占 20%，当出现以下情况时，应进一步做肾脏组织活检加以鉴别：DM 病人在早期（6 年以内）出现蛋白尿；持续蛋白尿但无视网膜病变；肾功能急剧恶化；镜下血尿伴红细胞管型。

（2）功能性蛋白尿：剧烈运动、发热、原发性高血压、心功能不全等均可引起尿蛋白增加，可通过详细询问病史、临床表现以及实验室相关检查以协助诊断。

五、治疗

（一）西医治疗

1. 一般治疗

（1）营养：DKD 患者每天总能量摄入为 105~125kJ/kg，其中碳水化合物供能占 50%~65%、蛋白质供能占 15%~20%。

（2）蛋白质摄入：对于未进行透析治疗的 DKD 患者，推荐的蛋白质摄入量为 0.8g/(kg·d)；而透析患者常存在营养不良，可适当增加蛋白质摄入量至 1.0~1.2g/(kg·d)。低蛋白饮食是延缓 DKD 进展的重要手段，蛋白质摄入过多>1.3g/(kg·d) 可增加肾功能下降的风险，而蛋白质摄入过低<0.8g/(kg·d) 并不能延缓 DKD 进展及降低死亡风险。

（3）钠、钾摄入：DKD 患者每日的钠摄入量应低于 2.3g（约相当于 6.0g 氯化钠的钠含量）。高钠饮食可增加高血压、ESRD、CVD 及死亡风险，限制钠摄入可增强肾素–血管紧张素–醛固酮系统（renin-angiotensin-aldosterone system，RAAS）阻断剂对肾脏的保护作用。

2. 生活方式

包括戒烟、运动、控制体重及减重手术等，对控制本病发生发展有积极意义。

3. 药物治疗

（1）降糖药物使用

T2DM 合并 DKD 的患者在选择降糖药物时，应优先考虑具有肾脏获益证据的药物，同时应充分考虑患者的心、肾功能情况，并根据 eGFR 调整药物剂量；尽量避免使用低血糖风险较高的药物；还应考虑其他并发症、体重、经济状况及患者偏好等因素。目前仍推荐二甲双胍作为 T2DM 合并 DKD [eGFR≥45ml/(min·1.73m²)] 患者的一线降糖药物。以下为具有肾脏获益证据的降糖药物：

①钠-葡萄糖共转运蛋白 2 抑制剂（SGLT2i）：SGLT2i 通过抑制近端肾小管对葡萄糖的重吸收、促进尿糖排泄而降低血糖。目前我国上市的 SGLT2i 包括达格列净、恩格列净和卡格列净等。

②GLP-1 受体激动剂（GLP-1RA）：GLP-1RA 以葡萄糖依赖的方式刺激胰岛素分泌，同时具有延缓胃排空、抑制食欲和降低体重的作用。艾塞那肽和利司那肽可在 eGFR≥30ml/(min·1.73m²) 的患者中使用，利拉鲁肽、度拉糖肽和司美格鲁肽可在 eGFR≥15ml/(min·1.73m²) 的患者中使用，且无须调整剂量。胃肠道反应是 GLP-1RA 的常见不良反应，应从小剂量起始，逐渐加量。

③二甲双胍：是 T2DM 首选降糖药物，主要以原形通过肾小管经尿液排出，本身对肾脏没有损伤。

④二肽基肽酶-4 抑制剂（DPP-4i）：目前国内上市的 DPP-4i 包括西格列汀、沙格列汀、维格列汀、利格列汀及阿格列汀。利格列汀主要通过肝肠系统清除，CKD 患者使用时无须调整剂量。西格列汀主要通过肾脏清除，而维格列汀、沙格列汀部分通过肾脏清除，当 eGFR≥50ml/(min·1.73m²) 时无须调整剂量。西格列汀在 eGFR 30~50ml/(min·1.73m²) 时须剂量减半（50mg/d），eGFR<30ml/(min·1.73m²) 时减为常规量的 1/4（25mg/d）。维格列汀在 eGFR<50ml/(min·1.73m²) 的患者中剂量减半（50mg/d）。沙格列汀在 eGFR<45ml/(min·1.73m²) 的患者中剂量减半（2.5mg/d）。阿格列汀部分通过肾脏清除，在 eGFR 30~60ml/(min·1.73m²) 时剂量减半（12.5mg/d），eGFR<30ml/(min·1.73m²) 时剂量减为常规量的 1/4（6.25mg/d）。

⑤胰岛素促分泌剂：胰岛素促分泌剂包括磺脲类（如格列美脲、格列齐特、格列吡嗪、格列喹酮等）和格列奈类（如瑞格列奈、那格列奈等）。

⑥α-糖苷酶抑制剂：国内上市的 α-糖苷酶抑制剂主要包括阿卡波糖、伏格列波糖和米格列醇。这类药物在肠道发挥作用，仅很少量（1%~2%）吸收入血，一般对轻中度肾功能受损患者无影响，但随着肾功能减低而血药浓度增加。

⑦噻唑烷二酮类（TZD）：TZD 类主要包括罗格列酮和吡格列酮，大部分以原形或代谢产物通过胆道排泄，经肾脏的清除可忽略。

⑧胰岛素：推荐对所有妊娠期、青少年、儿童 DKD 患者、T1DM 患者和口服药疗效不佳或不能使用口服药物的 T2DM 患者应使用胰岛素治疗。一般在 CKDG 3~4 期时胰岛素用量减少 25%，CKDG 5 期时需进一步减少 50%。

（2）降压药物使用

推荐 DKD 患者（特别是伴有白蛋白尿）血压控制目标为 <130/80mmHg（1mmHg=0.133kPa），舒张压不低于 70mmHg，并应根据并发症及可耐受情况设定个体化的血压目标。

①ACEI 或 ARB：对 DM 伴高血压且 UACR>300mg/g 或 eGFR<60ml/(min·1.73m²) 的患者，强烈推荐 ACEI 或 ARB 类药物治疗。

②盐皮质激素受体拮抗剂（MRA）：目前常用的MRA包括螺内酯（第一代）和依普利酮（第二代）。

③其他种类降压药物：DKD患者若采用上述治疗血压仍未达标，可加用钙通道阻滞剂（CCB）或利尿剂；在难治性高血压（使用≥3种包括利尿剂在内的降压药时血压仍无法达标）患者中也可使用α受体阻滞剂，但需警惕体位性低血压风险。

（3）降脂药物使用

推荐低密度脂蛋白胆固醇（LDL-C）作为DKD患者血脂控制的主要目标，首选他汀类药物治疗。推荐DKD患者的LDL-C目标值<2.6mmol/L，其中ASCVD极高危患者的LDL-C应<1.8mmol/L。

①他汀类：他汀类药物一般无肾脏损伤作用，在起始治疗时应选用中等强度的他汀，根据患者疗效及耐受情况进行剂量调整。随着肾功能下降，他汀类药物的清除能力下降；CKDG 1~2期患者使用他汀类药物无须调整剂量；CKDG 3期患者使用普伐他汀应减量；CKDG 4~5期患者使用辛伐他汀须减量，禁用氟伐他汀和瑞舒伐他汀。

②贝特类：若DKD患者的甘油三酯>5.6mmol/L时应首选贝特类药物降低甘油三酯水平，减少急性胰腺炎发生的风险。

③其他：依折麦布主要在小肠和肝脏与葡萄糖苷酸结合，由胆汁及肾脏排出，但肾功能不全者不需要调整剂量。

（二）中医治疗

1. 基础治疗

DKD患者应予优质低蛋白、富含维生素饮食，植物蛋白如豆类食品应限制摄入。水肿和高血压患者应限制钠盐的摄入。针对患者病情给予中医药膳，以平衡阴阳，调理脏腑，扶正祛邪。如肾阳虚者宜常食韭菜、狗肉、羊骨、虾、肉桂等食物；肾阴虚者宜食枸杞子、桑椹子、龟肉、木耳、银耳等食物；脾虚者宜食白扁豆、薏苡仁、山药、莲子等；膀胱湿热者宜食马齿苋、鱼腥草、绿豆、赤小豆等。此外，亦可针对患者病情选用食疗方剂，如脾肾两虚可选用黄芪山药粥（黄芪、山药）；水肿可选用薏苡仁粥（薏苡仁、粳米）或黄芪冬瓜汤（黄芪、冬瓜）。

病变早期可采用太极拳、五禽戏、八段锦、鹤翔桩、强壮功等传统锻炼功法，适量活动，不宜剧烈运动；DKD肾功能衰竭者应以卧床休息为主，活动量不宜过大，不可过劳，可选用气功、内养功等静功法。以平衡人体阴阳，调和气血，通畅经络为目的，对病体康复有一定辅助作用。

2. 辨证论治

本病基本特点为本虚标实，本虚为气（脾气虚、肾气虚）阴（肝肾阴虚）两虚、标实为痰热郁瘀，所及脏腑以肾、肝、脾为主，病程较长，兼证变证蜂起。

（1）主证

①气阴两虚证

症状：尿浊，神疲乏力，气短懒言，咽干口燥，头晕多梦，或尿频尿多，手足心热，心悸不宁。舌体瘦薄，质红或淡红，苔少而干，脉沉细无力。

治法：益气养阴。

方药：参芪地黄汤（《沈氏尊生书》）加减。党参、黄芪、茯苓、地黄、山药、山茱萸、牡丹皮。

②肝肾阴虚证

症状：尿浊，眩晕耳鸣，五心烦热，腰膝酸痛，两目干涩，小便短小。舌红少苔，脉细数。

治法：滋补肝肾。

方药：杞菊地黄丸（《医级》）加减。枸杞子、菊花、熟地黄、山茱萸、山药、茯苓、泽泻、牡丹皮。

③气血两虚证

症状：尿浊，神疲乏力，气短懒言，面色淡白或萎黄，头晕目眩，唇甲色淡，心悸失眠，腰膝酸痛。舌淡，脉弱。

治法：补气养血。

方药：当归补血汤（《兰室秘藏》）合济生肾气丸（《济生方》）加减。黄芪、当归、炮附片、肉桂、熟地黄、山药、山茱萸、茯苓、牡丹皮、泽泻。

④脾肾阳虚证

症状：尿浊，神疲畏寒，腰膝酸冷，肢体浮肿，下肢尤甚，面色㿠白，小便清长或短少，夜尿增多，或五更泄泻。舌淡体胖有齿痕，脉沉迟无力。

治法：温肾健脾。

方药：附子理中丸（《太平惠民和剂局方》）合真武汤（《伤寒论》）加减。附子、干姜、党参、白术、茯苓、白芍、甘草。

在主要证型中，出现阳事不举加巴戟天、淫羊藿；大便干结加火麻仁、肉苁蓉；五更泄泻加肉豆蔻、补骨脂。

（2）兼证

①水不涵木，肝阳上亢证

症状：兼见头晕头痛，口苦目眩。脉弦有力。

治法：镇肝熄风。

方药：镇肝熄风汤（《医学衷中参西录》）。怀牛膝、生赭石、生龙骨、生牡蛎、生龟板、生杭芍、玄参、天冬、川楝子、生麦芽、茵陈、甘草。

②血瘀证

症状：舌色暗，舌下静脉迂曲，瘀点瘀斑，脉沉弦涩。

治法：活血化瘀。

方药：桃红四物汤（《医垒元戎》）。桃仁、红花、当归、川芎、丹参、酒大黄、水蛭等。

③膀胱湿热证

症状：兼见尿频、急迫、灼热、涩痛。舌苔黄腻，脉滑数。

治法：清热利湿。

方药：八正散加减（《太平惠民和剂局方》）。车前子、瞿麦、扁蓄、滑石、山栀子仁、炙甘草、木通、大黄等。反复发作，迁延难愈，无比山药丸加减（《太平惠民和剂局方》）。山茱萸、泽泻、熟地、茯苓、巴戟天、牛膝、赤石脂、山药、杜仲、菟丝子、肉苁蓉。血尿合用小蓟饮子（《济生方》）。生地黄、小蓟、滑石、木通、蒲黄、藕节、淡竹叶、当归、山栀子、甘草。

(3) 变证

①浊毒犯胃证

症状：恶心呕吐频发，头晕目眩，周身水肿；或小便不行。舌质淡暗，苔白腻，脉沉弦或沉滑。

治法：降逆化浊。

方药：旋覆代赭汤（《伤寒论》）加减。旋覆花、代赭石、甘草、党参、半夏、生姜、大枣。呕恶甚加吴茱萸、黄连。

②浊毒入脑证

症状：神志恍惚，目光呆滞，甚则昏迷，或突发抽搐，鼻衄齿衄。舌质淡紫有齿痕，苔白厚腻腐，脉沉弦滑数。

治法：开窍醒神，镇惊熄风。

方药：菖蒲郁金汤（《温病全书》）送服安宫牛黄丸（《温病条辨》）加减。石菖蒲、郁金、炒栀子、连翘、鲜竹叶、竹沥、灯心草、菊花、丹皮。四肢抽搐加全蝎、蜈蚣；浊毒伤血致鼻衄、齿衄、肌衄等，加生地黄犀角粉（水牛角粉代）。

③水气凌心证

症状：气喘不能平卧，畏寒肢凉，大汗淋漓，心悸怔忡，肢体浮肿，下肢尤甚，咳吐稀白痰。舌淡胖，苔白滑，脉疾数无力或细小短促无根或结代。

治法：温阳利水，泻肺平喘。

方药：葶苈大枣泻肺汤（《金匮要略》）合苓桂术甘汤（《金匮要略》）加减。葶苈子、大枣、茯苓、桂枝、白术、甘草、附子、干姜。浮肿甚者可加用五皮饮（《华氏中藏经》）；四肢厥冷、大汗淋漓重用淡附片，加人参。

3. 其他疗法

(1) 中成药

生脉饮，用于气阴两亏，心悸气短，脉微自汗等。附子理中丸，用于脾胃虚寒，脘腹冷痛，呕吐泄泻。济生肾气丸，用于肾阳不足，水湿内停所致的肾虚水肿，腰膝酸重等。

（2）中药保留灌肠

DKD后期脾肾衰败，浊毒潴留，上犯脾胃，出现严重胃肠道症状，可用中药灌肠治疗。例如以生大黄、淡附片、丹参、蒲公英、煅牡蛎等，水煎浓缩至100~200ml，高位保留灌肠，每日1~2次，适用于关格实证。

（3）针灸

DKD患者行针刺治疗应严格消毒，宜慎针禁灸。

①气阴两虚证：肾俞、脾俞、足三里、三阴交、志室、太溪、复溜、曲骨，针刺用补法，行间用泻法。

②肝肾阴虚证：肝俞、肾俞、期门、委中，针刺用补法。

③阴阳两虚证：脾俞、肾俞、命门、三阴交、气海、关元，针刺用补法。

④脾肾阳虚证：脾俞、肾俞、命门、三阴交、足三里、太溪、中极、关元，针刺用补法。

六、张定华主任医师治疗本病的学术思想及用药特点

张师认为补其所耗，肝血自生，血生则气旺，气旺则津血得运，此乃塞因塞用，出奇制胜。四物即熟地、当归、白芍、川芎，具有调益荣卫、滋养气血之功。熟地补气血、益真阴，乃养血补虚之要药；当归补诸不足，二药配伍增强当归补血、活血之功；白芍入肝，擅补血滋肝；川芎治血有功，活血行气除脉道阴凝黏滞之态。四药合用皆为补血入肝之品，温行柔和，动静相宜，刚柔相济，实为补血柔肝之良配。四物养血之中又可活血通脉，以消除因血虚脉道瘀滞凝结状态。量微可渐补缓补，剂著则补血活血。张师认为益气养阴乃是治疗糖尿病肾病正本清源之法，故以生地护阴液，山、芪益气阴。生地甘寒质润，为益阴津之上品，滋阴增液助气畅水行。《本经逢源》曰："干地黄，味厚气薄，内专凉血滋阴，外润皮肤荣泽。"山药平补气阴，补五脏之虚，补而不腻，资源益气；黄芪乃补药之长，益气止消渴。糖尿病肾病患者素体亏虚，一味行气活血恐耗伤正气，故李延于此方中加大黄芪用量寄补气扶正治其本之意，二者一阴一阳，相辅相成，一使脾气升，散精达肺，输布津液；二使肾阴固，生化有源，阳升阴应，云行雨洽之妙用也。血运行经脉，洒陈脏腑，宜调畅、忌凝滞，张师认为瘀血不清，新血难生。红花总属行血、破血之品，可用以治疗因血阻日久、瘀停不消所致的癥瘕积聚；桃仁缓肝散血、破癥瘕、通血脉，二药合用使经脉宣利，血行则复常度，疾意正安，身体自臻康泰。丹参擅祛瘀血生新血，生化之机未损则肝血自生。诸药合用，可使受损之血脉得以恢复，津液运行通畅，病症得减。

七、张定华主任医师治疗本病的典型案例

患者，男，64岁，2021年10月7日初诊：2型糖尿病病史18年，长期皮下注射诺和灵（预混30R）总量20IU/d，空腹血糖在7.2~10.3mmol/L，餐后2h血糖控制在9.5~12mmol/L。因"间断双下肢浮肿半年，加重2d"就诊。患者半年来每于情绪激动后出现双下肢浮肿症状，严重时影响日常工作及生活。患者平素性情急躁，口苦，腰膝酸软，视物模糊，头晕耳鸣，肢麻，入睡困难，尿频量多，大便干。入院症见：神清，精神差，双下肢浮肿。舌暗淡，舌有瘀点，少苔，脉弦细。查双下肢、足背有中度凹陷性浮肿。辅助检查肌酐137μmmol/L，尿蛋白（±），24h尿蛋白量1.8g，糖化血红蛋白8.6%。中医诊断消渴，辨证属气阴两虚兼肝郁，西医诊断糖尿病肾病Ⅲ期，2型糖尿病。糖尿日久伤阴耗气，肝阴不足，则失疏泄，日久气郁化火，故见患者性急易怒；气机阻滞，气郁则湿郁，故见肢肿；肝火熏蒸胆汁上泛故见口苦，肝火灼伤津液故口干；肝火伤及肾脏之阴则见腰膝酸软；肝之生化不足，气血亏虚则见乏力倦怠；筋为肝所主，目为肝之窍，肝血不足不能荣养筋脉则见肢体麻木，目精失荣则见视物模糊；气机郁滞又气血生化乏源，无力推动血行致血行瘀滞，则舌质暗淡、舌边有瘀点。故该患者辨证当属气血阴虚，肝郁气滞化火伤津，兼有瘀血阻络。中医治以补血益气养阴、疏肝化瘀之法，方选四物汤化裁：柴胡20g，黄芩10g，熟地20g，当归20g，川芎15g，丹参15g，山药25g，黄芪25g，白芍20g，青皮10g，延胡索10g。每日1剂，水煎，早晚分服，连服12剂。嘱患者胰岛素治疗同前，忌食辛辣肥甘厚味，适当锻炼，控制饮食，保持心情舒畅。

10月18日二诊：患者双下肢浮肿较前减轻，呈轻度凹陷性浮肿，腰膝酸软缓解，口干口苦好转，肢体麻木不显，失眠明显改善，但头晕耳鸣仍在，上法治疗有效，故不更方，但加菊花10g、石决明10g清肝泻火，给予上方续服7剂。

10月26日三诊：患者自觉头晕耳鸣已除，诸症减轻，麻可，二便调，复查尿常规示尿蛋白(-)，肌酐76μmmol/L，24h尿蛋白量36mg，糖化血红蛋白5.9%。

按语：患者病久气阴两虚，加之平素性急易怒，肝失疏泄不能畅达阴津，津亏血虚，气不行水，水病及血，故形成气阴两虚、肝气郁结、血水互结之象。治以益气养阴、疏肝化瘀，拟方四物汤加减，使气机畅、新血生、瘀血祛，如此疏而不伤正，补而不助邪，得邪去正安之效实为妙也。方中柴胡、黄芩可疏肝理气清热，黄芪与山药合用益气且生津，祛肝之郁热，如此相配生机得复，水液输布如常；丹参专入血分祛瘀生新，以通为用；青皮、延胡索散肝之郁滞，以疏肝气复其功；配合四物汤活血行气、调畅气血，使肝气自和，血方归经。全方益气养阴之品与疏肝活血之药相配，标本兼治，行疏肝理气、利水活血之功，补而不助邪，使水湿瘀血得清，以收疾去正安之意。二诊时水肿减轻，余证皆缓，效不更方，加菊花、石决明清泻肝火。标本兼顾，诸证自除。

参考文献

[1]中华医学会糖尿病学分会微血管并发症学组.中国糖尿病肾脏病防治指南(2021年版)[J].中华糖尿病杂志,2021,13(8):23.

[2]王宇佳,郝传明.钠-葡萄糖共转运体-2抑制剂在糖尿病肾病中的作用机制及临床意义[J].生理学报,2018,70(06):663-669.

[3]高雪冬,李娜,连续.糖尿病肾病的发病机制治疗靶点的研究进展[J].牡丹江医学院学报,2021,42(03):118-121.

[4]Cyrina D van Beusekom,Tanja M Zimmering. Profibrotic effects of angiotensin II and transforming growth factor beta on feline kidney epithelial cells[J]. Journal of Feline Medicine and Surgery,2019,21(8):780-787.

[5]张慧,张宏.自噬:细胞自身物质更新代谢的重要机制[J].科学通报,2016(36):3903-3906.

[6]Alejandra,Guillermina,Miranda-Díaz,et al. Oxidative Stress in Diabetic Nephropathy with Early Chronic Kidney Disease[J]. Journal of Diabetes Research,2016,2016:7047238.

[7]Nauta Alma J,de Haij Simone,Bottazzi Barbara,et al. Human renal epithelial cells produce the long pentraxin PTX3[J].Kidney International,2005,67(2):43-53.

第四节　糖尿病周围神经病变

一、概念

(一)西医概念

糖尿病周围神经病变也称为糖尿病神经病变,是因不同病理生理机制所致、具有多样化表现的一组临床综合征,是糖尿病最常见的慢性并发症。常见的糖尿病神经病变的类型为远端对称性多发性神经病变(distal symmetric poly neuropathy,DSPN)和自主神经病变,其中DSPN是最常见的类型,约占糖尿病神经病变的75%。DSPN的简单定义是排除其他原因后,糖尿病患者出现的周围神经功能障碍相关的症状和(或)体征。DSPN一般表现为对称性、多发性感觉神经病变,最开始影响下肢远端,随着疾病的进展,逐渐向上发展,形成典型的"袜套样"和"手套样"感觉。最常见的早期症状是由SFN引起的,表现为疼痛和感觉异常。50%的糖尿病患者会出现DSPN导致的疼痛(亦称为痛性DSPN),表现为灼痛、电击样痛和锐痛;其次是酸痛、瘙痒、冷痛和诱发性疼痛。DSPN若累及大神经纤维则导致麻木以及位置觉异常,多达50%的DSPN可能是无症状的;如果未被识别且未实施预防性足部护理,则患者有足部受伤的危险。

(二)中医概念

本病是因消渴(糖尿病)日久,耗伤气阴,阴阳气血亏虚,血行瘀滞,脉络痹阻所致,常见症状为肢体麻木、疼痛、灼热或其他异常感觉。故中医病名为"消渴痹证"。

二、流行病学

糖尿病周围神经病变是 1 型糖尿病和 2 型糖尿病最为常见的慢性并发症，约 50% 的糖尿病患者最终会发生 DSPN。国外一项 25 年的队列研究显示，通过临床诊断的 DSPN 患病率约为 45%，然而当采用更敏感的神经传导测定法诊断时，DSPN 患病率则增加至 60%~75%。此外，DSPN 在糖尿病前期即可发生。一项关于糖尿病神经病变的全国多中心研究发现，我国 DSPN 患病率为 53%，台湾地区人群研究报道的 T2DM 患者 DSPN 的患病率为 21.3%[1]。

三、发病机制

（一）西医发病机制

糖尿病神经病变的病因和发病机制尚未完全阐明，目前认为主要与高血糖、脂代谢紊乱以及胰岛素信号通路异常所导致的一系列病理生理变化相关，其中包括多元醇途径、糖酵解途径、己糖胺途径、晚期糖基化终末产物途径、Toll 样受体 4 信号转导通路、氧化低密度脂蛋白受体 1 信号通路等，单独或共同作用导致细胞 Na^+-K^+-ATP 酶表达下调、内质网应激、线粒体功能障碍、DNA 损伤、炎症信号增强及炎症因子水平升高。此外，胰岛素信号通路异常可引起神经营养信号缺失，抑制神经轴突生长，促进细胞凋亡。糖尿病微循环障碍可导致缺氧，从而引起神经元等细胞的损伤。最终导致神经元、神经胶质细胞、血管内皮细胞等发生不可逆性损伤，促使糖尿病神经病变的发生。

外周和中枢神经元的改变是糖尿病神经病理性疼痛重要的发病机制。在高糖情况下，外周神经伤害感受器的离子通道激活导致神经元超兴奋性。有髓轴突电压门控钾离子通道（Kv）表达下调，同样也会引起神经元超兴奋性。神经元超兴奋性使刺激反应过度和异位神经元活动，从而导致脊髓疼痛传入信号异常增加。脊髓小胶质细胞活化可以促进脊髓层面神经元超兴奋性。一些与疼痛感受及情绪认知相关的上、下行传导束功能异常也参与糖尿病神经病理性疼痛的发生，包括上行传导束如脊髓丘脑通路、脊髓网状束等，以及抑制痛觉信号传入脊髓层面的下行传导束。

（二）中医病因病机

1. 病因

本病是因消渴（糖尿病）日久，耗伤气阴，阴阳气血亏虚，血行瘀滞，脉络痹阻所致，属本虚标实证。病位在肌肤、筋肉、脉络，内及肝、肾、脾等脏腑，以气血阴阳亏虚为本、痰瘀阻络为标。

DSPN 的病机有虚有实。虚有本与变之不同。虚之本在于阴津不足，虚之变在于气虚、阳损。虚之本与变，既可单独在 DSPN 的发生发展中起作用，也可相互转化，互为因果；既可先本后变，也可同时存在。实为痰浊与瘀血，既可单独致病，也可互结为果。就临床实际情况来看，患者既可纯虚为病，所谓"气不至则麻""血不荣则木""气血失充则痿"，又可虚实夹杂，但一般不存在纯实无虚之证。虚实夹杂者，在虚实之间，又多存在因果标本关系。常以虚为本，阴虚为本中之本，气虚、阳损为本中之变；而以实为标，痰浊瘀血，阻滞经络。

2. 病机演变规律

DSPN 病机是动态演变的过程，随着糖尿病的发展，按照气虚夹瘀或阴虚夹瘀→气阴两虚夹瘀→阴阳两虚夹瘀的规律而演变，阴亏是发生 DSPN 的关键；气虚是迁延不愈的症结；阳虚是发展的必然趋势；血瘀是造成本病的主要原因。本病大致可以分为 4 个阶段。

(1) 麻木为主期

多由于消渴肺燥津伤，或胃热伤阴耗气，气阴两虚，血行瘀滞；或气虚血瘀，或阴虚血瘀；或气阴两虚致瘀，脉络瘀滞，肢体失荣。临床可见手足麻木时作，或如蚁行、步如踩棉、感觉减退等。

(2) 疼痛为主期

气虚血瘀、阴虚血瘀，迁延不愈；或气损及阳，或阴损及阳，阳虚失煦，阴寒凝滞，血瘀为甚；或复因气不布津，阳不化气，痰浊内生，痰瘀互结，痹阻脉络，不通则痛。临床上常呈刺痛、钻凿痛或痛剧如截肢，夜间加重，甚者彻夜不眠等。

(3) 肌肉萎缩为主期

多由于上述两期迁延所致。由于久病气血亏虚，阴阳俱虚；或因麻木疼痛而肢体活动长期受限，血行缓慢，脉络瘀滞，肢体、肌肉、筋脉失于充养，则肌肉日渐萎缩、肢体软弱无力。常伴有不同程度的麻木、疼痛等表现。

(4) 与糖尿病足 (DF) 并存期

由于 DSPN 常与糖尿病微血管病变、大血管病变互为因果。因此，DSPN 后期往往与 DF 同时存在。一旦病至此期，则病情更为复杂，治疗当与 DF 的治疗互参互用，择优而治。

3. 病位、病性

DSPN 病位主要在肌肤、筋肉、脉络，以气虚、阴虚或气阴两虚为本，或由此导致肢体脉络失荣而表现为以虚为主的证候，或由此导致的脏腑代谢紊乱产生的病理产物瘀血、痰浊相互交阻，留滞于肌肤、筋肉、脉络，表现为本虚标实之候。但无论是以虚为主还是本虚标实，瘀血均贯穿 DSPN 始终。

四、诊断及鉴别诊断

（一）西医诊断及鉴别诊断

1. 诊断标准

DSPN 包括小纤维、大纤维和混合纤维神经病变。

（1）DSPN 是一种排除性诊断，其诊断标准为：①具有明确的糖尿病病史；②在确诊糖尿病时或确诊之后出现的神经病变；③出现神经病变的临床症状，如疼痛、麻木、感觉异常等，5 项检查（踝反射、振动觉、压力觉、温度觉、针刺痛觉）任意 1 项异常；若无临床症状，则 5 项检查任意 2 项异常也可诊断；④除外其他原因所致的神经病变，包括具有神经毒性的药物（如化疗药物）、维生素 B_{12} 缺乏、颈腰椎疾病（压迫、狭窄、退行性变）、脑梗死、慢性炎症性脱髓鞘性神经病变、遗传性神经病变和血管炎、感染（如获得性免疫缺陷综合征）及肾功能不全引起的代谢毒物对神经的损伤。如根据以上检查仍不能确诊，需要进行鉴别诊断，可以进行神经电生理检查。

（2）小纤维神经病变（SFN）诊断标准。①疑似：存在长度依赖性的小纤维损伤的症状和（或）临床体征；②临床诊断：存在长度依赖性的小纤维损伤的症状和临床体征，同时神经传导测定正常；③确诊：存在长度依赖性的小纤维损伤的症状和临床体征，踝部 IENFD 改变和（或）足部定量感觉测定温度觉阈值异常，同时神经传导测定正常。

（3）DSPN 的诊断分层。①确诊：DSPN 的症状或体征，同时神经传导测定或小纤维神经功能检查异常；②临床诊断：有 DSPN 的症状和 1 项以上阳性体征，或无症状但有 2 项以上阳性体征；③疑似：有 DSPN 的症状或体征（任意 1 项）；④亚临床：无 DSPN 的症状和体征，仅神经传导测定或小纤维神经功能检查异常。

（4）在临床工作中联合应用踝反射、振动觉、压力觉、针刺痛觉及温度觉等 5 项检查来筛查 DSPN，两种或以上检查相结合，可提高检测 DSPN 的敏感性和特异性。

（5）肌电图检测：在临床症状出现前，神经电生理检查可发现 F 波异常、感觉神经传导速度（SCV）和运动神经传导速度（MCV）减慢、动作电位波幅下降、远端潜伏期延长。

（6）筛查量表：采用密歇根糖尿病神经病变计分法（MDNS）、多伦多临床评分系统（TCSS）进行计分，得分有一定的升高。

2. 鉴别诊断

排除其他病变如颈腰椎病变（神经根压迫、椎管狭窄、颈腰椎退行性病变）、脑梗死、格林–巴利综合征、严重动静脉血管病变（静脉栓塞、淋巴管炎）等，尚需鉴别药物尤其是化疗药物引起的神经毒性作用以及肾功能不全引起的代谢毒物对神经的损伤。

（二）中医诊断及鉴别诊断

1. 中医诊断

（1）病史：有糖尿病病史或诊断糖尿病的证据，诊断糖尿病时或之后出现的周围神经病变，排除导致周围神经病变的其他原因。

（2）临床表现。①症状：临床主要表现为麻木、疼痛、感觉异常等症状。有感觉神经和运动神经障碍的临床表现，通常为对称性，下肢较上肢严重。早期先出现感觉神经障碍的临床表现，首先出现肢端感觉异常，分布如袜子或手套状，伴麻木、针刺、灼热、蚁走感、发凉或如踏棉垫感，有时伴有痛觉过敏。随后有肢痛，呈隐痛、刺痛或烧灼样痛，夜间及寒冷季节加重。晚期则出现运动神经障碍的临床表现：肌张力减弱，肌力减弱以至肌萎缩、瘫痪。肌萎缩多见于手、足小肌肉和大腿肌。无临床症状者，结合体征、理化检查进行评价。②体征：腱反射减弱或消失，尤以跟腱反射为著。震动感减弱或消失，触觉、温度觉、针刺痛觉、压力觉有不同程度减退。患者可有足部或手部小肌肉的无力和萎缩，但通常出现较晚。

2. 鉴别诊断

（1）肢痹与脉痹。二者的症状均可见肢体麻木、疼痛等。肢痹疼痛多为刺痛、烧灼痛、闪电痛，并伴有四肢冷凉、皮肤蚁行感、袜套感，晚期肌肉可发生萎缩。脉痹以下肢间歇性跛行为主要表现，疼痛症状较为突出，可表现为夜间静息痛，抬高患肢加重，下垂肢体减轻，桡动脉或足背动脉搏动减弱。

（2）痹证与痿证。二者的症状主要都在肢体关节、肌肉。鉴别要点首先在于痛与不痛，痹证以筋骨、肌肉、关节疼痛为主；痿证以肢体筋脉弛缓不收或痿弱不用、肌肉瘦削为特点，多无疼痛。

五、治疗

（一）西医治疗

目前针对糖尿病神经病变的病因和发病机制治疗包括控制血糖、营养神经、抗氧化应激、抑制醛糖还原酶活性、改善微循环等。

1. 对因治疗

（1）血糖控制：积极严格地控制高血糖并保持血糖稳定是预防和治疗糖尿病周围神经病变的最重要措施。

（2）神经修复：糖尿病周围神经病变的神经损伤通常伴有节段性脱髓鞘和轴突变性，其修复往往是一个漫长的过程，如修复轴突变性最长需要18个月。主要通过增强神经细胞内核酸、蛋白质以及磷脂的合成，刺激轴突再生，促进神经修复。常用药有甲钴胺等。

（3）抗氧化应激：通过抑制脂质过氧化，增加神经营养血管的血流量，增加神

经 Na^+-K^+-ATP 酶活性，保护血管内皮。常用药如 α-硫辛酸等。

（4）改善微循环：提高神经细胞的血供及氧供。常用药如前列腺素 E_1、己酮可可碱、山莨菪碱、西洛他唑、活血化瘀类中药等。

（5）改善代谢紊乱：通过可逆性抑制醛糖还原酶而发挥作用。新一代醛糖还原酶抑制剂如依帕司他等。

（6）其他：如神经营养，包括神经营养因子、C 肽、肌醇、神经节苷酯和亚麻酸等。

2. 对症治疗

（1）甲钴胺和 α-硫辛酸：可作为对症处理的第一阶梯用药。

（2）传统抗惊厥药：主要有丙戊酸钠和卡马西平。

（3）新一代抗惊厥药：主要有普瑞巴林和加巴喷丁。

（4）三环类抗抑郁药：常用阿米替林、丙咪嗪和新型抗抑郁药西肽普兰等。

（5）阿片类止痛药：主要有羟考酮和曲马多等。

（6）局部止痛药：主要用于疼痛部位较为局限者。如硝酸异山梨酯喷雾剂、三硝酸甘油酯贴膜剂可使局部疼痛及烧灼感减轻；辣椒素可减少疼痛物质的释放；局部应用 5% 的利多卡因贴片也可缓解疼痛。

（二）中医治疗

1. 基础治疗

气虚血瘀者宜常食黄豆、扁豆、鸡肉、香菇、绞股蓝；气虚血瘀夹湿者宜食薏苡仁；肝肾亏虚者宜常食瘦猪肉、鸭肉、龟肉；阳虚血瘀者宜常食牛肉、韭菜、芫荽、蜂胶；痰瘀互结者宜常食银耳、木耳、洋葱、花椰菜、海藻、紫菜、萝卜、金橘。亦可根据患者病情选用食疗方剂。如气虚血瘀者可选用参苓山药二米粥（党参、茯苓、山药、粟米、大米）；阴虚血瘀者可选用黄芪炖鳖汤（黄芪、枸杞子、鳖肉）；阳虚血瘀者可选用姜附炖狗肉汤（熟附片、生姜、狗肉）；肝肾亏虚、肌肉萎缩者可选用二山排骨汤（山茱萸、山药、牛骨髓、猪排骨）或当归生姜羊肉汤（当归、生姜、羊肉）。

DSPN 患者的活动内容很多，需要注意的是活动要在饭后进行，运动量适度、因人而异、循序渐进、持之以恒，注意选择舒适透气的鞋袜，选择平坦的路面。

2. 辨证论治

DSPN 以凉、麻、痛、痿四大主症为临床特点；其主要病机是以气虚、阴虚、阳虚失充为本，以瘀血、痰浊阻络为标，血瘀以其不同的程度而贯穿于 DSPN 整个病程的始终。临证当首辨其虚实，虚当辨气虚、阴虚、阳虚之所在；实当辨瘀与痰之所别，但总以虚中夹实最为多见。治疗当在辨证施治、遣方择药前提下，酌情选加化瘀通络之品，取其"以通为补""以通为助"之义。尚需指出的是本病在治疗手段的选择上，除口服、注射等常规的方法外，当灵活选用熏、洗、灸、针刺、推拿等外治法，内外同治，殊途同归，以提高疗效，缩短疗程。

(1) 气虚血瘀证

症状：手足麻木，如有蚁行，肢末时痛，多呈刺痛，下肢为主，入夜痛甚；气短乏力，神疲倦怠，自汗畏风，易于感冒。舌质淡暗，或有瘀点，苔薄白，脉细涩。

治法：补气活血，化瘀通络。

方药：补阳还五汤（《医林改错》）加减。生黄芪、当归尾、川芎、赤芍、桃仁、红花、地龙。加减：气虚明显者可加重黄芪用量，以加强补气之功，取其以补气来行血通络之义；气短自汗明显，加太子参、麦冬以益气敛汗止阴；易于感冒者加白术、防风，取其玉屏风散益气固表之义；血虚明显者加熟地黄、阿胶，取其活中有补、增水行舟之义；病变以上肢为主加桑枝、桂枝尖，以下肢为主加川牛膝、木瓜。

(2) 阴虚血瘀证

症状：肢体麻木，腿足挛急，酸胀疼痛，或肢体灼热，或小腿抽搐，夜间为甚；五心烦热，失眠多梦，皮肤干燥，腰膝酸软，头晕耳鸣；口干少饮，多有便秘。舌质嫩红或暗红，苔花剥少津，脉细数或细涩。

治法：滋阴活血，柔筋缓急。

方药：芍药甘草汤（《伤寒论》）合四物汤（《太平惠民和剂局方》）加减。白芍、生甘草、生地黄、当归、川芎、木瓜、怀牛膝、炒枳壳等。加减：腿足挛急，时发抽搐者，加全蝎、蜈蚣，取其与芍药甘草汤共奏酸甘化阴、柔筋止痉之功；头晕耳鸣、失眠多梦者加生龙骨、生牡蛎、柏子仁、炒酸枣仁以平肝重镇、养心安神；五心烦热者加地骨皮、胡黄连以清虚热；大便秘结者加生大黄以通腑泄热。

(3) 阳虚寒凝证

症状：肢体麻木不仁，四末冷痛，得温痛减，遇寒痛增，下肢为著，入夜更甚；神疲乏力，畏寒怕冷，倦怠懒言。舌质暗淡或有瘀点，苔白滑，脉沉紧。

治法：温经散寒，通络止痛。

方药：当归四逆汤（《伤寒论》）加减。当归、赤芍、桂枝、细辛、通草、干姜、制乳香、制没药、甘草等。加减：阴寒凝滞明显者加制川草乌（先煎），甘草宜用炙甘草，与方中桂枝、细辛共奏温化寒凝、通阳达末之效；若肢体持续疼痛、入夜更甚者加附子、水蛭，以温经破瘀通络止痛；以下肢尤以足疼痛为甚者，可酌加川断、牛膝、鸡血藤、木瓜等活血祛瘀之品；若加吴茱萸、生姜，又可治本方证内有久寒、兼有水饮呕逆者。

(4) 痰瘀阻络证

症状：麻木不止，常有定处，足如踩棉，肢体困倦，头重如裹，昏蒙不清，体多肥胖，口黏乏味，胸闷纳呆，腹胀不适，大便黏滞。舌质紫暗，舌体胖大有齿痕，苔白厚腻，脉沉滑或沉涩。

治法：化痰活血，宣痹通络。

方药：指迷茯苓丸（《证治准绳》）合黄芪桂枝五物汤（《金匮要略》）加减。茯苓、姜半夏、枳壳、生黄芪、桂枝、白芍、苍术、薏苡仁、川芎、生甘草。加减：胸闷呕恶、口黏加藿香、佩兰，枳壳易枳实以芳香化浊、宽胸理气；肢体麻木如蚁行较重者加独活、防风、僵蚕以加强祛风化痰、胜湿之功；疼痛部位固定不移加白附子、白芥子以温化寒痰湿浊。

（5）肝肾亏虚证

症状：肢体痿软无力，肌肉萎缩，甚者痿废不用，腰膝酸软，性功能减退，骨松齿摇，头晕耳鸣。舌质淡，少苔或无苔，脉沉细无力。

治法：滋补肝肾，填髓充肉。

方药：壮骨丸（《丹溪心法》）加减。龟板、黄柏、知母、熟地黄、白芍、锁阳、虎骨（用狗骨或牛骨代替）、怀牛膝、当归。加减：肾精不足明显加牛骨髓、菟丝子；阴虚明显加枸杞子、女贞子。

3. 其他疗法

（1）中药成药

口服剂：木丹颗粒，每次 7g，每日 3 次，适用于 DSPN 属气虚血瘀证。血府逐瘀胶囊，每次 6 粒，每日 3 次，凡有瘀血阻络以痛为主者均可应用。筋骨痛消丸，每次 6g，每日 3 次，用于阳虚血瘀、痰瘀互结证。

注射剂：丹参注射液，丹参注射液 20ml 加生理盐水静滴，每日 1 次，14d 为 1 疗程。用于本病各型。当归注射液，25% 当归注射液 250ml 静滴，每日 1 次，14d 为 1 疗程。用于气虚血瘀证或肝肾亏虚证。脉络宁注射液，30ml 加入生理盐水静滴，每日 1 次，14d 为 1 疗程。用于阴虚血瘀证。川芎嗪注射液，280~400mg 加入生理盐水静滴，每日 1 次，14d 为 1 疗程。用于阳虚血瘀证。

（2）针灸

①体针。

气虚血瘀证：气海、血海、足三里为主穴，可配合三阴交、曲池、内关。手法：施捻转平补平泻法。每日 1 次，10~15d 为 1 疗程。

阴虚血瘀证：肝俞、肾俞、足三里为主穴，可配合三阴交、太溪、曲池、合谷。手法：施捻转平补平泻法。每日 1 次，10~15d 为 1 疗程。

阳虚寒凝证：肾俞、命门、腰阳关、关元为主穴，可配合环跳、阳陵泉、绝骨、照海、足临泣。手法：施捻转平补平泻，出针后加灸。每日 1 次，10~15d 为 1 疗程。

痰瘀阻络证：胃俞、曲池、脾俞、足三里为主穴，可配合三焦俞、三阴交、丰隆、解溪、太冲。手法：施捻转平补平泻，出针后加灸。每日 1 次，10~15d 为 1 疗程。

②梅花针：脊柱两侧为主，病变在上肢加刺臂内、外侧、手掌、手背及指端点刺放血。病变在下肢加刺小腿内、外侧、足背以及足趾端点刺放血。手法：中度或重度刺激。

③粗针：神道透至阳、命门透阳关、中府、足三里、手三里、合谷、环跳、绝骨。手法：神道透至阳、命门透阳关用 0.8mm 直径粗针，留针 2h，余穴强刺激不留针。每日 1 次，10d 为 1 疗程。

④耳针：肝、脾、肾、臀、坐骨神经、膝、神门、交感。每次选 2~3 穴。手法：中强刺激，留针 15~30h。每日 1 次，10d 为 1 个疗程。

⑤电针：髀关透伏兔、风市透中渎、风市透伏兔、阳陵泉。手法：用 26 号长针从髀关斜向伏兔穴，进针 3~4 寸；从风市斜向中渎穴，进针 3~4 寸；从风市斜向伏兔穴进针 3~4 寸；阳陵泉直刺。并接上脉冲电流，选用疏密波，电流温度以患者能忍受为止，通电 15~20min。每日 1 次，10d 为 1 疗程。

注：进行针刺治疗时，应在血糖达到良好控制的前提下进行，谨防针后感染。

（3）按摩

上肢麻痛：拿肩井肌，揉捏臂臑、手三里、合谷部肌筋，点肩髃、曲池等穴，搓揉肩肌来回数遍。每次按摩时间 20~30min，每日 1~2 次。

下肢麻痛：拿阴廉、承山、昆仑肌筋，揉捏伏兔、承扶、殷门部肌筋，点腰阳关、环跳、足三里、委中、承山、解溪、三阴交、涌泉等穴，搓揉腓肠肌数十遍，手劲刚柔相济，以深透为度。每次按摩时间 20~30min，每日 1~2 次。

（4）药物外治

糖痛外洗方：透骨草 30g，桂枝 18g，川椒 30g，艾叶 10g，木瓜 30g，苏木 50g，红花 12g，赤芍 30g，白芷 12g，川芎 15g，川乌 10g，草乌 10g，生麻黄 10g。将糖痛外洗液加热（50~70℃），倒入套有一次性袋子的熏洗木桶或足浴器内，放上熏药支架并检查其稳固性；将熏洗部位置于支架上，用治疗巾或治疗单覆盖，测量水温 38~40℃时将双足浸入药液中 15~20min，每日 2 次，每剂药可连用 2~3d。

六、张定华主任医师治疗本病的学术思想及用药特点

张定华主任医师认为少阳及脾胃为气机升降之本，气行则血行，气不行则血脉瘀滞，且顾护脾胃为用药遣方的基本思路之一。对于中气虚损的患者，张定华主任医师在治疗上常以四君子汤加减为基本方治理中焦脾胃，以柴胡黄芩调理少阳气机，党参、白术、白茯苓、甘草均入脾经，健脾益胃，补益中气；白术常用麸炒而顾护脾胃，若中焦虚寒，加干姜，温中与补益兼施；此外还重用黄芪，黄芪味甘，微温，补脾肺之气而固表，气生则血生，补气之功在于补血，使得气血充盈，四肢得养。张定华主任医师习惯在开方时特意嘱咐加入生姜 3 片，顾护脾胃。糖尿病易于积热伤阴，伤阴则津液干涸，不能输布。张定华主任医师用葛根、生地黄、黄芪、

玄参、丹参、苍术，其中黄芪、苍术益气健脾；生地黄凉血，可防止血液黏稠，苍术为燥湿健脾之品，两药合用可滋养肾阴；四药合用可补气阴之不足，葛根配丹参生津止渴、祛瘀生新，且可降低血糖。六药合用，共奏补气养阴、凉血活血之效。常以当归配伍白芍养血和营，当归味甘、辛，性温，补血和血，白芍味苦、酸，性微寒，养血敛阴，柔肝止痛，两药配伍，使血气化生有源。治疗消渴痹症，不仅要补血，还要活血通络，除痹通滞，喜用桂枝、川芎、地龙药对温经活血通络；桂枝散寒止痛，通阳化气；川芎活血，能行气，气行则血行；地龙通络除痹。三药合用，温经活血通络，标本兼治。

七、张定华主任医师治疗本病的典型案例

张某，男，69岁，既往检查及诊断：糖尿病。现病史：手脚麻木，伴畏寒，偶有心慌，背部酸，纳寐可。大便3~5d一行，质软通畅，夜尿1次、量适中、色浅黄、畅。舌淡红，苔白，舌下静脉曲张且有瘀斑，脉细弦。处方：柴胡15g，黄芩15g，桂枝15g，川芎15g，茯苓15g，苍白术各30g，党参30g，制鳖甲（先煎）30g，黄芪50g，党参30g，枳实10g，甘草5g。煮药时加入生姜3片、大枣2枚。方分4次服，每2d1剂，5剂。

二诊：双下肢稍有麻木感，伴乏力，畏寒。口中和，纳可，眠可。大便软，2d一行，小便尚可。舌淡暗，苔白，舌下瘀斑，脉细弦近数。处方：桂枝15g，川芎20g，地龙干15g，熟地黄20g，白术15g，茯苓15g，制鳖甲（先煎）30g，怀牛膝30g，熟附子15g，甘草10g。煮药时加入生姜3片、大枣2枚。方分4次服，每2d1剂，共5剂。

三诊：患者述四肢麻木症状好转，但大便时有不畅，原方中加入火麻仁30g润肠通便。患者之后随诊述排便好转。

按语：患者舌淡红苔白，脉细弦，手足麻木，且伴有畏寒，张定华主任医师认为此为中气不足所致，以理中汤为底方加减，舌下瘀斑说明患者瘀血症状较为严重，遂加入桂枝、川芎药对活血通络，制鳖甲、黄芪补其阴阳，附子温阳；患者大便不畅加枳实理气。二诊加入地龙干与桂枝、川芎配伍活血通络，怀牛膝可补肝肾兼活血，去黄芪、枳实加熟地黄更注重补肝肾，以治根本。

参考文献

[1]中华医学会糖尿病学分会神经并发症学组.糖尿病神经病变诊治专家共识(2021年版)[J].中华糖尿病杂志,2021(06):540-557.

第五节 糖尿病自主神经病变

一、概念

(一) 西医概念

自主神经病变包括心脏自主神经病变 (CAN)、胃肠道自主神经病变和泌尿生殖道自主神经病变等。

(二) 中医概念

糖尿病心脏自主神经病变,因患者常自觉心中动悸,不能自主,表现为心律失常,现代医家将其归为"消渴病·心悸怔忡"。《景岳全书·杂症谟》中指出:"怔忡之病,心胸筑筑振动,惶惶惕惕,无时得宁者是也。此证惟阴虚劳损之人乃有之,盖阴虚于下,则宗气无根,而气不归源。"说明病机多为素体禀赋不足,病性多为本虚标实,以心的气血阴阳亏虚为本,寒凝、血瘀、痰阻、水停为标,多与肾、脾、肺相关,治疗多从益气温阳、滋阴通脉、活血化瘀、宁心定悸、调和营卫等方面入手。

糖尿病胃肠自主神经病变可涉及消化系统中的任何器官,如食管蠕动功能受损导致胃酸反流表现为烧心、胸骨后的不适感、嗳气等症状,严重者可出现吞咽困难;胃排空延迟、动力下降、节律紊乱可导致腹胀痛、早饱、恶心、呕吐等症状;肠功能紊乱以便秘和腹泻为主要症状,两者常交替发生。中医学将其归属为消渴继发"痞满""呕吐""反胃""泄泻"等。

糖尿病泌尿生殖系统自主神经病变主要见于糖尿病神经源性膀胱和糖尿病性勃起功能障碍。糖尿病神经源性膀胱因自主神经功能障碍导致排尿反射异常及膀胱功能障碍,临床表现主要为尿频、尿急、小便淋沥不尽、尿失禁,甚或出现尿潴留等排尿功能障碍症状,多可引起泌尿系感染,严重者可导致或加重肾功能不全。该疾病属中医"癃闭""遗尿""淋证"范畴,病位在膀胱,与脾、肾关系密切。糖尿病性勃起功能障碍是糖尿病男性患者较常见的并发症之一,中医将这种痿而不举、举而不坚或坚而不久的现象称之为"阳痿""筋萎""阴器不用""阴痿"等。

二、流行病学

目前关于自主神经病变的流行病学研究资料较少,一项纳入 2048 例糖尿病患者的研究发现,中国人群心脏自主神经病变在 T1DM 和 T2DM 患者中的患病率分别为 61.6% 和 62.6%[1]。

三、发病机制

(一) 西医发病机制

CAN确切机制尚不清楚，血糖升高是其主要机制。血糖升高增加了蛋白质糖基化，导致组织中晚期糖基化终产物逐渐增多，引起炎症和组织损伤的慢性瀑布反应，影响神经的再生和修复，减少神经递质释放和突触功能，改变Na^+-K^+-ATP酶，激活凋亡通路，破坏了自主神经控制机制。

(二) 中医病因病机

糖尿病心脏自主神经病变病位主要在心，症候特点也可见心痹、肺痹、肾痹表现，糖尿病心脏自主神经病变在进展中，逐渐耗损机体的气血津液，导致机体经脉失养，血脉涩滞，日久瘀血痹阻于心，与叶天士之"久病入络"相合。

糖尿病胃肠自主神经病变病位主要在脾胃，同时可见脾痹、肝痹、肠痹表现。脏腑之气虚衰和与之相关的升降失常并见，糖尿病胃肠自主神经病变可兼见气滞血瘀、阴虚血瘀，导致脾胃络脉受阻，气血运行不畅，最终发为胃轻瘫。

糖尿病泌尿生殖系统自主神经病变中，补脏腑之虚更是其治疗要点，常从脾肾论治。因消渴日久，导致脾肾亏虚、三焦气化功能失常所致神经源性膀胱症状，糖尿病神经源性膀胱辨治中，脏腑功能失调所致络气虚损是其发病根本，络脉瘀滞不通是其致病关键因素。在糖尿病性勃起功能障碍辨治中，也强调消渴日久，久病必瘀，久病入络，加之气血不足导致络脉空虚，痰湿、水饮、瘀血等邪实阻滞，导致络脉瘀阻。

糖尿病泌汗异常多由营卫失和、腠理开阖失司所致，总以虚为主，或为肺脾气虚，或为阴虚、阳虚，甚至阴阳两虚。

四、诊断及鉴别诊断

(一) 糖尿病自主神经病变的诊断

1. 心血管自主神经病变

表现为静息性心动过速、直立性低血压、晕厥、冠状动脉舒缩功能异常、无痛性心肌梗死、心脏骤停或猝死等。可以采用心血管反射试验、心率变异性及体位变化时血压测定、24h动态血压监测等辅助诊断。

2. 消化系统自主神经病变

表现为吞咽困难、呃逆、胃轻瘫、便秘及腹泻等。在诊断胃轻瘫之前需排除胃出口梗阻或其他器质性原因。胃电图、测定胃排空的闪烁图扫描（测定固体和液体食物排空的时间）等有助于诊断。^{13}C辛酸呼气试验作为无创、简便和可靠的评价胃排空的手段，与核素法具有较好相关性。

3. 泌尿生殖系统自主神经病变

膀胱功能障碍表现为排尿障碍、尿失禁、尿潴留、尿路感染等。超声检查可判定膀胱容量、残余尿量等，有助于诊断糖尿病神经源性膀胱。性功能障碍在男性可导致勃起功能障碍和（或）逆向射精，在女性表现为性欲减退、性交疼痛。对于勃起功能障碍应进行性激素水平测定排除性腺机能减退。此外，还应排除药物及其他原因导致的病变。

4. 其他自主神经病变

表现为出汗减少或无汗，从而导致手足干燥开裂，容易继发感染。对低血糖感知异常，当支配内分泌腺体的自主神经发生病变时，糖尿病患者在低血糖时应激激素如儿茶酚胺、生长激素等分泌常延迟或减少，造成患者对低血糖感知减退或无反应，低血糖恢复的时间延长。

（二）鉴别诊断

1. 中毒性神经病变

通常可由酗酒、尿毒症、环境毒素、医源性或其他代谢产生的毒素所引起。

2. 炎症性脱髓鞘性多神经病

急性炎性脱髓鞘性多发性神经根神经炎又称格林巴利综合征，是一种自身免疫性疾病，主要损害神经根（尤其前根多见而明显）、神经节和周围神经，也常累及脑神经，主要临床特征为四肢对称弛缓性瘫痪，睡反射消失或减退，伴或不伴有感觉障碍。脑脊液中常有蛋白-细胞分离现象。

五、治疗

（一）西医治疗

1. 针对病因治疗

（1）血糖控制：积极严格地控制高血糖并减少血糖波动是预防和治疗糖尿病神经病变的最重要措施。

（2）神经修复：常用药物有甲钴胺、神经生长因子等。

（3）改善微循环：周围神经血流减少是导致糖尿病神经病变发生的一个重要因素。通过扩张血管、改善血液高凝状态和微循环，提高神经细胞的血氧供应，可有效改善糖尿病神经病变的临床症状。常用药物为前列腺素 E_1、贝前列素钠、西洛他唑、己酮可可碱、胰激肽原酶、钙拮抗剂和活血化瘀类中药等。

（4）其他：神经营养因子、肌醇、神经节苷酯和亚麻酸等。

2. 针对神经病变的发病机制治疗

（1）抗氧化应激：通过抑制脂质过氧化，增加神经营养血管的血流量，增加神经 Na^+-K^+-ATP 酶活性，保护血管内皮功能。常用药物为 α-硫辛酸。

（2）醛糖还原酶抑制剂：糖尿病可引起多元醇通路过度激活，醛糖还原酶抑制剂通过作用于醛糖还原酶而抑制多元醇通路。常用药物为依帕司他。

3. 自主神经病变的对症治疗

(1) 体位性低血压：除了非药物治疗外，米多君和屈昔多巴可用于治疗。此外，患者仰卧位血压较高时，可考虑在就寝时使用短效降压药（如卡托普利、可乐定等）。

(2) 胃轻瘫：低纤维、低脂肪膳食，避免使用减弱胃肠动力的药物，可考虑短期使用胃动力药（如甲氧氯普胺等）。

(3) 勃起功能障碍：除了控制其他危险因素（如高血压和血脂异常）外，主要治疗药物为 5 型磷酸二酯酶抑制剂。经尿道前列腺素海绵体内注射、真空装置和阴茎假体可以改善患者的生活质量。

（二）中医治疗

糖尿病自主神经病变主要病位在脏腑，所以调理脏腑功能是治疗的核心。脏腑功能失调不仅表现为功能低下，还包括其所致升降失常、寒热失常、开阖失常等。

糖尿病心脏自主神经病变病位主要在心，症候特点也可见心痹、肺痹、肾痹表现，常见证型有心阴血虚、心阳不振、心脾两虚、中气下陷等本脏虚弱证，临床可采用炙甘草汤、桂枝甘草龙骨牡蛎汤、归脾汤、补中益气汤治疗。还可见到心肾不交所致阴虚之火上扰心神而发心悸难安，甚至可以出现心失所养、神无所附，致心神脱散、发为厥脱等重症，临证遣方时除补心气、养心血外，还需交通心肾、回阳固脱。

糖尿病胃肠自主神经病变病位主要在脾胃，同时可见脾痹、肝痹、肠痹表现。脏腑之气虚衰和与之相关的升降失常并见，虚证多见脾胃虚弱、胃阴不足、中焦虚寒、脾肾阳虚、肠燥津枯，升降失常则多见肝胃不和、寒热错杂；虚证常选用香砂六君子汤、麦门冬汤、黄芪建中汤、四神丸、济川煎等加减治疗，升降失常选用柴胡疏肝散、半夏泻心汤恢复其升降功能。

糖尿病泌尿生殖系统自主神经病变中，补脏腑之虚更是其治疗要点，常从脾肾论治。因消渴日久，导致脾肾亏虚、三焦气化功能失常所致神经源性膀胱症状，常见中气下陷和肾阴阳亏虚，采用补中益气汤、水陆二仙丹、滋肾通关丸加减治疗；糖尿病勃起功能障碍多责之肾、肝、脾三脏，肾精亏耗、肝失疏泄、脾胃亏虚、化源不足，导致宗筋失养而阳痿不举，临证可采用肾气丸、右归丸合五子衍宗丸加减治疗。

糖尿病泌汗异常多由营卫失和、腠理开阖失司所致，总以虚为主，或为肺脾气虚，或为阴虚、阳虚，甚至阴阳两虚。气虚卫弱证、表虚不固证选用玉屏风散；营卫不和证，多选用桂枝汤加减；营阴不足、阴虚火旺证，方选当归六黄汤加减。

六、张定华主任医师治疗本病的学术思想及用药特点

张师治疗本类疾病有独到见解。注重辨证论治，整体治疗，根据丰富的临床经验，深入探讨消渴汗症病因病机，提炼出疗效显著的治疗方案。并强调治疗时坚持四诊合参，辨别邪正盛衰，把握病机，灵活运用经方化裁，对患者进行个体化治疗，常有显著疗效。现以糖尿病泌汗异常为例，根据不同证型，采用经验方及古方融合之法。阴虚以当归六黄汤加减，以滋阴除热、固津敛汗；气虚不固以桂枝汤合牡蛎散加减为主，临床治疗每有疗效。

七、张定华主任医师治疗本病的典型案例

李某，女，64岁，于2022年7月3日初诊。主诉：口干多饮4年余，潮热盗汗半月。患者于4年前因口干多饮遂于医院检查发现血糖升高，给予药物口服治疗。目前予以二甲双胍0.5g，每日2次；阿卡波糖50mg，每日3次控制血糖，平日监测血糖空腹波动在6~8mmol/L，餐后2h波动在9~12mmol/L。近半月潮热汗多，夜间尤甚，手足心热，情绪急躁易怒，心悸失眠，夜寐欠佳，纳食一般，小便正常，大便秘结。察其舌质红，苔少黄，脉细数。西医诊断：2型糖尿病自主神经病变；中医诊断：消渴汗症（阴虚火旺型）。治疗上西医继续予以上述降糖药控制血糖；中医治以滋阴清热，固表止汗。方选当归六黄汤加减：当归15g，黄芪30g，生地20g，熟地15g，黄芩15g，黄连10g，黄柏15g，酸枣仁30g，五味子15g，浮小麦30g，麻黄根12g。1剂/d，水煎服，分2次服，共7剂。

二诊：患者诉服用药物后夜间出汗较前好转，手足心发热较前缓解，仍伴有潮热，夜寐不安，大便秘结。舌红，苔薄黄，脉细数。于上方加入百合15g、玄参15g、麦冬15g，继服7剂。

三诊：患者服药后夜间盗汗明显好转，口干多饮缓解，无明显潮热不适，夜寐改善，纳食可，小便正常，大便改善，一日1次。舌淡红，苔薄白，脉细。自测血糖波动在正常范围。故于上方加入竹叶12g，继服7剂以巩固疗效。并嘱患者密切监测血糖，定期复查HbAlc，健康饮食，适当运动，保持心情愉悦。

按：四诊合参，患者证属阴虚火旺型。患者既往有消渴病史4年余，近半月出现潮热盗汗，夜间尤甚，口干多饮，心烦易怒，大便秘结，舌质红，苔少黄，脉细数。患者消渴日久，伤津耗气，故口渴欲饮。阴阳失调，阴液亏虚不能敛阳，阴虚内热，迫液外泄肌表，发为盗汗。阴虚内热，大肠失于津液濡养，可见大便秘结。肾阴亏虚，虚火内扰，阴津不足，肝血生化不足，属于濡润，故心烦易怒。林佩琴《类证治裁·汗证治论》曰："阴虚者阳必凑，多发热盗汗，当归六黄汤。"以滋阴降火，固表止汗。加入麻黄根行肌表，固腠理，敛肺固表止汗；浮小麦甘凉，实腠理，固皮毛，固表止汗又养心；五味子五味俱全，善敛肺止汗；酸枣仁养心安神，敛气

止汗。二诊患者盗汗较前有所好转，仍有潮热，大便不畅，因津液亏损，故加入玄参、麦冬增液行舟，协助排便；潮热多由阴虚内热，虚火内生，加用百合以养阴清心、宁心安神。三诊诸症较前明显好转，治疗有效，加用竹叶清心除烦。症状好转后，嘱患者注意日常调护，规律服用降糖药，监测血糖。

参考文献

[1]中华医学会糖尿病学分会神经并发症学组.糖尿病神经病变诊治专家共识(2021年版)[J].中华糖尿病杂志,2021(06):540–557.

第二章 甲状腺疾病

第一节 甲状腺功能亢进症

一、概念

（一）西医概念

甲状腺功能亢进症又称 Graves 病或毒性弥漫性甲状腺肿。是一种自身免疫性疾病，临床表现包括：高代谢症群，弥漫性甲状腺肿，眼征，皮损和甲状腺肢端病。多数患者同时有高代谢症和甲状腺肿大。简称甲亢。

（二）中医概念

中医对甲亢无明确记载，根据其所特有的临床症状及体征，追溯、研究文献后，发现其属于"瘿病""瘿气""瘿囊"等范畴，祖国医学将甲亢归属于"瘿病""心悸""郁证"等范畴，临床中多表现易激动、烦躁失眠、多食消瘦、怕热多汗、心悸乏力等症。

二、流行病学

据统计，目前以甲亢为代表的多种甲状腺疾病正在影响着千万国人的健康，已成为仅次于糖尿病的内分泌科第二大疾病。近年甲状腺疾病呈现逐年递增的趋势，甲亢患者最多，占总病例人数的 37.5%。甲亢可发生于任何年龄，男女均可发病，但以中青年女性多见，大多数年龄在 20~40 岁，甲亢的患病率呈现逐年升高及低龄化的趋势，不同地区甲亢患病率不同。英国一组资料报道：女性的患病率为 1.9%，男性为 1.6%。我国一组流行病学调查表明：甲亢总患病率为 3%，男性为 1.6%，女性为 4.1%。我国对北京、成都、广州、贵阳、济南、南京、上海、沈阳、武汉、西安 10 所城市甲状腺流行病学调查结果显示：10 城市甲亢患病率为 3.7%。

三、发病机制

（一）西医发病机制

1. 自身免疫

甲亢主要是甲状腺激素分泌异常增多，导致机体内分泌失调，出现高代谢症候群并且伴有甲状腺体组织肿大的一种代谢性疾病，其属于自身免疫疾病的一种[1]，甲亢女性多于男性，分析可能原因之一是：女性雌激素水平分泌普遍高于男性，据文献估计女性更容易发生甲状腺功能异常，患病率是男性的5~10倍。

2. 遗传因素

目前研究结果认为，甲亢有一定的家族倾向[2,3,4]。

3. 环境因素

主要包括各种诱发甲亢发病的因素，随着环境污染的日益严重，人们生活压力的增大，甲亢患者的数量在以一个极高的速度不断攀升，现代医学发现摄入碘过量也会导致甲亢的发生。有的人喜欢吃鱼、虾、蟹、海蜇、海带等海产品，而我们都知道，海产品中含有较多的碘，过多摄入的碘会影响甲状腺的正常工作，使甲状腺激素分泌过高从而出现甲亢，结果显示[5]，实施食盐加碘后，使原来碘缺乏的居民碘摄入量快速增加。

4. 情绪、精神等因素

如压力、恐惧、焦虑、愤怒、悲伤，会刺激甲状腺，使人体激素分泌增加，从而引起的甲状腺功能亢进。

（二）中医病因病机

中医古籍中提到的"瘿病"病因主要有以下几种。

1. 与水土因素相关

《诸病源候论》[6]记载："瘿者，由忧愤气结所生，亦由饮沙水，沙随气入脉，搏颈下而成之。"养生方云："诸山水黑土中，出泉流者，不可久居，常饮令人作瘿气，动气增患。"

2. 与情志因素相关

例如《诸病源候论》[6]中"瘿者，由忧愤气结所生"；《太平圣惠方》[7]中"夫瘿之初起，由人忧恚气逆，蕴蓄所成也"；《济生方·瘿瘤论治》[8]指出"夫瘿瘤者，多由喜怒不节，忧思过度而成斯疾焉"。

3. 与劳伤相关

例如明代李梴《医学入门》[9]"七情劳欲，复被外邪，生痰聚瘀，随气流注"。

中国古代医学文献中多将病机归纳为气滞、痰凝、血瘀。《针灸甲乙经》曰："气有所结发瘤瘿。"[10]瘿为气结所致。《古今医鉴》曰"皆因气血凝滞，结而成之"[11]；《医学入门》谓"皆痰气结成"；《外科正宗》有"夫人生瘿瘤之症，非阴阳正气结肿，乃五脏瘀血、浊气、痰滞而成"[12]。瘿是由气、痰、瘀壅结而成。

现代医家对甲亢病因的认识更加完善，提出甲亢发病主要是由于情志因素所造成的肝失疏泄、气机阻滞，气滞可导致火郁、痰凝、血瘀等一系列病理改变；也有发现先天禀赋不足是甲亢的重要病因，先天禀赋或正气不足，加之情志刺激，最终导致人体气血阴阳平衡失调从而发为甲亢。目前多将甲亢病因归为饮食不节、情志内伤、先天禀赋不足，以及外感邪毒等几方面，并且认为精神压力大、生活不规律是造成近年来甲亢患病率升高的主要原因。

四、诊断及鉴别诊断

（一）西医诊断及鉴别诊断

1. 诊断标准[2]：

（1）高代谢症状和体征。

（2）甲状腺肿大。

（3）血清甲状腺激素水平升高，TSH 水平降低。

具备以上 3 项，并除外非甲亢性甲状腺毒症，甲亢诊断即可成立。注意部分不典型甲亢患者可以表现为单一系统首发突出症状，如心房颤动、腹泻、低钾性周期性麻痹等。淡漠型甲亢患者高代谢症状可以不明显。少数患者可以无甲状腺肿大。

2. 鉴别诊断

甲状腺炎是非甲亢性甲状腺毒症的重要病因，主要包括桥本甲状腺炎、亚急性甲状腺炎、无痛性甲状腺炎、产后甲状腺炎等。由于炎症造成甲状腺滤泡破坏，甲状腺激素过多释放至血液中，产生甲状腺毒症，多为一过性。与 Graves 病相比较，甲状腺炎不同临床表现、一过性甲亢、甲状腺 ^{131}I 摄取率降低、无浸润性突眼和胫前黏液性水肿、无甲状腺血管杂音、TRAb 阴性等特点可资鉴别。

（二）中医诊断及鉴别诊断

1. 诊断依据

病证结合，分期辨证甲亢以阴虚为本，相火妄盛为标，气滞、痰凝、血瘀是本病的基本病理因素。

（1）甲亢早期，为初诊初治期，血清 TSH 降低，FT3、FT4 及 TRAb 升高。中医证属肝失疏泄、肝郁气滞证；或气滞化火伤阴而见阴虚阳亢证。

（2）甲亢中期，为抗甲状腺药物（ATD）减量期，血清 FT3、FT4 正常，TSH 及 TRAb 尚未恢复正常。中医证属阴虚阳亢、耗气伤阴之气阴两虚证。

（3）甲亢后期，为 ATD 维持量期，血清 FT3、FT4、TSH 正常，TRAb 升高或正常。中医证属痰气交阻、血行不畅之痰凝血瘀证。

2. 鉴别诊断

瘿痈有急性发病史，甲状腺增大变硬，有压痛，常伴发热、吞咽疼痛等全身症状。

五、治疗

（一）西医治疗

1. Graves 病的治疗

治疗选择包括：ATD 治疗、^{131}I 治疗、手术治疗。采取何种治疗措施需综合考虑，依据患者的具体情况、治疗方式利弊和治疗意愿而定。

（1）一般治疗

低碘饮食，戒烟，注意补充足够的热量和营养，包括蛋白质、B 族维生素等。平时不宜喝浓茶、咖啡等刺激性饮料，如出汗多，应保证水分摄入。适当休息，避免情绪激动、感染、过度劳累等，如烦躁不安或失眠较重者可给予地西泮类镇静剂。

（2）ATD 治疗

①适应证：轻、中度病情；甲状腺轻、中度肿大；孕妇、高龄或由于其他严重疾病不适宜手术者；手术前和 ^{131}I 治疗前的准备；手术后复发且不适宜 ^{131}I 治疗者；中至重度活动的甲亢突眼患者。

②禁忌证：外周血白细胞计数<$3.0×10^9$/L 或对该类药物有过敏反应，以及其他不良反应的甲亢患者。

③药物选择：常用硫脲类药物，主要为咪唑类和硫氧嘧啶类，前者的代表药物是甲巯咪唑（MMI），后者的代表药物是丙硫氧嘧啶（PTU）。PTU 通过抑制 5′脱碘酶活性而减少外周组织 T4 转化为 T3，但肝毒性大于 MMI，故除严重病例、甲状腺危象、妊娠早期或对 MMI 过敏者首选 PTU 治疗外，其他情况 MMI 应列为首选药物。

④疗程：分 3 个阶段，初始阶段、减量阶段、维持阶段。

初始阶段：MMI 起始剂量为 20~40mg/d，每天 1 次或 2 次口服。起始剂量也可参照患者的 FT4 水平：如超过正常值上限（ULN）1.0~1.5 倍：5~10mg/d；1.5~2.0 倍：10~20mg/d；2.0~3.0 倍：30~40mg/d。PTU 起始剂量为 300mg/d，视病情轻重 150~400mg/d，最大量 600mg/d，分次口服。用药后需要等待甲状腺存储的甲状腺激素消耗，一般在服药 2~3 周后临床症状减轻，4~6 周后代谢状态可以恢复正常，故应在用药 4 周后复查甲状腺功能以评估治疗效果。

减量阶段：当症状好转、甲状腺功能接近正常时可逐步减少药物用量。在减量过程中，每 2~4 周随访 1 次，每次减少 MMI 5mg 或者 PTU 50mg，不宜减量过快，此阶段需 2~3 个月。每次随访要监测患者的代谢状况以及检测甲状腺功能，尽量维持甲状腺功能的正常和稳定。如果减量后病情有反复，则需要重新增加剂量并维持一段时间。

维持阶段：MMI 5~10mg/d，PTU 50~100mg/d，视病情调整剂量，一些患者只需要更少的 ATD 剂量即可维持正常的甲状腺功能，每 2 个月复查甲功，为期 1~2 年。

个别患者需要延长维持治疗疗程。

注意：初始及减量阶段不主张联用左甲状腺素（L-T4），维持期可联用 L-T4 维持正常的甲状腺功能。

（3）β 受体阻滞剂

该类药物通过阻断靶器官的交感神经肾上腺能受体的活性，达到抑制儿茶酚胺升高的作用，改善烦躁、怕热、多汗、心动过速、肌肉震颤等症状。另外，还能抑制外周组织 T4 转换为 T3，阻断甲状腺激素对心肌的直接作用。

老年患者、静息心率>90 次/min 或合并心血管疾病的患者均可应用该类药物。首选 β_1、β_2 受体阻滞剂盐酸普萘洛尔，10~40mg/d，每 6~8h 口服 1 次，支气管哮喘或喘息型支气管炎患者禁用。此时可用选择性 β_1 受体阻滞剂，如酒石酸美托洛尔，每日 2~3 次，每次 25~50mg。

禁忌证还包括心脏传导阻滞和非严重心动过速引起的充血性心力衰竭等。在不能耐受 β 受体阻滞剂的患者中，非二氢吡啶类钙离子通道阻滞剂，如地尔硫䓬等对控制心率可能有作用。

（4）^{131}I 治疗

^{131}I 治疗具有不良反应少、治疗效果较好、复发率低、适用人群广等许多优点。其作用原理是：^{131}I 在衰变过程中释放 β 射线，β 射线有较强的电离辐射能力，使部分甲状腺滤泡细胞变性和坏死，甲状腺激素合成和分泌减少，甲状腺体积也随之缩小，由此达到治疗甲亢的目的。一般在治疗 1 个月左右显效，治疗 3~4 个月约 60% 以上患者的甲状腺功能恢复至正常。对于 ^{131}I 治疗 3~6 个月后甲亢未缓解的患者，可建议再次行 ^{131}I 治疗。

①适应证：甲状腺肿大 Ⅱ 度以上；对 ATD 过敏；ATD 治疗或者手术治疗后复发；甲亢合并心脏病；甲亢伴白细胞减少、血小板减少或全血细胞减少；甲亢合并肝、肾等脏器功能损害；拒绝手术治疗或者有手术禁忌证；浸润性突眼。

②禁忌证：妊娠和哺乳期。

③并发症：^{131}I 治疗的主要并发症为甲减，年发生率 2%~3%。

（5）手术治疗

①适应证：甲状腺肿大显著，有压迫症状；中度、重度甲亢，长期服药无效，或停药复发，或不能坚持服药者；胸骨后甲状腺肿；细针穿刺细胞学证实甲状腺癌或者怀疑恶变；ATD 治疗无效或者过敏的妊娠期甲亢患者，手术需要在孕中期（4~6 个月）实施。

②禁忌证：合并较重心脏、肝、肾疾病不能耐受手术者；孕早期（1~3 个月）和孕晚期（7~9 个月）。

手术前患者的甲状腺功能应控制在正常状态。主要术式为次全切除术或全切除术。手术对 Graves 病有较高的治愈率，全切除术后复发率几乎为 0，而次全切除术后 5 年持续甲亢未缓解率或复发率仅为 8%。最常见的并发症为甲状旁腺损伤所致低钙血症（暂时性或永久性）、喉返或喉上神经损伤（暂时性或永久性）、术后出血和麻醉相关并发症。甲状腺全切除术后患者全部发生甲减，次全切除术后甲减发生率为 25.6%，此时需要甲状腺激素替代治疗。

（6）妊娠期甲亢治疗

已患甲亢的妇女最好在甲状腺功能恢复正常后考虑妊娠，以减少妊娠不良结局。妊娠期新发甲亢治疗，建议转诊上级医院。

（二）中医治疗

病证结合，分期论治。

1. 早期

（1）肝郁气滞证

症状：颈前喉结两旁结块肿大，质地柔软，目胀，喜太息，胸胁胀痛。舌淡红，苔白，脉弦。本证多见于老年淡漠型甲亢患者。

治法：疏肝理气。

方药：四逆散（《伤寒论》）或柴胡疏肝散（《景岳全书》）加减。柴胡、芍药、陈皮、当归、香附、川芎、枳壳。

（2）阴虚阳亢证

症状：颈前喉结两旁结块肿大，一般柔软光滑，怕热多汗，急躁易怒，眼球突出，手颤，心悸失眠，食纳亢进，形体消瘦，口干咽燥，月经不调。舌红，苔薄黄或少苔，脉弦细数。

治法：滋阴潜阳。

方药：阿胶鸡子黄汤（《重订通俗伤寒论》）加减。阿胶、鸡子黄、生地黄、白芍、女贞子、天麻、钩藤、茯神、浙贝母、石决明。

2. 中期气阴两虚证

症状：颈前喉结两旁结块无明显肿大，神疲乏力，气促多汗，口咽干燥，五心烦热，心悸失眠，健忘，形体消瘦，大便溏薄。舌红，少苔，脉细或虚数。

治法：益气养阴，宁心安神。

方药：天王补心丹（《校注妇人良方》）或参芪地黄汤（《杂病源流犀烛》）加减。党参、茯神、玄参、丹参、桔梗、远志、当归、五味子、麦冬、柏子仁、酸枣仁、生地黄。

3. 后期痰瘀互结证

症状：颈前瘿肿，按之较硬或有结节，肿块经久未消，胸闷纳差。舌紫暗或有瘀斑，舌苔薄白或白腻，脉弦或涩。

治法：理气活血，化痰消瘿。

方药：桃红四物汤（《医宗金鉴》）合二陈汤（《太平惠民和剂局方》）加减。桃仁、红花、当归、赤芍、白芍、川芎、法半夏、陈皮、茯神、苍术、浙贝母、山慈姑、僵蚕。

六、张定华主任医师治疗本病的学术思想及用药特点

甲亢古籍中尚未记载，祖国医学将其归为"瘿病"范畴，其主要临床症状多表现为甲状腺肿大、心烦易怒、消瘦、心悸、腹泻等。张师根据其疾病的发病部位和疾病特点，病位定位心、肝两脏，兼顾脾脏。病性为本虚标实。以阴虚为本，阳亢为标。故拟以甲亢方加减治疗。具体处方如下：柴胡 20g，黄芩 10g，野菊花 15g，威灵仙 20g，黄芪 30g，熟地 20g，酸枣仁 15g，柏子仁 30g，仙鹤草 30g，陈皮 6g。柴胡、黄芩疏通少阳气机，使气机调畅，其中柴胡为少阳经表药，味苦，而专主邪热，平肝之热；黄芩清热泻火，二者合用取其小柴胡汤之意，以疏通气机。野菊花清热解毒，疏风平肝；威灵仙辛咸气温，其性善走，能宣疏五脏十二经络；黄芪性温，味甘，补气固表；熟地大补血衰，倍滋肾水，退虚热而润燥；柏子仁滋养阴血，治虚烦失眠、心悸怔忡；仙鹤草又名脱力草，功能补脾益气且补而不腻；陈皮理气健脾，与熟地合用使其补而不碍脾，与黄芪合用使其补而不滞。

七、张定华主任医师治疗本病的典型案例

患者王某某，女，35 岁。2022 年 5 月 8 日初诊。

简要病史：患者平素性情急躁，近 1 月内体重下降 2.5kg 左右，开始自觉身体不适，于当地医院查甲功发现指标异常（具体未见），开始口服中药，症状不见好转（期间未服西药）。患者渐发现偶有手抖，慕名前来我院就诊。查甲功示：TSH:<0.0050 μIU/ml↓；FT3:13.840pmol/L↑；FT4:53.920pmol/L↑。刻下症见：烦躁易怒，心悸，乏力，多汗，偶有手抖，劳则加重，甲状腺肿，痰多，大便不成形，3~4 次/d。舌红少苔，脉弦数。中医诊断：瘿气；西医诊断：甲状腺功能亢进症。中医辨证：心肝阴虚兼有脾虚。方药：柴胡 20g，黄芩 10g，野菊花 15g，威灵仙 20g，黄芪 30g，熟地 20g，酸枣仁 15g，柏子仁 30g，仙鹤草 30g，陈皮 6g，生龙骨 30g，生牡蛎 30g，浙贝 10g，浮小麦 30g，赤石脂 30g，钩藤 15g。7 剂，免煎颗粒冲服，早晚饭后半小时温服。甲巯咪唑 1 片，3 次/d；肌苷片 2 片，3 次/d；地榆升白片 2 片，3 次/d；普萘洛尔 1 片，1 次/d。

二诊：2022 年 5 月 17 日就诊。患者烦躁易怒、心悸、乏力、多汗较前明显缓解，偶有手抖，甲状腺肿，痰减，大便不成形，1~2 次/d。舌红少苔，脉弦数。上方减柏子仁剂量，调方如下：柴胡 20g，黄芩 10g，野菊花 15g，威灵仙 20g，黄芪 30g，熟地 20g，酸枣仁 15g，柏子仁 10g，仙鹤草 30g，陈皮 6g，生龙骨 30g，生牡蛎 30g，浙贝 10g，浮小麦 30g，赤石脂 30g，钩藤 15g。7 剂，免煎颗粒冲服，早晚饭后半小时温服。甲巯咪唑 1 片，3 次/d；肌苷片 2 片，3 次/d；地榆升白片 2 片，

3 次/d。

三诊：2022 年 5 月 24 日就诊。患者烦躁易怒已消失，情绪平稳，心悸、乏力、多汗较前明显改善，手抖减，自觉甲状腺肿减，偶有痰，大便调。舌红少苔，脉弦数。上方去赤石脂、柏子仁，减黄芪剂量，调方如下：柴胡 20g，黄芩 10g，野菊花 15g，威灵仙 20g，黄芪 15g，熟地 20g，酸枣仁 15g，钩藤 15g，仙鹤草 30g，陈皮 6g，生龙骨 30g，生牡蛎 30g，浙贝 10g，浮小麦 30g。14 剂，免煎颗粒冲服，早晚饭后半小时温服。甲巯咪唑 1 片，3 次/d；肌苷片 2 片，3 次/d；地榆升白片 2 片，3次/d。

四诊：2022 年 6 月 8 日就诊。患者偶有手抖，甲状腺稍肿，无明显不适症状。查甲功示：TSH：0.32μIU/ml；FT3：3.50pmol/L；FT4：14.580pmol/L；停用中药，服甲巯咪唑 1 片，1 次/d；肌苷片 2 片，1 次/d；地榆升白片 2 片，1 次/d。

按：瘿气的主要病位在心、肝、脾，由于心肝阴虚，肝阴虚则会导致肝阳亢于上出现烦躁易怒，心为肝之母，肝阴虚则会导致心阴虚，则会出现心悸。脾主四肢肌肉，脾虚则会乏力、汗多、大便不成形，脾为生痰之源，故而痰多。方中以柴胡、黄芩疏肝、疏通三焦气机，野菊花、威灵仙清热解毒、疏通经络，黄芪、熟地使得气阴双补，柏子仁、酸枣仁补心肝阴虚，仙鹤草补脾，赤石脂固涩，龙骨、牡蛎安心悸，浙贝化痰，浮小麦收敛止汗，钩藤用于清热平肝、熄风定惊、止抖。

参考文献

[1]杜凤丽,王奕,袁鹰.甲状腺功能亢进症患者治疗前后血清钙素和胶原特殊序列的变化[J].中华临床医学杂志,2013,7(6):2377.

[2]冯凭.Graves 病的诊断与治疗[J].国外医学内分泌学分册,2004,24(1):68-69.

[3]李智,李静,滕卫平,等.115 例亚临床甲状腺功能亢进症的流行病学研究[J].中华内分泌代谢杂志,2003,19(2):99-100.

[4]王超勇.Graves 病研究新进展[J].医学综述,2008,14(18):2805-2807.

[5]邓峰,吕德喜,戴昌芳,等.广东沿海轻度缺碘地区食盐加碘后对甲状腺疾病的影响[J].华南预防医学,2007,33(4):1-6.

[6]巢元方.诸病源候论[M].沈阳:辽宁科学技术出版社,1997:143.

[7]王怀隐.太平圣惠方[M].北京:人民卫生出版社,1982:1052-1053.

[8]严用和.济生方[M].北京:人民卫生出版社,1980:188.

[9]李梴.医学入门[M].金嫣莉校注.北京:中国中医药出版社,1995:472.

[10]皇甫谧.针灸甲乙经[M].北京:人民卫生出版社,2006:298.

[11]龚信.古今医鉴[M].北京:中国中医药出版社,1997:291.

[12]陈实功.外科正宗[M].上海:上海科学技术出版社,1989:149-151.

第二节　甲状腺功能减退症

一、概念

（一）西医概念

甲状腺功能减退（简称甲减）是由多种因素共同造成的以机体执行力、注意力以及应激反应能力下降为特征的一类疾病[1]。

（二）中医概念

甲减属于西医病名，古代医家根据病位及主症，将甲减纳入"瘿病"的范围。"瘿"首见于《庄子·德充符》一书。《释名》云："瘿，婴也，在颈婴喉也。"故将所有处于颈部喉结两侧的肿物统称为"瘿病"。

二、流行病学

原发性甲减是一种常见的甲状腺疾病。本病多因甲状腺形态、组织发育不良，或激素生成障碍而引起。因其临床表现复杂多变，且多不具备特异性，在诊断上主要依靠生化检测的异常，而极易被漏诊。随着检测技术不断发展完善，甲减的检出率及增长率不断上升。国内 31 个省、市、自治区数据显示，中国成人的甲状腺疾病综合发生率超过 50%，其中甲减患病率约为 17.8%[2,3]。欧洲一些数据显示：临床（显性）甲减患病率为 0.2%~5.3%，美国显性甲减患病率基本保持在 0.3%~3.7%之间[4]。本病以妇女及老年人为主要的高危群体。此外数据提示，每年临床检查过程中发现，在甲状腺过氧化物酶抗体（TPO）滴度阳性的亚临床甲减患者中，存在约有 4.3%的人群会发展为显性甲减[5]。目前，全球人口老龄化问题日趋严重，促甲状腺激素（TSH）分泌水平随年龄增长而不断增加，甲减患病风险呈现不断攀升趋势，导致甲减的正确诊断和治疗都充满巨大的挑战性和复杂性。

三、发病机制

（一）西医发病机制

甲减病因复杂，以原发性甲减最多见，此类甲减约占全部甲减的 99%，其中自身免疫、甲状腺手术和甲亢 ^{131}I 治疗三大原因占 90%以上。中枢性甲减或继发性甲减：由于下丘脑和垂体病变引起的促甲状腺激素释放激素（TRH）或者促甲状腺激素（TSH）产生和分泌减少所致的甲减。垂体外照射、垂体大腺瘤、颅咽管瘤及垂体缺血性坏死是中枢性甲减的较常见原因。消耗性甲减是因为表达 D_3 而致甲状腺激素灭活或丢失过多引起的甲减。甲状腺激素抵抗综合征（RTH）是由于甲状腺激素在外周组织实现生物效应障碍引起的甲减[6]。

（二）中医病因病机

医家多认为甲减的发生与先天失养、七情失和、邪气交争、饮食、地域等相关，指出"虚损"为其病机关键，病变涉及心、脾、肝、肾四脏。《圣济总录》指出"忧瘿、劳瘿、气瘿本源于七情"，又有赵献可提出"凡病多由于郁，肝气舒展，则诸郁自解"，并总结甲减的发生为情志郁结，肝气郁滞日久不愈，气血津液运行紊乱，脏腑功能受限而成本病。甲状腺长期暴露于咽部喉结之地，易受外来邪气侵袭而致病。《医宗金鉴》云："瘿者，如瘿络之状……多外因六邪，营卫气血凝郁，内因七情，忧患怒气，湿痰瘀滞，山岚水气而成，皆不痛痒。"明确提出本病与情志及地理环境相关的同时，与自身正气的强弱亦有密切关联，正如正气存内、邪不能干之言。在发展过程中，本病多间夹气滞、血瘀、痰瘀等证候，相互影响，致使疾病症状变化莫测，不断加重患者病情。

四、诊断及鉴别诊断

（一）西医诊断及鉴别诊断

1. 诊断标准

根据 2017 年版《成人甲状腺功能减退症治疗指南》[6]内容拟定，其诊断标准如下：

（1）病史：既往可有甲状腺外科手术、放疗、甲亢同位素碘治疗、自身免疫性甲状腺炎病史及家族史等。

（2）临床表现：不同的患者之间存在较大差异，早期症状多不明显，常见症状包括疲劳、冷敏感、肌肉关节酸困疼痛、体重增加、胃肠蠕动下降、记忆力减退、抑郁、皮肤干燥、粗糙伴有鳞屑、指甲生长速度增加等变化，与正常个体的症候表现发生重叠交叉。严重时则可引起眼眶、面部的黏液性水肿及昏迷和体温下降、精神障碍、月经紊乱及生殖功能下降等特征。

（3）血清指标：血清促甲状腺激素（TSH）升高，游离甲状腺素（FT4）下降，伴或不伴 TPOAb、TgAb 阳性。

2. 鉴别诊断

低 T3 综合征：也称为甲状腺功能正常的病态综合征（ESS），指非甲状腺疾病原因引起的伴有低 T3 的综合征。严重的全身性疾病、创伤和心理疾病等都可导致甲状腺激素水平的改变，它反映了机体内分泌系统对疾病的适应性反应。主要表现在血清 TT3、FT3 水平减低，血清 rT3 增高，血清 T4、TSH 水平正常。疾病的严重程度一般与 T3 降低的程度相关，疾病危重时也可出现 T4 水平降低。

（二）中医诊断及鉴别诊断

1. 诊断依据

根据 2002 年版《中药新药临床研究指导原则》[7]及《中医内科学》[8]中相关证型标

准，结合临床症状、体征及疾病特点，将甲减分为肾阳虚证、脾肾阳虚证、心肾阳虚证、阳虚水泛证、气血两虚证、痰血瘀阻证。

2. 鉴别诊断

瘿病应与肥胖病鉴别诊断。肥胖病，形体肥胖，皮肤润泽，动则乏力气短，无瘿病史，基础代谢并不降低。

五、治疗

（一）西医治疗

甲减患者一旦确诊，需采用补充甲状腺素来长期维持治疗。甲状腺激素替代治疗依旧是目前治疗本病的首选方案。但临床上仍需考虑患者的个体性差异、既往病史、甲状腺功能指标及病情程度等因素来综合评估确定是否采用甲状腺素进行针对性治疗。目前，我国主要以口服 L–T4、甲状腺片、L–T3 及 L–T3、L–T4 混合物作为代替治疗药物。

（三）中医治疗

中医辨证根据"虚则补之""损者益之"的理论，当以补益为基本原则，可以减轻 TH 替代治疗的副作用，还可以明显改善患者的症状，提高患者的生活质量。替代治疗与中医辨证论治有机结合，常可取得最佳疗效。本病应及早处理，长期坚持治疗，甚至终身服药。黏液性水肿昏迷者需及时积极抢救。

1. 肾阳虚证

症状：畏寒肢冷，面色㿠白，腰膝酸软，小便清长，颜面或肢体浮肿、以腰以下为甚，男子遗精阳痿，女子宫寒不孕。舌质淡，苔白，脉沉细或沉迟。

治法：温肾助阳。

方药：济生肾气丸（《济生方》）加减。脾虚胃气上逆者，加陈皮、半夏；阳虚者，加肉桂、炮姜；气虚为主者，加黄芪；肾虚失摄者，加菟丝子、五味子、益智仁。

2. 脾肾阳虚证

症状：形寒肢冷，面色㿠白，神疲乏力，少腹冷痛，腰膝酸软，小便频数余沥不尽，尿频，或小便不利，颜面肢体浮肿，男子遗精阳痿，妇女宫寒不孕、带下清稀。舌质淡胖，边有齿痕，脉沉迟而弱。

治法：温补脾肾。

方药：以脾阳虚为主者，附子理中丸（《太平惠民和剂局方》）加减；肾阳虚为主者，右归丸（《景岳全书》）加减。阳虚水泛者，加茯苓、泽泻、车前子；命门火衰者，加四神丸（《证治准绳》）。

3. 心肾阳虚证

症状：症见形寒肢冷，心悸怔忡，身倦欲寐，唇甲青紫，肢体浮肿，尿少。舌淡，苔白或白腻，脉沉细无力。

治法：温补心肾，利水消肿。

方药：真武汤（《伤寒论》）合保元汤（《博爱心鉴》）加减。茯苓、芍药、生姜、附子、白术、人参、肉桂、黄芪。心脉瘀阻者，加川芎、丹参、三七；阳虚较甚者，加淫羊藿、巴戟天、鹿茸。

4. 阳虚水泛证

症状：除具有脾肾阳虚之候外，尚可见全身浮肿，以腰以下为甚，小便量少，胸腹满闷，全身困重，腰膝酸软乏力。舌质淡，舌体胖大有齿印，苔白腻，脉沉迟无力。

治法：温阳益气，化气行水。

方药：真武汤（《伤寒论》）、五苓散（《伤寒论》）加减。茯苓、芍药、生姜、附子、白术、泽泻、桂枝、猪苓、泽泻。小便不利，全身肿甚，气喘烦闷，可加葶苈子、泽兰。

5. 气血两虚证

症状：症见面色萎黄，神疲乏力，少气懒言，反应迟钝，口淡纳呆，便溏，手足欠温，月经量少或闭经。舌质淡，苔白，脉细弱无力。

治法：益气养血。

方药：十全大补汤（《太平惠民和剂局方》）加减。白芍、熟地黄、炙黄芪、肉桂、炙甘草、茯苓、炒白术、党参、当归、川芎。眩晕心悸明显者，可加大熟地、白芍用量；气短乏力明显者，可加大人参、白术用量。

6. 痰血瘀阻证

症状：除具有脾肾阳虚证候外，还兼有皮肤粗糙、肢体麻木刺痛等症。舌质暗淡或有瘀点瘀斑，苔白厚或厚腻，脉沉迟涩。

治法：温阳益气，活血化瘀，化痰行水。

方药：肾气丸（《金匮要略》）合血府逐瘀汤（《医林改错》）加减。熟地黄、山药、山茱萸、丹皮、泽泻、茯苓、肉桂、黑附片、当归、川芎、桃仁、牛膝、赤芍。痰多胸痞者，可加半夏、陈皮；血瘀经闭、痛经者，可加香附。

六、张定华主任医师治疗本病的学术思想及用药特点

张定华主任医师认为，甲减患者病情错综复杂，表现多变，在长期临床中不断总结、探析后，认为本病主要病机为气机不畅，胃气虚弱，以"肝郁脾虚"为病机关键所在。张定华主任医师临床重视肝、脾、气血之间的相互关系，遵《金匮要略》中言：见肝之病，知肝传脾，当先实脾。治疗上以"肝脾同调，和血调气"为治疗本病的基本之法，临床注重抓主症，寻病机，方证结合，辨证施治，针对甲减患者从而创立了甲减方，该方在改善甲减患者临床诸多不适症状，提高生活质量上发挥

了重要作用，同时疗效获得患者满意。柴胡 15g，党参 30g，当归 15g，白芍 15g，茯苓 15g，白术 15g，枳壳 20g，白茅根 20g，清半夏 10g，厚朴 15g，夏枯草 15g，石菖蒲 15g。方中柴胡疏解肝郁，助肝以行气，为解肝郁之首选；党参化湿祛痰、益气合中，故以二味共为君药。白芍味苦、酸，入肝脾血分，功擅养阴和营，敛肝柔肝，合柴胡以益荣而养肝，又可防柴胡"劫肝阴"之弊；当归其气辛温，可补气活血，共为臣药。茯苓和胃、宁心；白术补脾化湿，使脾运得健，湿邪得除，亦为臣药，配伍党参则合四君子汤之意，是以健脾消痰之源。半夏、厚朴两药除湿化痰兼以理气降逆，相须为用，又行半夏厚朴汤之能，痰气并治。枳壳行气宽中，以行中焦气滞；石菖蒲健脾开胃，醒神开窍，可开解心气，补脾胃虚乏，四药相互为用共为佐药，增强开郁补脾之效。夏枯草苦寒，平肝阳，散郁结；白茅根性甘寒，可清热利湿，两药为使以解肝散火。方证结合，以行脾健肝畅之功效。

七、张定华主任医师治疗本病的典型案例

患者刘某，女，30 岁，2022 年 4 月 2 日初诊。以"间断性乏力伴眼睑肿胀 1 年，加重 2 周"为主诉就诊。患者 2020 年生育后出现乏力、晨起眼睑微肿，于附近诊所行中医中药治疗，前后坚持服用 1 月后，眼睑肿胀减轻，乏力改善，但停药后乏力又有所加重，之后未予重视。2 周前患者无明显诱因再次出现乏力甚，晨起眼睑浮肿加重，遂来就诊。刻下症见：乏力甚，晨起眼睑浮肿明显，汗多，纳差，消化不良，情绪不畅，小便调，大便干，寐差。舌淡，苔薄白，脉沉。甲状腺功能全项示：TSH：13.52μIU/ml，其余甲功均正常。诊断：中医诊断：瘿病；西医诊断：甲状腺功能减退症。中医辨证：肝郁脾虚。治法：健脾疏肝，和调气血。药用：柴胡 15g，黄芪 30g，党参 30g，当归 15g，白芍 15g，茯苓 20g，白术 15g，枳壳 20g，白茅根 20g，石菖蒲 15g，郁李仁 30g。水煎服，1 剂/d，共 7 剂。优甲乐，1/4 片，1 次/d。

2022 年 4 月 9 日二诊：患者诉乏力较前减轻，晨起肿胀减轻，情绪稍有好转，吃饭较前增多，怕冷明显，大便尚可。舌淡，苔薄白，脉沉。治疗仍宗前法，增加补气、补阳药。中药于前方加桂枝 15g、干姜 20g。水煎服，1 剂/d，共 7 剂。优甲乐原量继服。

2022 年 4 月 16 日三诊：患者诉怕冷、乏力、肿胀明显减轻，汗出正常，寐差，二便调。舌淡，苔薄白，脉沉。此时期气阳两虚渐退，故减补气、补阳药剂量。药用：柴胡 15g，黄芪 15g，党参 20g，当归 15g，白芍 15g，茯苓 15g，白术 15g，枳壳 20g，白茅根 20g，桂枝 10g，干姜 10g，柏子仁 30g，夜交藤 20g，郁李仁 30g。水煎服，每日 1 剂，共 14 剂。

2022 年 4 月 30 日四诊：患者晨起眼睑肿已消，偶有乏力但不明显，怕冷已不明显，纳差较前明显改善，二便调，睡眠改善。舌淡，苔薄白，脉弦细。查甲状腺

功能全项示：TSH 5.52μIU/ml，其余甲功均正常。治疗：优甲乐继续 1/4 片，1 次/d。中药予原方 7 剂以巩固疗效，1 月后复查甲功 5 项。

按：本案患者以生育后情绪不畅，乏力，水肿为主要病机，见肝之病，知肝传脾，当先实脾，结合纳差、大便干、舌淡、苔薄白诊断为肝郁脾虚，故以四君子汤健脾，四逆散疏肝，共奏健脾疏肝，加以石菖蒲化湿和胃，白茅根甘、寒，具有利水消肿之作用，郁李仁通便而不伤阴；二诊在前方基础上加用桂枝、干姜以通阳气、散寒邪；三诊加用柏子仁、夜交藤以通利肠道，改善睡眠以善后。

参考文献

[1]葛均波,徐永健.内科学[M].北京:人民卫生出版社,2017:693-695.

[2]单忠艳,滕卫平.我国甲状腺疾病的防治现状、对策及挑战[J].诊断学理论与实践,2020,19(04):329-333.

[3]Chen L,Lian X. Iodine Statusand Prevalenceof Thyroid Disorders After Introduction of Mandatory Universal Salt Iodization for 16 Years in China: A Cross-Sectional Study in 10 Cities[J]. Thyroid,2016,26(8):1125-1130.

[4]Taylor PN,Albrecht D,Scholz A,et al. Globalepidemiology of hyperthyroidism and hypothyroidism[J]. Nature reviews Endocrinology,2018,14(5):301-316.

[5]Siskind SM,Lee SY,Pearce EN.Investigating hypothyroidism[J].BMJ,2021,373:n993.

[6]中华医学会内分泌学分会.成人甲状腺功能减退症诊治指南[J].中华内分泌代谢杂志,2017,33(2):167-180.

[7]中华人民共和国卫生部.中药新药临床研究指导原则[M].北京:中国医药科技出版社,2002:230-233.

[8]周仲英.中医内科学[M].2 版.北京:人民卫生出版社,2012:318-319.

第三节　甲状腺结节

一、概念

(一) 西医概念

甲状腺结节是一种因甲状腺局部异常增生引起的散在性病变，临床患病率高，除发现颈部的肿物外，多数无自觉症状，少数肿大明显者可有颈前区不适感等压迫症状。

(二) 中医概念

中医学将甲状腺结节归属为"瘿病"范畴，多伴有颈前喉结两旁结块肿大、颈部闷胀感、咽部异物感、倦怠乏力、胸闷心悸、胸胁胀满、急躁易怒、情绪抑郁、善太息、纳差等临床症状。

二、流行病学

根据疾病特点，直径大于1cm的甲状腺结节可以通过触诊发现，而小于1cm者常常需要超声检查（高频超声探头可以发现直径2mm的结节）。由于采用的方法不同，各地报道的甲状腺结节患病率不尽相同。有资料显示，可触及的甲状腺结节发生率在4%~7%之间。随着诊断技术的提高，甲状腺结节的检出率明显升高。一般人群甲状腺结节的B超发现率为17.9%~67.0%。使用高分辨率超声可检出50%的50岁以上人群的甲状腺结节[1]。

三、发病机制

（一）西医发病机制

现代医学认为甲状腺结节相关疾病与碘代谢异常变化、甲状腺激素合成和分泌障碍、女性激素水平、地理环境及家族遗传、放射线及自身免疫功能失调有关[2]。

（二）中医病因病机

瘿病的病因主要是情志内伤和饮食及水土失宜，但也与体质因素有密切关系。

1. 情志内伤

由于长期忿郁恼怒或忧思郁虑，使气机郁滞、肝气失于条达。津液的正常循行及输布均有赖气的统帅。气机郁滞，则津液易于凝聚成痰。气滞痰凝，壅结颈前，则形成瘿病。其消长常与情志有关。痰气凝滞日久，使气血的运行也受到障碍而产生血行瘀滞，则可致瘿肿较硬或有结节。

2. 饮食及水土失宜

饮食失调，或居住在高山地区，水土失宜，一则影响脾胃的功能，使脾失健运，不能运化水湿，聚而生痰；二则影响气血的正常运行，痰气瘀结颈前则发为瘿病。在古代瘿病的分类名称中即有"泥瘿""土瘿"之名。

3. 体质因素

妇女的经、孕、产、乳等生理特点与肝经气血有密切关系，遇有情志、饮食等致病因素，常引起气郁痰结、气滞血瘀及肝郁化火等病理变化，故女性易患瘿病。另外，素体阴虚之人，痰气郁结之后易于化火，更加伤阴，易使病情缠绵。

由上可知，气滞痰凝壅结颈前是瘿病的基本病理，日久引起血脉瘀阻，以致气、痰、瘀三者合而为患。部分病例，由于痰气郁结化火，火热耗伤阴津，而导致阴虚火旺的病理变化，其中尤以肝、心两脏阴虚火旺的病变更为突出。

瘿病初起多实，病久则由实致虚，尤以阴虚、气虚为主，以致成为虚实夹杂之证。

四、诊断及鉴别诊断

(一) 西医诊断及鉴别诊断

1. 诊断

(1) 颈部肿物：体积较大的良性结节体检时可触及单个或多个圆形或椭圆形结节，结节表面光滑，界限清楚，活动度好，可随吞咽上下移动；体积较小未触及肿物，可在超声检查中证实"结节"的存在。而微小乳头状癌多数无特殊症状，但少数可以出现颈部淋巴结肿大。

(2) 压迫症状：多数患者无明显症状；结节大到一定程度时，会压迫气管、食管、喉返神经，出现不同程度的呼吸不畅、吞咽不适、梗塞感、声嘶。

(3) 颈部淋巴结肿大：颈部淋巴结分共 7 区，Ⅲ区、Ⅳ区和Ⅴ区是甲状腺淋巴结转移发生率最高的部位[3,4]。淋巴结肿大时可在皮下触及肿物。

(4) 伴随症状：若结节患者伴有甲状腺功能亢进，可伴有突眼、急躁、心悸、脉数、消瘦、乏力等征象。若结节患者伴有慢性淋巴细胞性甲状腺炎，同时伴有较严重的甲状腺机能减退者，可伴有乏力、怕冷、心动过缓、肿胀等。

2. 鉴别诊断

甲状腺结节与慢性淋巴结炎均有淋巴肿大，慢性淋巴炎淋巴结肿 0.5~1.0cm，质软。多数有明显的感染灶，且常为局限性淋巴结肿大，有疼痛及压痛，一般直径不超过 2~3cm，抗炎治疗后会缩小。

(二) 中医诊断及鉴别诊断

1. 诊断

参考周仲英教授主编的《中医内科学》[5]：①患者颈前区域正中位置附近有单发或多发结节类包块；②其甲状腺结节触诊"表面光滑，无凸起凹陷，质地触碰柔软，触压无疼痛，可伴随生理性的吞咽动作上下移动"；③病患具有身热面赤，口欲饮水，口干燥，意烦而寐差或不寐的临床症状。

2. 鉴别诊断

瘿病和瘰疬均可在颈部出现肿块，但二者的具体部位及肿块的性状不同。瘿病肿块在颈部正前方，肿块一般较大。瘰疬的病变部位在颈项的两侧或颌下，肿块一般较小，每个约黄豆大，数目多少不等。

五、治疗

(一) 西医治疗

囊性结节结合甲状腺穿刺抽吸及无水乙醇注射治疗；炎性痛性结节结合非甾体类消炎镇痛药或地塞米松局部注射治疗；结节伴自身免疫性甲状腺炎可结合硒制剂治疗；结节伴有 TSH 升高结合左甲状腺素钠片治疗；结节伴有甲状腺功能亢进结合

抗甲状腺药物、放射性碘或手术治疗；甲状腺彩超及甲状腺细针穿刺病理检测提示恶性结节则考虑外科手术治疗。

(二) 中医治疗

甲状腺结节几乎可见于全部的甲状腺疾病，所有甲状腺疾病都可能以甲状腺结节被发现。中医根据病因病机不同大致可分为肝郁气滞、肝火旺盛、脾虚痰湿、痰结血瘀、心肝阴虚等证。

1. 肝郁气滞

症状：发病与精神因素有关，常感颈胀、胸闷、喜太息，颈前正中对称漫肿。苔薄白，脉弦滑。

治法：疏肝理气，化痰散结。

方药：四海舒郁丸（《疡医大全·卷十八》）加减。青木香、陈皮、海蛤粉、海藻、昆布、海螵蛸、柴胡、香附、枳壳等。

2. 肝火旺盛

症状：颈前结节，表面光滑，可伴肿胀疼痛，发热，多汗，性情急躁易怒。舌红，苔黄，脉弦数。

治法：清肝泻火，消瘿散结。

方药：栀子清肝汤（《外科正宗·卷二》）加减。牛蒡子、柴胡、川芎、白芍、石膏、当归、山栀、丹皮、黄芩、黄连、夏枯草、甘草等。

3. 脾虚痰湿

症状：颈前块按之坚实或囊性感，无压痛，形体偏胖，纳差，神疲乏力，腹胀或便溏。舌淡胖，苔白腻，脉滑。

治法：益气健脾，化痰软坚。

方药：半夏厚朴汤（《金匮要略》）合二陈汤（《太平惠民和剂局方》）加减。半夏、陈皮、茯苓、厚朴、桑叶、浙贝母、夏枯草等。

4. 痰结血瘀

症状：颈前喉旁结块，按之较硬或有结节，经久不消，伴胸闷、纳呆。舌暗或紫，苔白腻，脉弦或涩。

治法：理气活血，化痰消瘿。

方药：海藻玉壶汤（《外科正宗·卷二》）加减。海藻、贝母、陈皮、昆布、青皮、川芎、当归、连翘、半夏、甘草、独活等。

5. 心肝阴虚

症状：气瘿漫肿，质软，心悸不宁，少寐。舌红，苔薄，脉细。

治法：滋阴降火，柔肝散结。

方药：天王补心丹（《校注妇人良方》）加减。党参、茯神、玄参、丹参、桔梗、远志、当归、五味子、麦冬、柏子仁、酸枣仁、生地黄。

六、张定华主任医师治疗本病的学术思想及用药特点

甲状腺结节是内分泌科常见疾病，大部分为良性，5%~15%为甲状腺癌。甲状腺结节大体归属于传统医学中"瘿病""瘿瘤"等范畴。中医从战国《庄子·德充符》到清代的《外科真诠》均有关瘿瘤的记载，诸多医典中均表明瘿病的病因病机为情志内伤、饮食不节、水土失宜等，且女子素体易生肝郁，更易出现气郁痰凝或气滞血瘀等病理。张定华主任医师根据疾病发病部位和致病特点，提出该病病机为：肝郁血虚，痰气互结，故而以"疏肝养血，化痰散结"为法。以柴胡、黄芩一升一降，使气机通达，又入少阳经，少阳三焦是液道，液道不通，津液就容易聚而为痰。肝藏血，血属阴，故体为阴，肝血充盈，肝体柔和，阴能涵阳，肝之疏泄正常，则无病，故以当归、白芍养肝血，使肝有所藏。又根据其致病特点，以痰多憋闷为特点，取其半夏、厚朴辛苦行降，化痰结，降逆气，痰气并治。疾病根据致病的特点可以分为形、气、神，甲状腺结节属于形质病也就是器质性疾病，张定华主任医师认为结节之下必有伏阳化火，故用野菊花以清热解毒、疏肝。脾胃为后天之本，《金匮要略》言："见肝之病，知肝传脾，当先实脾。"故以莪术苦辛、温，入肝、脾经健胃化瘀。枳壳善能理气快中，行气消胀，健脾开胃，调五脏，下止呃逆，现代药理研究表明枳壳水煎剂能促进实验动物胃肠蠕动而有规律，促进胃肠运动。诸药合用，集疏肝养血、化痰、清热、健脾于一方，共奏疏肝养血、化痰散结兼健脾之功，使其症状缓解，结节减小。

七、张定华主任医师治疗本病的典型案例

患者李某，女，45岁，2022年7月8日初诊。患者自诉半年前出现颈部不适，晨起痰多，易咳，未予重视。1月前单位体检发现甲状腺结节结节2级，为求进一步系统诊治，遂来我院门诊就诊。行甲状腺彩超和甲功全项检查。彩超检查示：双侧甲状腺实性结节，TI-RADS 3类。具体为：左侧叶中级可见一大小为7mm×4mm低回声区，边界清，形态规则，内部回声欠均匀；右侧叶中级可见一大小为6mm×2mm中回声区，边界清，形态规则，内部回声均匀。甲状腺功能未见明显异常。患者为求中医治疗以消甲状腺结节。症见：颈部肿胀不适，晨起痰多，易咳，可见为黄痰多，口干不苦，乏力，无明显畏寒、肢冷，无汗多、消瘦，纳可，寐可，小便调，大便干。月经周期尚规律，量少。查体：甲状腺Ⅰ度肿大，质韧，偶有痛感，未扪及明显结节。舌红，苔厚腻，脉弦细。中医诊断：瘿瘤；西医诊断：甲状腺结节。中医辨证：肝郁血虚，痰气互结。治则：疏肝养血，化痰散结。方药：柴胡20g，黄芩10g，半夏10g，厚朴15g，当归15g，炒白芍15g，野菊花30g，枳壳20g，莪术20g，浙贝15g，夏枯草20g，橘核15g，苍术15g。7剂，免煎颗粒，一日1剂。

2022年7月15日二诊：患者诉颈部肿胀稍有缓解，痰较前减少，乏力，大便不干，寐差。舌红，苔薄白，脉弦细。故于上方加黄芪30g、合欢皮20g、仙鹤草30g以补气改善睡眠，去苍术。7剂，免煎颗粒，一日1剂。

2022年7月22日三诊：患者诉颈部肿胀明显缓解，晨起无痰，乏力较前缓解，二便调，寐差较前改善。舌红，苔薄白，脉弦细。效不更方，14剂，免煎颗粒冲服，每日1剂。

2022年8月5日四诊：患者诉无明显不适感，查甲状腺彩超示：双侧甲状腺实性结节，TI-RADS 3类。具体为：左侧叶中级可见一大小为5mm×3mm低回声区，边界清，形态规则，内部回声欠均匀；右侧叶中级可见一大小为4mm×2mm中回声区，边界清，形态规则，内部回声均匀。患者结节稍有减小，无不适症状，嘱停中药，保持心情愉悦，生冷辛辣刺激之物少食，慎用含碘药物，3月后复查甲状腺彩超。

按：患者初觉颈部肿胀不适，晨起痰多，西医病无特效药消结节，遂有意愿服中药积极治疗以缓解症状及缩小或消除甲状腺结节。彩超结果显示：甲状腺结节3级，甲功未见明显异常。历代医家重在活血化瘀、软坚散结，但四诊合参，患者属于肝郁血虚、痰气互结，且伴随月经量少，用大剂攻逐之品恐其虚而不耐受。故用药上以养血疏肝为主，清热健脾伴有活血，用当归、白芍以养血，肝得血以柔；柴胡、黄芩一升一降以疏通三焦气机，使血液流畅；半夏、厚朴辛苦行降，化痰结，降逆气，痰气并治；野菊花以清热疏肝；夏枯草、浙贝以加大化痰散结之功；六腑以降为顺，健脾先运脾，枳壳、厚朴以健脾降气，苍术性温可以健运脾胃、祛除寒湿；结节非一日形成，久病必瘀，故用莪术以健胃化瘀，橘核入肝经，具有理气、散结、止痛的功效，共同加强散结止痛之功。诸药标本兼治，故疗效可观。二诊时患者乏力明显故以黄芪、仙鹤草以补虚，寐差加以合欢皮以疏肝并改善睡眠，舌苔已不厚，故去苍术。患者经过1月治疗，结节明显缩小，症状已无，疗效显著，定期复查再观。

参考文献

[1]刘超,唐伟.甲状腺结节和甲状腺癌的病因学和流行病学[J].中国实用内科志,2007(17):1331-1333.

[2]汤钊猷.现代肿瘤学[M].3版.上海:复旦大学出版社,2006:1371-1372.

[3]滕卫平,单忠艳.甲状腺学[M].沈阳:辽宁科学技术出版社,2021:208.

[4]Haugen B R,Alexander E K,Bible K C,et al.2015 American Thyroid Association Management Guidelines for Adult Patients with Thyroid Nodules and Differentiated Thyroid Cancer:The American Thyroid Association Guidelines Task Force on Thyroid Nodules and Differentiated Thyroid Cancer[J].Thyroid,2016,26(1):1-133.

[5]周仲瑛.中医内科学[M].北京:中国中医药出版社,2003:334-335.

第四节 亚急性甲状腺炎

一、概念

(一) 西医概念

亚急性甲状腺炎是临床常见的甲状腺炎性病变，病因尚未完全阐明，诸多研究表明其与多种病毒感染有关[1,2]，以甲状腺肿大，按之坚硬，午后疼痛显著等为主要临床表现。

(二) 中医概念

中医学中并没有对本病病名的明确记载，根据其发病特点及临床症状，应当属于"瘿病"范畴，汉代《说文解字》曰："瘿，颈瘤也。"纵观历朝历代关于"瘿病"的论述，完全符合亚甲炎症状的疾病几乎没有，结合本病发病特点和甲状腺局部肿胀、疼痛、发热等临床表现及对病因病机的理解，可命名为"瘿痛"病[3]。

二、流行病学

亚急性甲状腺炎作为临床常见的甲状腺疾病之一，其患病率占到甲状腺疾病的0.5%~6.2%，且近年来患病率呈逐渐增高趋势，最多见于30~50岁的女性，男女发病比例为1:(3~6)[4]。其发病与季节有一定的相关性，有研究发现冬春两季为发病的高峰期[5]。本病是一种自限性疾病，一般来说预后较好，病程持续2~3个月，少数患者缠绵难愈，可持续1~2年，痊愈后，大部分患者的甲状腺激素水平可以恢复正常，只有极少数患者有永久性甲减的情况发生[6]。

三、发病机制

(一) 西医发病机制

根据目前的研究，暂时无法对亚甲炎的病因和发病机制做一个明确的阐述，但多数专家认为大部分病人的发病与病毒感染、免疫因素、遗传因素有关[7]，具体如下：

1. 病毒感染

目前多数学者将亚甲炎的发病归因于病毒感染，并且可能与多种不同的病毒感染有关[8]。1952年Greene[9]首次提出本病可能是由于病毒感染而引发，在之后的一系列研究中，从患者血清中先后发现了高滴度的病毒抗体，如流感病毒、人泡沫病毒、腮腺炎病毒、腺病毒、肠病毒、柯萨奇病毒等，其中，有证据表明人泡沫病毒与腮腺炎病毒与亚甲炎的发病有直接关系[10,11]。

2. 遗传因素

另有研究表明，亚甲炎患者体内的人类白细胞抗原-BW35 数值明显高于正常人，提示本病的发生可能与遗传因素有关[12]。也有研究表明，除初发性亚甲炎之外，家族性亚甲炎的发生[13]，以及复发性亚甲炎都与 HLA-B35 有关[14]。因此，亚急性甲状腺炎的发生可能是通过基因易感个体的病毒感染而发生的。

3. 免疫因素

最近的一些研究中，有部分专家提出，亚甲炎的发病因素与病毒感染后导致的自身免疫功能紊乱有一定关系，即病毒侵袭患者甲状腺，并破坏滤泡基底膜，导致甲状腺球蛋白外溢，从而引发了自身免疫功能的紊乱[15]。

（二）中医病因病机

历代医家多认为本病发病与情志因素、外感六淫、环境因素有关。如《吕氏春秋·季春纪》云"清水所，多秃与瘿人"，提出瘿病的发生与地理环境有很密切的关系；《诸病源候论·瘿候》谓"瘿者由忧恚气结所生，亦曰饮沙水……山泉流者，常食令人作瘿病，动气增患"，则指出情志因素与地理环境是导致发病的重要因素；《圣济总录·瘿瘤门》和《三因极一病症方论·瘿瘤证治》则对瘿病进行了简单的分类；《外科正宗·瘿瘤论》和《杂病源流犀烛·颈项病源流》则阐述了瘿瘤的病机，认为其主要是由于气血凝滞、痰瘀壅结而成。病机可分为：①起居失宜，外感风热邪毒。本病初起因起居不慎，外感风热，邪毒侵袭肺卫，卫表不固，则恶寒；且风邪数变，病邪入里化热，则高热、寒战；热毒壅结于颈前，则疼痛难忍；又因风邪善行，故颈前疼痛可两侧辗转发作，游走不定。②正气不足，引动伏邪致病。《黄帝内经》曰"冬伤于寒，春必病温"。冬季肾精未能按时潜藏以致受损，外邪入侵时正气不足于抵御邪气，邪气虽不至立刻发病，但潜伏于少阴，当形劳、心劳、房劳过度损伤正气，少阴阴精耗损，加之春夏外感新邪引动伏邪而致病。③情志不舒，肝失疏泄。《灵枢·经脉》云："肝足厥阴之脉……循喉咙之后，上入颃颡。"肝脉循喉咙，故甲状腺与肝密切相关。《临证指南医案·卷八》指出："躁急善怒，气火结瘿，烁筋为痛。"情志失调，肝郁不舒，加之正气不存于内，风热毒邪侵入机体，致气血壅滞，凝聚成痰，痰热互结于颈前，则发为本病。

四、诊断及鉴别诊断

（一）西医诊断及鉴别诊断

1. 西医诊断标准

依照 2008 年版《中国甲状腺疾病诊断指南》[16]相关内容制定。

（1）临床表现。①上呼吸道感染症状：发病前多有上呼吸道感染史或腮腺炎史，伴有疲乏、肌肉疼痛、咽痛、发热，可伴有局部淋巴结肿大。②甲状腺局部症状：甲状腺区疼痛，呈放射样，甲状腺弥漫性、不对称性肿大，质地较硬，触痛明显。

③一过性甲亢症状：心悸、多汗、体重减轻、情绪易激动等。

（2）理化指标：①发病初期，TSH 降低，FT3、FT4 升高，与摄碘率下降呈分离现象。②血沉增快。③甲状腺彩超诊断为亚急性甲状腺炎，压痛部位呈低密度病灶。④甲状腺穿刺或活检有多巨核细胞与肉芽组织。符合其中 4 项诊断即可。

2. 鉴别诊断

与桥本甲状腺炎鉴别，桥本甲状腺炎少数甲状腺疼痛触痛，可存在短暂甲状腺毒症及摄碘率降低，无全身症状，ESR 不升高，TgAb、TPOAb 高滴度。

（二）中医诊断及鉴别诊断

1. 诊断

参照高等医药院校《中医内科学》《中医外科学》。

（1）瘿肿质硬。

（2）瘿痛明显。

（3）发热、心悸、汗出。

（4）发病前多有感冒、咽痛病史。

2. 鉴别诊断

颈痛多发于颈的侧部，且靠近颊部，具有红肿热痛的特征，部位局限，常见于儿童。

五、治疗

（一）西医治疗

1. 早期治疗以减轻炎症反应及缓解疼痛为目的。依托考昔 150mg，口服，每日 1 次；或者双氯芬酸钠缓释胶囊 50mg，口服，每日 2 次，可抑制炎性介质释放减轻组织损伤。

2. 糖皮质激素，适用于病情较重者，可迅速（24~48h 内）缓解疼痛，改善甲状腺毒症症状，不能预防持久甲减的发生。初始泼尼松 20~40mg/d 维持 1~2 周，缓慢减少剂量，总疗程不少于 6~8 周，过快减量、过早停药使病情反复。

（二）中医治疗

1. 辨证选择口服中药汤剂

（1）热毒壅盛证

症状：起病急，瘿肿质韧、触痛明显，口干畏热。舌红，苔薄黄，脉浮数。

治法：疏风清热，解毒消肿。

方药：银翘散（《温病条辨》）合五味消毒饮（《医宗金鉴》）加减。蒲公英、板蓝根、射干、银花、连翘、牛蒡子、元胡、大青叶、地丁、桔梗、芍药、牛膝等。高热者，加石膏、山栀、黄芩，以加强清热；大便秘结者，加全瓜蒌、玄明粉、大黄，以清热通腑。

（2）气郁火旺证

症状：瘿肿、疼痛减轻，心悸汗出，心烦少寐，头晕乏力。舌红，苔少，脉弦数。

治法：行气解郁，泻火消肿。

方药：丹栀逍遥散（《内科摘要》）加减。丹皮、栀子、当归、白芍、柴胡、郁金、薄荷、延胡索、川楝子、茯苓、白术、青皮、香附、荔枝核等。

（3）气郁痰阻证

症状：瘿肿、疼痛明显减轻或消失，胁肋不舒，纳差，体倦乏力。舌质淡红，薄白苔或薄腻苔，脉弦滑。

治法：理气解郁，化痰散结。

方药：柴胡疏肝散（《景岳全书》）合二陈汤（《太平惠民和剂局方》）加减。柴胡、芍药、枳壳、香附、佛手、贝母、生牡蛎、玄参、陈皮、薏苡仁、白术、茯苓、甘草等。

（4）气阴两虚证

症状：瘿肿、疼痛消失，肢体困重，眼睑、面颊虚肿，大便秘结。舌质嫩红，有齿痕，苔少，脉细弱或细数。

治法：健脾益气，养阴生津。

方药：生脉散（《医学启源》）合四君子汤（《医学启源》）加减。黄芪、党参、麦冬、五味子、白术、茯苓、当归、浙贝母、甘草等。

2. 静脉滴注中成药注射剂

根据病情可辨证选用喜炎平注射液等。

3. 其他治疗

（1）针刺治疗

对于瘿肿痛明显者，可采用针刺治疗。取穴作提插捻转平补平泻手法。留针30min，每日 1 次。常用穴位：风池、天突、太冲、合谷、曲池、膈俞等。

（2）耳穴敷贴治疗

埋王不留行籽于神门、肝、肾、心、内分泌等耳穴，用拇指按压至产生酸痛感即可，并嘱患者每日按压数次，每次贴压一侧耳穴，3d 后交替。

（3）其他治疗：栀龙膏或金黄散：外敷瘿肿痛处。穴位贴敷治疗：肺俞、脾俞、肝俞、中脘、关元、大椎、天柱等。经络治疗：手太阴肺经、足阳明胃经、手太阳小肠经等。

六、张定华主任医师治疗本病的学术思想及用药特点

张定华主任医师从事临床工作 30 余年，临证经验丰富，结合其发病原因以及具体症状，认为本病多见因外感风热毒邪所致，病机为机体平素正气不足，感受外

邪，入里化热，热毒壅结，致使气血阻滞不畅，循经上扰，结于颈前而发为肿胀、疼痛，病久则耗气伤阴。除此之外，还与情志内伤关系密切，患者平素情志不遂，肝气失于调达，气机郁滞，久则郁而化火，此时若不慎感受风热毒邪，则很容易导致体内郁火与风热毒邪相互搏结，蕴于颈前；蕴结日久，炼津成痰，痰热胶结于颈部，则出现甲状腺局部肿痛等症状，故辨证为气郁火旺证，以疏肝解郁、清热止痛为基本治法，在此治法的指导下，经反复筛选药物、优化组方，确立了"亚甲康方"，方药组成有：柴胡15g，栀子12g，当归12g，黄芩12g，郁金12g，赤芍12g，延胡索10g，川楝子10g，浙贝母10g，夏枯草10g，大青叶10g，板蓝根10g。本方源于丹栀逍遥散，张定华主任医师在原方的基础上，经临床实践探索，化裁而成。柴胡疏肝解郁、条达肝气、疏散退热，且可引诸药入肝经；栀子性苦寒，可泻火除烦、凉血解毒；柴胡升散，与苦寒之栀子相配，清热泻火又可防止寒凉太过而伤及脾胃，且寓"火郁发之"之意，共为君药。黄芩清热燥湿、泻火解毒，可治痈肿疮毒；郁金功擅活血止痛，行气解郁，可治疗气滞血瘀之疼痛；当归为血中之气药，可养血调营，又能通脉止痛；赤芍主入肝经血分，长于清热凉血、祛瘀止痛、活血通经；四药共助君药，以增强其泻火除烦之力，为臣药。金铃子，苦寒降泄，善于清泻肝火，疏肝行气；延胡索苦辛而温，行气活血，可治一身上下诸痛，二药合用，寓"金铃子散"之意；大青叶、板蓝根，二者性苦寒，相须为用，既可清热凉血解毒，又可治丹毒、痈肿、咽喉肿痛等；夏枯草有清泄肝火、散结消肿之效，浙贝母具有清热解毒、散结消痈之功；六药相合，起清热泻火、散结止痛之效，用为佐药。纵观全方，君臣佐助配伍严谨，共奏疏肝解郁、清热止痛之效，经过多年临床验证，疗效确切。

七、张定华主任医师治疗本病的典型案例

张某，女，51岁，2022年6月8日就诊。因"颈前肿痛伴发热20d"就诊。患者20d前因感冒后出现咽痛，伴发热，体温最高38.3℃，平素性情急躁易怒，曾在当地医院就诊，予抗生素治疗（具体不详），症状未见明显好转，随后出现颈前肿痛，放射至颌下及耳部，情绪激动或劳累后上述不适症状加重。为求中医治疗，遂至甘肃省中医院内分泌科门诊就诊。症见：发热，微恶寒，颈部疼痛，有黄痰，咽痛，吞咽时加重，全身乏力、酸痛，食欲减退，眠差，二便调。查体：体温37.8℃，甲状腺I°肿大，压痛(+)。舌质红，舌苔黄，脉弦。甲状腺功能示：游离三碘甲状腺原氨酸（FT3）4.61pg/ml、游离甲状腺素（FT4）1.91pg/ml、促甲状腺素（TSH）0.19μU/ml，血常规未见异常，C反应蛋白(CRP) 51mg/L。甲状腺彩超：甲状腺不均质改变，考虑炎性可能；双侧颈部及颌下淋巴结肿大。西医诊断：亚急性甲状腺炎伴甲亢合并淋巴结肿大。中医诊断：瘿病，气郁火旺证。治法：疏肝解郁，清热止痛。方药：柴胡15g，栀子12g，当归12g，黄芩12g，郁金12g，赤芍12g，延胡索

10g，川楝子 10g，浙贝母 10g，夏枯草 10g，大青叶 10g，板蓝根 10g，黄芪 15g，炒酸枣仁 30g。共 7 剂，每日 1 剂，免煎颗粒水冲分 2 次服。嘱患者忌食高碘食物，清淡饮食，调畅情志。

2022 年 6 月 15 日二诊：患者颈前疼痛缓解，无咽痛黄痰，未再发热，偶有烦躁发作，睡眠较前改善。上方去浙贝，减酸枣仁为 15g，加合欢皮 15g。共 7 剂，服法同前。

2022 年 6 月 22 日三诊：无颈前疼痛，查 FT3、FT4、TSH 恢复正常，血常规、CRP、血沉未见异常。甲状腺彩超未见明显异常。停口服中药。随访至今未再复发。

按语：本病例患者 51 岁，女性，正值更年期，平素急躁易怒，肝郁气滞，郁而化火，木旺乘土，脾失健运，痰浊内蕴。复感风热外邪，与内生痰浊结聚颈部，发为本病。故治肝当"疏肝解郁、清热止痛"，肝气舒，则一身气机畅达，有利于气滞、血瘀、痰凝的消散。以"清肝健脾消瘿方"为基础方，《金匮要略》"见肝之病，当先实脾"，初诊即加黄芪以补气健脾，《证治要诀·停饮伏痰》："故善治痰者，不治痰而治气，气顺则一身之津液亦随气顺矣。"炒酸枣仁宁心安神，有助于睡眠。全方共奏疏肝解郁、清热止痛兼补气健脾之功。二诊患者颈部疼痛缓解，未再发热，偶有烦躁，痰少，故去浙贝，加合欢花加强疏肝解郁之功。清补并用，调整脏腑阴阳平衡，维持内环境的稳态，有利于亚急性甲状腺炎的恢复。

参考文献

[1] NISHIHARA E，OHYE H，AMINO N，et al.Clinical characteristics of 852 patients with subacute thyroiditis before treatment[J]. Intern Med,2008,47(8):725-729.

[2] MAAWALI A,YAARUBI S,FUTAISI A.An infant with cytomegalovirus-induced subacute thyroiditis[J]. J Pediatr Endocrinol Metab,2008,21(2):191-193.

[3] 王东,宿申,李敬林.从痛瘿论治亚急性甲状腺炎[J].辽宁中医药大学学报,2015,17(11):14-16.

[4] 陈家伦,宁光,潘长玉,等.临床内分泌学[M].上海:上海科学技术出版社,2011:392-395.

[5] 李娟,关小宏,杨彩哲.亚急性甲状腺炎诊治研究进展[J].医学综述,2011,17(17).647-649.

[6] 桂梦娜,董慧杰,党毓起.党毓起补肾健脾法治疗甲减期亚急性甲状腺炎经验[J].山西中医,2019(08):8-9.

[7] Jonas C,Bertrand C,Michel L,et al.Painful thyroid nodule,a misleading presentation of sub acute thyroiditis[J].Acta Chir Belg,2016,116(5):301-304.

[8] Desailloud R,Hober D.Viruses and thyroiditis:An update[J].Virol J,2009(6):5.

[9] Greene J N.Subacute thyroiditis[J].American Journal of Medicine,1971,51(1):97-108.

[10] Werner J,Gelderblom H.Isolation of foamy virus from patients with de Quervain thyroiditis[J].Lancet,1979(2):258-259.

[11] Eylan E,Zmucky RCS.Mumps virus and subacute thyroiditis. Evidence of a causal assoc iation[J].Lancet,1957,27(2):1062-1067.

[12] Nyulassy S,Hnilica P,Buc M,et al.Subacute(de Quervain's) thyroiditis:association with HLA-Bw35

antigen and abnormalities of the complement system, immunoglobulins and other serum proteins[J].J Clin Endocrinol Metab,1977(45):270–274.

[13] Kramer AB,Roozendaal C,Dullaart RP. Familial occurrence of subacute thyroiditis assoc iated with human leukocyte antigen–B35 [J].Thyroid:official journal of the American Thyroid Association,2004,14(7): 544–547.

[14] Yamamoto M,Saito S, Sakurada T,et al.Recurrence of subacute thyroiditis over 10 years after the first attack in three cases[J].Endocrinol Jpn,1988(35):833–839.

[15] XK Wang,Frank C.Barone,Nambi V.Aiyar,et al. interkukin–I kceptor antagonist gene increase the risk of thyroid peroxidase antibodies i n subacute thyroid[J].Apmis,2011(109):454–460.

[16]中华医学会内分泌学分会.中国甲状腺疾病诊治指南——甲状腺炎:亚急性甲状腺炎[J].中华内科杂志,2008,47(9):784–785.

第三章　高尿酸血症及其并发症

第一节　高尿酸血症

一、概念

（一）西医概念[1]

尿酸是由细胞代谢分解的核酸和其他嘌呤类化合物及食物中的嘌呤经酶的作用分解产生。高尿酸血症是指机体嘌呤代谢紊乱，尿酸分泌过多或肾脏排泄功能障碍，使尿酸在血液中积聚的状态，当正常嘌呤饮食前提下非同日两次测得空腹血尿酸大于 420μmol/L（7mg/dl）则可诊断为高尿酸血症。血尿酸超过其在血液或组织液中的饱和度可在关节局部形成单钠尿酸盐（MSU）结晶并沉积，诱发局部炎性反应和组织破坏，即痛风。

（二）中医概念

多数医家认为本病属于"痹病""历节病""痛风"等范畴。也有部分医家认为高尿酸血症初期不应该归属于"痹证"或"历节病"，因为本病初期患者并没有明显的临床症状，只是理化检查有异常，因此属于"未病""伏邪"或"血浊"。

二、流行病学[2-10]

近年来，流行病学的研究表明，国内外痛风的发病率显著升高。目前中国仍然缺乏大规模的痛风流行病学调查。一项纳入 44 项研究的 Meta 分析表明，中国内地的高尿酸血症发病率为 13.3%（男性为 19.4%，女性为 7.9%），痛风的合并发病率为 1.1%（男性 1.5%，女性 0.9%）。其主要流行病学特点是:患病率随年龄增加而增加，男性高于女性，沿海高于内陆，城市高于农村。许多证据表明高尿酸血症和痛风与肥胖、代谢综合征、脂肪肝、慢性肾病、高血压、心脑血管疾病及糖尿病疾病的发生发展密切相关，是过早死亡的独立预测因子。

三、发病机制

(一) 西医发病机制

高尿酸血症可分为原发性和继发性。由于先天性嘌呤代谢障碍或尿酸排泄减少所致为原发性高尿酸血症，由遗传因素、环境因素、肥胖、高血压、糖脂代谢紊乱等致病，遗传方式未明，仅 1%~2%因嘌呤代谢酶缺陷导致；继发于肾脏病、血液病等其他代谢性疾病，或高嘌呤食物、药物、放射治疗、化学治疗等引起的高尿酸血症为继发性。正常情况下尿酸的产生和排泄是平衡的，任何原因诱发尿酸生成增多或排泄减少，或二者同时存在，均可导致高尿酸血症。根据尿酸形成的病理生理机制，可将高尿酸血症分为尿酸生成增多和尿酸排泄减少两大类。

1. 尿酸生成增多

尿酸为嘌呤核苷酸代谢的最终产物，某些酶的数量增多或活性增强和另一些酶的完全性缺乏或部分缺乏，皆可导致嘌呤合成加速和尿酸生成增多。①磷酸核糖焦磷酸 (PRPP) 合成酶与谷胺酰胺磷酸核糖焦磷酸胺转移酶、谷氨酰胺是决定嘌呤生成和尿酸产生速率的主要途径。PRPP 合成酶活性增高，使 PRPP 的量增加，尿酸产生也增多。②谷胺酰胺磷酸核糖焦磷酸胺转移酶 (GPR-PPAT) 在嘌呤的合成代谢过程中，催化形成 1-氨基-5-磷酸核糖 (PRA)，PRA 经过一系列反应后转变为次黄嘌呤核苷酸。GPR-PPAT 数量增多或活性增强，促成 PRA 增多，使次黄嘌呤核苷酸合成增加，以致尿酸生成增多。③黄嘌呤氧化酶 (XO) 活性增高，加速次黄嘌呤氧化成黄嘌呤，进而加速黄嘌呤生成尿酸。④次黄嘌呤-鸟嘌呤磷酸核糖转移酶 (HG-PRT) 缺乏，使鸟嘌呤转变为鸟嘌呤核苷酸、次黄嘌呤转变为次黄嘌呤核苷酸减少，使嘌呤回收利用障碍，嘌呤碱潴积，尿酸产生增多。⑤谷氨酰胺酶缺乏，使谷氨酰胺分解减少，谷氨酰胺潴积，合成嘌呤碱的基质增多，尿酸生成增多。

若短时间内摄入大量含有嘌呤的食物，体外摄入的嘌呤碱基不能被组织利用，经过氧化后则生成大量尿酸。富含嘌呤的食物主要有动物肝脏、肾脏、豆制品、羊肉、海鲜等。溶血、淋巴细胞增生性疾病、骨髓增生性疾病、真性红细胞增多症、银屑病等也可导致尿酸生成增多。

2. 尿酸排泄减少

人体内尿酸 2/3 经尿排出，另 1/3 经肠道排出或在肠道内被细菌尿酸氧化酶分解。尿酸排泄减少引起的高尿酸血症可占 90%。尿酸经过分解后以游离尿酸盐的形式几乎 100%肾小球滤过，经分解后的尿酸部分在近端肾小管重吸收而转入体内，故肾小管是影响尿酸排泄的重要途径。尿酸盐为极性分子，需离子通道才能通过肾小管上皮细胞膜，尿酸盐阴离子转运蛋白 (URAT1) 是关键的离子通道，该通道可促进肾小管对尿酸的重吸收，决定尿酸从肾脏排出的多少，故转运蛋白基因表达或功能障碍会引起尿酸排泄障碍。尿酸在体液中的溶解性较低，当尿液中 pH 值过小，则不利于尿酸排出。当细胞外液量减少时，如使用利尿剂、严重腹泻及脱水，近端肾小管周围的毛细血管内胶体渗透压升高，尿酸的重吸收增加，但分泌量无变化，故尿酸排泄量减少。抗结核药物吡嗪酰胺和乙胺丁醇均可使尿酸的清除下降从而导致尿路感染。多囊肾病、糖尿病、尿崩症、高血压、饥饿性酮症、酸中毒、铅中毒、铍中毒、甲状腺功能异常、妊娠中毒症、巴特尔综合征亦会造成尿酸排泄减少。

（二）中医病因病机

当前中医界广泛认为高尿酸血症的病因与禀赋不足或年老体衰、外感六淫、饮食不节、七情内伤有关。

1. 禀赋不足，年老体衰

脾为后天之本，主运化，脾的运化水谷精微功能正常，才能使脏腑、经络、四肢及筋肉皮毛组织得到充分濡养。肾为先天之本，主水液代谢，脾、肾二脏先后天相互资生、相互影响。脾主运化，赖命火温煦，肾主藏精，需脾精补充。若先天禀赋不足或年迈脏腑功能衰退，脾肾亏虚，水液代谢紊乱，湿浊之邪不能及时排泄，则蕴结为害。

2. 外邪侵袭

素体正气不足，风寒湿热之邪侵袭，于内容易变生痰湿、瘀血、浊毒之害，风邪善行，易夹其他病邪侵袭全身经络，致气血运行不畅。

3. 饮食不节

平素过食醇酒厚味、膏粱辛辣之物，阻滞中焦，脾失健运，引起脾胃水谷不化，酿成湿毒、浊毒，湿浊随气血行于周身，浸淫百脉。

4. 七情内伤

情志不舒致使肝、脾、肾功能失常，不能进行正常的宣降、疏泄、运化、分清泌浊等，气机升降失常，气血津液运行障碍，则湿热、浊毒、痰瘀内生，痹阻经络，滞留不去。

其病机为脏腑亏虚，湿、痰、瘀阻血脉，酿生浊毒，滞留血中，阻滞气机而致，属本虚标实之证，本虚为脾虚、肾虚、脾肾亏虚、肝肾阴虚，标实为湿浊、湿痰、痰瘀、瘀血阻滞；病位主要在脾、肾。

四、诊断及鉴别诊断

（一）西医诊断及鉴别诊断

1. 西医诊断标准

参考《中国高尿酸血症与痛风诊疗指南（2019）》制定[11]。

（1）临床表现

大多数原发性高尿酸血症病人没有临床症状，仅表现为尿酸持续或波动性增高，可从尿酸增高起长达数年或数十年才出现症状或终身不出现症状。部分患者可伴有肥胖、高血压、高血糖、高脂血症等代谢综合征的临床表现。

（2）实验室检查

正常嘌呤饮食状态下，非同日两次空腹血尿酸水平，男性及绝经期女性>420μmol/L（成年人，不分男性、女性）。

2. 鉴别诊断

详细询问患者病史，如因肾脏病、血液病等或各种药物导致的高尿酸血症，可诊断为继发性高尿酸血症。此类患者高尿酸程度往往较重，肾功能不全患者血尿酸与血肌酐、尿素氮升高程度相一致；儿童、青少年、女性、老年人更多见；关节炎及痛风石症状往往不典型。

（二）中医诊断及鉴别诊断

1. 中医诊断

从传统医学辨证角度，血尿酸升高是由膏人中满、脾失健运、痰湿内生、积聚成浊，或进一步流注经络而成，属"尿酸浊"范畴。治疗重在健脾化湿去浊，调节水液代谢失衡。

2. 中医鉴别诊断

高尿酸血症一般无明显临床症状，一般认为肺脾肾虚，津液代谢异常，湿浊内生为其主要病机，这与高脂血症、2型糖尿病等代谢性疾病某阶段的病机相一致。因此，中医鉴别诊断主要在西医诊断的基础上辨证论治。

五、治疗

（一）西医治疗

原发性高尿酸血症应及时降低血尿酸，预防尿酸盐沉积，预防尿酸结石形成及肾功能损害；对于继发性高尿酸血症应治疗原发病，去除病因。

1. 一般治疗

通过调整患者生活方式来干预，如限酒、减少高嘌呤食物及果糖饮料的摄入、避免剧烈运动或受凉等。高尿酸血症患者常伴肥胖，高脂饮食会减少尿酸排出，故应控制热量的摄入，尽量保持理想体重。多饮水，每日饮水量应在2000~3000ml，排尿量达2000ml/d以上，肾功能不全时饮水应适量。

2. 药物治疗

目前，国际上对无症状的高尿酸血症患者是否进行降尿酸药物治疗仍存在争议。《中国高尿酸血症与痛风诊疗指南(2017)》[11]建议：①无合并症高尿酸血症患者血尿酸水平在540μmol/L以上，起始降尿酸治疗，建议血尿酸应控制在420μmol/L以下；②血尿酸水平大于480μmol/L且合并高血压、脂代谢异常、糖尿病、肥胖、脑卒中、冠心病、心功能不全、尿酸性肾石病、肾功能损害（≥慢性肾脏疾病2期）之时开始降尿酸治疗，建议血尿酸控制在360μmol/L以下。降尿酸药物的使用应该考虑药物的适应证、禁忌证和高尿酸血症的分型。

（1）抑制尿酸生成药物（黄嘌呤氧化酶抑制剂）

①别嘌醇：能抑制黄嘌呤氧化酶阻断黄嘌呤转化为尿酸，为高尿酸血症和痛风患者一线用药，条件允许的情况下使用前进行 HLA-B*5801 基因检测。根据患者肾功能给药：CKD 1~2 期，始剂量 100mg/d，每 2~4 周增加 100mg/d，最大剂量 800mg/d；CKD 3~4 期，始剂量 50mg/d，每 4 周增加 50mg/d，最大剂量 200mg/d；CKD 5 期禁用。待血尿酸降至 360μmol/L，可减量至最小剂量维持治疗。

②非布司他：为痛风患者一线用药。通常用法为 20mg/d，每 2~4 周增加 20mg/d，最大剂量 80mg/d。非布司他在肾功能不全，特别是 CKD 4~5 期的患者中具有较高安全性，最大剂量 40mg/d。合并有心脑血管疾病的老年人中应谨慎使用。

（2）促尿酸排泄药物

代表药物为苯溴马隆、丙磺舒及磺吡酮，均可抑制肾小管对尿酸的再吸收，发挥降尿酸作用。临床发现，服用苯溴马隆的患者在 2 个月后血清尿酸更易达到目标值，且苯溴马隆导致的不良反应更少。成人起始剂量为 25mg/d，2~4 周根据血尿酸水平调整剂量 25mg/d，最大剂量 100mg/d。对尿酸性肾结石禁用；重度肾功能不全和慢性肝病者慎用。

（3）碱性药物

碱性环境中，尿酸可转化为溶解度更高的尿酸盐，利于肾脏排泄。碳酸氢钠可碱化尿液，使尿酸不易在尿中积聚形成结晶，当尿 pH 值<6.0 时，成人可口服 3g/d，让晨尿 pH 值维持在 6.2~6.9。长期大量服用可致代谢性碱中毒、水肿。

（4）新型降尿酸药物

尿酸氧化酶将尿酸分解为可溶性产物排出，包括拉布立酶、普瑞凯希。雷西奈德属于转运蛋白抑制剂，通常作为降尿酸的二线治疗药物与其他药物联合使用，目前国内尚未上市。

（二）中医治疗

无症状期的主要治疗目标为降尿酸治疗，可采用具有降尿酸作用的中药材。治疗重在治本，以调补脾肾为主，根据患者病情辨证论治，或清热，或利湿，或化痰，或祛瘀，使尿酸生成减少，促进其排泄。临床对于高尿酸血症"无证可辨"者，应结合体质和舌脉进行综合辨证，以健脾补肾、化痰泄浊为治疗原则，选方用药随证加减。

1. 降尿酸中药

中医认为土茯苓解毒、除湿、通利关节，萆薢利湿祛浊、祛风除痹，薏苡仁利水渗湿、除痹，泽泻利水消肿、渗湿、泄热，车前子利尿通淋、渗湿止泻，牛膝活血通经、补肝肾、强筋骨、利水通淋。现代药理学有明确的实验研究表明，土茯苓含有落新妇苷有明显的利尿、镇痛作用，能够降低高尿酸血症模型小鼠 UA 水平和血清 XOD 活性，减轻由于高尿酸血症引发其他代谢异常；薏苡仁可增强肾血流量；萆薢总皂苷能降低高尿酸血症小鼠血清尿酸水平；泽泻、车前子等促进尿酸排泄；牛膝能减少脂质吸收，从而改变脂质及嘌呤的代谢，最终达到降脂、降血尿酸、消除尿蛋白的目的；车前草、豨莶草、粉萆薢和秦艽可促进尿酸的排泄。药理表明车前草有利尿作用，能增加尿素、尿酸的排泄；豨莶草含有生物碱，能中和尿酸，改变尿 pH 值，促进尿酸排泄。络石藤和虎杖能通过抑制尿酸合成酶黄嘌呤氧化酶的活性，减少尿酸的生成，使血清尿酸水平下降；金钱草所含的大量酚性物质如黄酮类化合物具有黄嘌呤氧化酶抑制作用，减少尿酸的形成，其利尿作用可促进尿酸的排泄；黄芪有胰岛素增敏作用，对胰岛素抵抗并高尿酸血症模型大鼠有明显降血尿酸作用。

2. 辨证论治

高尿酸血症重在强脾肾、化湿浊，调节水液代谢异常。可在健脾化湿去浊的基础上，酌情加用以上现代药理研究具有降低尿酸的中药。

症状：肢体困重，形体肥胖，嗜食肥甘，口腻不渴，大便黏滞。舌淡胖，或有齿痕，苔白腻，脉滑。

治法：祛湿化浊。

方药：平胃散（《太平惠民和剂局方》）合五苓散（《伤寒论》）。苍术、厚朴、陈皮、猪苓、泽泻、车前子、桂枝、白术、土茯苓、萆薢、薏苡仁、玉米须、冬瓜皮、木瓜。

3. 中成药

目前尚未有针对高尿酸血症的特效性中成药，但有研究显示，二妙丸、三妙丸、四妙散、加味茵陈五苓散和当归拈痛丸均可减少黄嘌呤氧化酶的活性而降低血尿酸水平。

4. 中医外治

研究显示，针刺干预能明显降低患者血尿酸、血胆固醇，且能升高血清瘦素水平，有效改善患者代谢状况，常用穴位有脾俞、肾俞、大肠俞、足三里、三阴交、关元、气海、中极、太冲、合谷、曲池、复溜、太溪、水道等。中药保留灌肠法也是治疗高尿酸血症的有效手段，既能显著降低血尿酸，又能改善患者肾功、脂质代谢和尿微量蛋白等指标。

六、张定华主任医师治疗本病的学术思想及用药特点

张定华主任医师认为，本病的病因可分为内外二因，内因多责之于机体正气不足，如体质素虚、劳逸失当；外因则多责之于感受外邪或饮食失调。发病机理为：患者先天禀赋不足，正气亏虚，脾肾亏虚，而又饮食不节，复感风、湿、寒、热等外邪，机体运化失司，升降失职，代谢废物不能正常排出体外，堆积体内酿生湿浊

之邪，日久发而为病。治疗多从调理脾肾，补其虚以治本，加以化湿祛瘀等治其标，经过多年临床实践，并不断充实完善，创立了以薏苡仁、苍术、土茯苓、白术、泽泻、丹参、鸡血藤、虎杖、怀牛膝等为主的降尿酸方，方中薏苡仁、苍术、土茯苓、泽泻为君药，以健运脾胃、排湿泄浊，有利于湿浊之邪的祛除；白术为臣药，健脾益气，又加强君药祛湿之力；丹参、鸡血藤活血化瘀通络，也可通达周身气血，以防湿浊之气久居人体，损伤人体正气。张定华主任医师认为，患者首先应该改变生活方式，嘱患者低嘌呤饮食，控制蛋白质摄入量；多食新鲜水果蔬菜，忌食海鲜、牛羊肉、动物内脏；避免酒精饮料；多饮水、多运动，加速尿酸代谢。

七、张定华主任医师治疗本病的典型案例

孙某某，男，35 岁，2022 年 9 月 2 日初诊。主诉：发现血尿酸升高 1 年。患者诉 1 年前于当地医院体检时发现血尿酸为 481μmol/L，未见明显关节痛等症状，诊断为高尿酸血症，未予重视，患者体型偏胖，平素饮酒较多。1 月前复查血尿酸 512μmol/L，血脂：总胆固醇 5.37mmol/L、甘油三酯 6.32mmol/L，血常规、尿常规、肝功能未见明显异常。目下症见：神清，精神可。全身疲乏，身重，时有胃脘满闷不舒、咳嗽咳痰，偶发腰部酸困、头目昏沉。食纳可，睡眠可，偶有便溏。舌淡胖质黯，苔黄腻，脉滑涩。西医诊断：高尿酸血症；中医诊断：浊瘀痹。辨证：脾虚湿盛，痰瘀阻滞型。治则：健脾渗湿，泄浊化瘀。方药：薏苡仁 20g，苍术 15g，泽泻 15g，白术 15g，土茯苓 15g，怀牛膝 20g，独活 15g，柴胡 20g，黄芩 10g，野菊花 20g，丹参 15g，桃仁 15g，黄芪 50g，当归 15g。共 7 剂，水煎服，每日 1 剂，每天 2 次，饭后 30min 温服。嘱患者低嘌呤饮食，勿饮酒，多饮水，适量运动。

二诊：2022 年 9 月 9 日。服上药 7 剂后，疲乏、身重好转明显。将原方继服 10 剂。饮食运动同上次，观察疗效。

三诊：2022 年 9 月 20 日。患者诉疲乏明显好转，身重、胃脘满闷不舒、咳嗽咳痰症状基本消失。将黄芪减量至 30g，去桃仁、野菊花，加鸡血藤后，嘱患者再服半月，饮食运动同上次，以巩固疗效。患者 10 月 7 日复查血尿酸为 411μmol/L。

参考文献

[1] 中国医师协会中西医结合医师分会内分泌与代谢病学专业委员会.高尿酸血症和痛风病证结合诊疗指南(2021-01-20)[J].世界中医药,2021,16(2):183-189.

[2] Pascart T,Lioté F.Gout:state of the art after a decade of develop-ments[J].Rheumatology(Oxford,England),2019,58(1):27-44.

[3] 高尿酸血症相关疾病诊疗多学科共识专家组.中国高尿酸血症相关疾病诊疗多学科专家共识[J].中华内科杂志,2017,56(3):235-248.

[4] Liu R,Han C,Wu D,et al.Prevalence of Hyperuricemia and Gout in Mainland China from 2000 to 2014:A Systematic Review and meta-analysis[J].Bio Med research international,2015,2015:762820.

[5] Evans PL, Prior JA, Belcher J, et al.Obesity, hypertension and diuretic use as risk factors for incident gout:a systematic review and meta-analysis of cohort studies[J].Arthritis research & therapy, 2018, 20(1):136.

[6] Thottam GE, Krasnokutsky S, Pillinger MH.Gout and Metabolic Syndrome:a Tangled Web[J].Current rheumatology reports, 2017, 19(10):60.

[7] Kuo CF, Yu KH, Luo SF, et al.Gout and risk of non-alcoholic fatty liver disease [J].Scand J Rheumatol, 2010, 39(6):466-471.

[8] Roughley MJ, Belcher J, Mallen CD, et al.Gout and risk of chronic kidney disease and nephrolithiasis: meta-analysis of observational studies[J].Arthritis research & therapy, 2015, 17:90.

[9] Abeles AM, Pillinger MH.Gout and cardiovascular disease:crystallized confusion [J].Current opinion in rheumatology, 2019, 31(2):118-124.

[10] Tung YC, Lee SS, Tsai WC, et al.Association Between Gout and Incident Type 2 Diabetes Mellitus:A Retrospective Cohort Study[J].The American journal of medicine, 2016, 129(11):1217-1225.

[11] 中国医师协会肾脏内科医师分会.中国肾脏疾病高尿酸血症诊治的实践指南(2017 版)[J].中华医学杂志, 2017, 97(25):1927-1936.

第二节　痛风性关节炎

一、概念

(一) 西医概念

当血尿酸超过其在血液或组织液中的饱和度，可在关节局部形成尿酸钠晶体并沉积，诱发局部炎症反应引起关节疼痛，即痛风性关节炎。主要表现为第一跖趾关节或踝、膝关节突发剧烈疼痛，并伴有红肿，初次发病一般累及单个关节，持续数天至数周可自行缓解，若反复发作，受累关节可逐渐增多。病程迁延难愈，甚至导致关节致残，后期或可累及肾脏。按照病情的严重程度可分为急性关节炎期、间歇期以及慢性关节炎期三种。

(二) 中医概念

本病属于祖国医学"痹病""历节病""痛风"等范畴。"历节病"首见于张仲景《金匮要略·中风历节》"汗出入水中，如水伤心，历节黄汗出，故曰历节"。朱丹溪在《丹溪心法》中指出"痛风者，四肢百节走痛，谓之白虎历节风证是也……"，正式确立了"痛风"这一病名。

二、流行病学[1-10]

痛风在世界各地均有流行，不同地区和人群的痛风患病率存在一定的差异。欧洲患病率为 0.9%~2.5%，美国的患病率也逐年增长，从 1988—1994 年的 2.64%升至 2007—2010 年的 3.76%。据我国人群流行病学统计，痛风患病率为 0.86%~2.20%，其中男性为 0.83%~1.98%、女性为 0.07%~0.72%，并呈逐年上升趋势。国家风湿病数据中心（CRDC）网络注册及随访研究的阶段数据显示，男:女为 20:1，平均年龄 40.1 岁，近年来逐步趋于年轻化。高尿酸血症不仅是痛风的早期阶段，同时也是引起糖尿病和高血压病、冠心病、慢性肾脏病的独立危险因素，严重危害人们的身体健康。

三、发病机制

（一）西医发病机制

其病因是长期嘌呤代谢障碍以及血尿酸升高，受天气变化、饮食习惯、外伤等多个因素的影响，若尿酸浓度达到饱和溶解度，可形成结晶体，存在于软组织内，最终引起炎症反应。其多有遗传因素。

当患者体内血尿酸值迅速波动，可导致全身各个器官发生尿酸盐沉积，由于关节处的滑膜血流较少，关节内的组织液酸碱度偏酸。容易导致尿酸沉积在关节处的滑膜，沉积的尿酸盐结晶会不断刺激关节，被刺激的关节会发生炎症反应性滑膜炎，并伴随剧烈疼痛。在急性关节炎期，尿酸沉积于关节组织内，尿酸盐被白细胞所吞噬，引起细胞死亡而释放溶酶体酶类，导致急性关节炎症。慢性关节炎期，尿酸盐沿软骨面、滑囊周围、筋膜表面及皮下结缔组织等处沉积形成痛风石，导致慢性炎症，滑囊增厚，血管翳形成，软骨退行性变，骨质侵蚀而缺损，尤以髓骨部为多见。骨边缘增生，关节周围纤维化，以致骨关节畸形。尿酸盐沉积于肾小管，引起 Henle 祥萎缩变化，管腔扩张，附近间质组织中有巨细胞炎症反应，相应肾小球纤维化，毛细血管基底膜增厚，以髓质及锥体部最明显。

（二）中医病因病机

本病与禀赋不足、饮食不节、外感、情志、劳倦等因素有关。其病位在于肌表经络，继而深及筋骨，日久伤及脾、肝、肾。

1. 素体阳盛，脏腑蕴毒

脏腑积热是形成毒邪攻入骨节的先决条件，积热日久，热郁为毒是引发痛风病的根本诱因。

2. 脾虚为本，湿浊为标

素体脾虚加之饮食不节，损伤脾胃，运化失调，酿生湿浊，外注皮肉关节，内留脏腑，发为痛风。

3. 外邪侵袭

外邪留滞肌肉关节致气血不畅，经络不通，不通则痛，久则可致气血亏损，血热致瘀，络道阻塞，引起关节肿大、畸形及僵硬。

4. 七情内伤

情志不畅，肝失疏泄，肝病及脾，气机升降失常，气血津液运行障碍，则酿成瘀热浊毒。

本病病机主要为痰湿浊毒内阻血脉、四肢，络脉不通，气血不畅，流注关节，筋骨失养。湿浊邪毒趋下，而夜间血行迟涩，故病多发于下肢骨节且多发作于夜间。湿浊之毒稽留不行，蕴结化热，蒸灼气血，阻滞经络，酿成瘀热浊毒，故关节红肿热痛而不可忍。若正虚邪恋，湿毒不去，循经窜络，附于骨节，形成痰核，坚硬如石。

四、诊断及鉴别诊断

（一）西医诊断及鉴别诊断

1. 临床表现

（1）急性痛风性关节炎期

多起病急骤，约50%病例第一跖趾关节为首发关节。关节局部疼痛、皮色潮红，甚至发亮，有时可见静脉扩张和瘀斑，活动受限。局部症状迅速加重，数小时内可达高峰。常常伴有全身不适，甚至恶寒战栗，体温升高。初次发作后，轻者在数小时或1~2d内自行缓解，重者持续数日或数周后消退。炎症消退后，局部皮肤呈暗红、偏微紫色，皮肤皱缩，伴有脱屑和轻度瘙痒，以后逐渐恢复。

（2）间歇期

为数月或数年，随病情反复发作，间期变短、病期延长、病变关节增多，渐转成慢性关节炎。

（3）慢性痛风性关节炎期

由急性发病转为慢性关节炎期平均11年左右，由于尿酸盐在关节及其周围组织中沉积引起慢性炎症反应，受累关节呈非对称性不规则肿胀和进行性强直、僵硬，以致受累关节持续性疼痛，广泛破坏并有较大皮下结节形成，终致病变关节畸形而丧失功能。

2. 实验室检查

（1）痛风急性发作期多数患者有红细胞沉降率和C反应蛋白增快。此外，应根据患者的器官受累情况进行其他相应的辅助检查。

（2）血尿酸与尿尿酸测定：正常嘌呤饮食状态下，非同日两次空腹检测，血尿酸>420μmol/L（7mg/dl）。尿尿酸测定前需严格低嘌呤饮食5d后才能进行，24h尿尿酸排泄量>600mg为尿酸生成过多型；<600mg为尿尿酸排泄减少型。

（3）影像学：急性关节炎期可见关节周围软组织肿胀；慢性关节炎期可见关节间隙狭窄、关节面不规则、痛风石沉积，典型者骨质呈虫噬样或穿凿样缺损、边缘呈尖锐的增生硬化，常可见骨皮质跷样突出，严重者出现脱位、骨折；超声对疑诊痛风性关节炎或慢性痛风石关节炎患者的诊断更有意义。主要征象是痛风石、聚集物、软骨表面的双轨征，其中双轨征是尿酸沉积在关节内特异性很高的表现；滑液及痛风石检查：急性关节炎期，行关节穿刺抽取滑液，在偏振光显微镜下，滑液中或白细胞内有负性双折光针状尿酸盐结晶，阳性率约为90%。穿刺或活检痛风石内容物，亦可发现同样形态的尿酸盐结晶。此项检查具有确诊意义，应视为痛风诊断的"金标准"。

3. 诊断要点

中年以上男性，突然发生踇趾、跖、踝、膝等处单关节红肿疼痛、活动受限，或跖趾、指间和掌指等处有痛风石，关节腔穿刺，取滑囊液旋光显微镜检查，可找到尿酸盐结晶，血尿酸增高，则可考虑痛风。

痛风诊断标准采用2015年ACR/EULAR的分类标准，表中累计分值≥8分即为痛风。

4. 鉴别诊断

（1）类风湿关节炎：青、中年女性多见，对称性，指、趾关节肿胀呈梭形畸形，常伴明显晨僵。一般血尿酸不高。类风湿因子阳性，X线片出现凿孔样缺损少见。

（2）化脓性关节炎与创伤性关节炎：外伤史，关节囊液可培养出细菌，血尿酸水平不高，无尿酸盐结晶。

（3）银屑病关节炎：约20%的患者可伴血尿酸增高，有时难以与痛风鉴别。皮肤病损，HLA-B27阳性，X线片可见关节间隙增宽，骨质增生与破坏同时存在。

（4）假性痛风：为关节软骨钙化所致，老年人多见，急性发作时症状酷似痛风，但不伴血尿酸升高，X片显示软骨钙化。

（二）中医诊断及鉴别诊断

中医诊断采用病证结合的方法，首先采用西医诊断做疾病诊断，然后采用四诊合参的方法辨证分型。急性痛风性关节炎期常为湿热蕴结证，间歇期常为湿浊内蕴证或寒湿痹阻证，慢性痛风性关节炎期常为痰瘀痹阻证、脾虚湿热证和脾肾亏虚证。

五、治疗

（一）西医治疗

1. 非药物治疗

痛风性关节炎非药物治疗的总体原则是生活方式的管理，首先是饮食控制、减少饮酒、运动、肥胖者减轻体重等，饮食方面需限制高嘌呤的动物性食品。除了酒类，含有高果糖浆的饮料也会导致血尿酸水平升高，应限制饮用。多饮水，增加新鲜蔬菜摄入，禁烟。

2. 急性期治疗

急性期治疗原则是快速控制关节炎的症状和疼痛。急性期应卧床休息，抬高患肢，最好在发作24h内开始应用控制急性炎症的药物。一线治疗药物有秋水仙碱和非甾体抗炎药如依托考昔、塞来昔布、布洛芬等，建议应用低剂量秋水仙碱，首剂1mg，此后0.5mg、2次/d。最宜在痛风急性发作12h内开始用药，超过36h疗效明显下降。当存在治疗禁忌或治疗效果不佳时，也可考虑短期应用糖皮质激素抗炎治疗。一般推荐泼尼松0.5mg/(kg·d)，连续用药5~10d停药，或用药2~5d后逐渐减量，总疗程7~10d，不宜长期使用。若痛风急性发作累及大关节时，或口服治疗效果差，可给予关节腔内或肌肉注射糖皮质激素，如复方倍他米松和曲安奈德，但需排除关节感染，并避免短期内反复注射。应用糖皮质激素注意高血压、高血糖、高血脂、水钠潴留、感染、胃肠道风险、骨质疏松等不良反应。若单药治疗效果不佳，可选择上述药物联合治疗。对上述药物不耐受或有禁忌时，国外也有应用白细胞介素-1（IL-1）受体拮抗剂作为二线痛风急性发作期的治疗。目前无证据支持弱阿片类、阿片类止痛药物对痛风急性发作有效。

3. 间歇期和慢性期

对于发作间歇期和慢性关节炎期患者，主要采取降尿酸治疗。无合并症者，当血尿酸≥480μmol/L时启动降尿酸药物治疗，建议血尿酸控制在<360μmol/L；血尿酸≥420μmol/L，且合并痛风发作次数≥2次/年，痛风石、慢性痛风性关节炎、肾结石、慢性肾脏疾病、高血压、糖尿病、血脂异常、脑卒中、缺血性心脏病、心力衰竭和发病年龄<40岁，建议血尿酸控制在<300μmol/L。

（二）中医治疗[11,12]

1. 分期辨证论治

急性痛风性关节炎期常为湿热蕴结证或寒湿痹阻证，间歇期常为湿浊内蕴证，慢性痛风性关节炎期常为痰瘀痹阻证、脾虚湿热证和脾肾亏虚证。主要治疗法则为：以泄浊化瘀解毒为主线，调益脾肾，正本清源，贯穿始终。

（1）急性期湿热蕴结证

症状：关节猝然红肿热痛、拒按，触之局部灼热，得凉则舒，伴发热口渴，心烦不安，溲黄。舌红，苔黄腻，脉滑数。

治法：清热利湿，通络止痛。

方药：四妙散（《成方便读》）、当归拈痛汤（《医学启源》）、竹叶石膏汤（《伤寒论》）加减。黄柏、苍术、薏苡仁、川牛膝、土茯苓、绵萆薢、防己、生石膏、车前草、威灵仙、泽泻、猪苓、山慈姑、虎杖、秦艽、秦皮、忍冬藤、金钱草、僵蚕、蜂房、当归、赤芍、牡丹皮、茵陈。

（2）急性期寒湿痹阻证

症状：关节猝然冷痛、拘急，得寒痛剧，得热痛减，伴畏寒肢冷、喜温、口淡不渴。舌质淡，苔白或腻，脉弦或紧。

治法：温经散寒，祛湿通络。

方药：桂枝附子汤（《伤寒论》）合桂枝芍药知母汤（《金匮要略》）加减。桂枝、黑顺片（先煎）、麻黄、防风、白术、白芍、知母、生姜、细辛、羌活、独活、黄芪、牛膝、山药、白芷。

（3）间歇期湿浊内蕴证

症状：肢体困重，形体肥胖，伴嗜食肥甘、口腻不渴、大便黏滞。舌淡胖，或有齿痕，苔白腻，脉滑。

治法：祛湿化浊。

方药：平胃散（《太平惠民和剂局方》）合五苓散（《伤寒论》）加减。苍术、厚朴、陈皮、猪苓、泽泻、车前子、桂枝、白术、土茯苓、萆薢、薏苡仁、玉米须、冬瓜皮、木瓜。

（4）慢性期痰瘀痹阻证

症状：关节肿痛，反复发作，局部硬结或皮色暗红，伴关节刺痛、屈伸不利、畸形。舌质紫暗，苔白腻，脉弦或弦滑。

治法：化痰散结，活血通络。

方药：上中下通用痛风方（《丹溪心法》）合双合汤（《万病回春》）加减。当归、白芍、川芎、生地黄、清半夏、陈皮、土茯苓、桃仁、红花、白芥子、黄柏、胆南星、防己、威灵仙、龙胆草、皂角刺、土贝母、萆薢、赤芍、丹参、泽兰、络石藤、僵蚕、地龙、水蛭、姜黄。

（5）慢性期脾虚湿热证

症状：关节肿痛缠绵难愈，身重烦热。伴局部硬结、脘腹胀满、大便黏滞或溏稀。舌淡胖，或有齿痕，舌苔白腻或黄腻，脉细滑。

治法：益气健脾，清热利湿。

方药：防己黄芪汤（《金匮要略》）加减。防己、黄芪、白术、苍术、黄柏、牛膝、薏苡仁、土茯苓、泽泻、车前子、萆薢、太子参、山药、莲子、防风、茯苓、陈皮、茵陈、丝瓜络。

（6）肝肾阴虚型

症状：关节疼痛反复发作，屈伸不利、僵硬或畸形。伴神疲乏力、腰膝酸软、肢体困重、周身浮肿。舌淡，苔白，脉沉缓或沉细。

治法：健脾益肾，燥湿化浊。

方药：济生肾气丸（《济生方》）合参苓白术散（《太平惠民和剂局方》）加减。熟地黄、山萸肉、山药、泽泻、牡丹皮、茯苓、黑顺片（先煎）、肉桂、党参、白术、薏苡仁、黄芪、萆薢、车前子、牛膝、杜仲、土茯苓、陈皮、独活、桑寄生、淫羊藿、续断、女贞子、黄精、枸杞子。

2. 中成药治疗

目前治疗痛风常用的中成药包括四妙丸/散、通滞苏润江胶囊、痛风定片/胶囊、穿虎痛风合剂等。

3. 外治法

痛风性关节炎患者还可以选用一些外用的膏剂、洗剂、散剂和贴剂，主要具有活血、化瘀、止痛等作用。常用的膏剂如青鹏软膏、痛风膏、四黄膏、金黄膏等，有助于缓解痛风关节疼痛。洗剂清痹散等在缓解关节疼痛、关节灼热与关节肿胀方面具有良好的疗效。贴剂如消痛贴膏具有活血化瘀、消肿止痛的功效，可缓解骨骼肌肉疼痛。在药物治疗的基础上采用中医针灸治疗具有显著的效果，可以刺激患者内源性镇痛物质释放，可以在一定程度上抑制疼痛的神经电活动，从而起到止痛的效果。耳穴疗法通过刺激耳部穴位以调整机体脏腑气血阴阳，操作简便。将王不留行籽贴敷按压于内分泌、脾、肾、枕、输尿管、膀胱、内生殖器等对应部位耳穴，患者可自行按压刺激，3~5 次/d，5min/次，3 次/周。

六、张定华主任医师治疗本病的学术思想及用药特点

张定华主任医师认为，本病总属本虚标实之证，因此在临床治疗中，应以健脾泄浊化瘀为基本法则，且贯穿治疗始终。在治疗上分为急性期和缓解期，急性期患者血尿酸居高不下，常有关节疼痛等症状，故短期治疗目标以除湿通络止痛等为原则，长期治疗目标以预防并发症为主，如痛风性肾病、心血管疾病等各类并发症。缓解期患者常自觉症状较轻甚至没有自觉症状，针对此类患者，张定华主任医师认为，缓解期多为先天禀赋不足、饮食不节导致痰瘀等病理产物的产生，因此治疗多从调理脾肾，补其虚以治本，加以散寒化湿祛瘀等治其标。张定华主任医师创立痛风方，以薏苡仁、苍术、土茯苓、泽泻、桂枝、川乌、鸡血藤、虎杖、怀牛膝、威灵仙等为主要组成。薏苡仁、苍术、土茯苓、泽泻为君药，以健脾除湿泄浊；桂枝、川乌为臣药，温通经脉、散寒止痛，加强君药散寒祛湿之力；鸡血藤、虎杖活血化瘀通络，气血畅通则痛自安；威灵仙辛散善走，性温通利，通行十二经，因其性偏温，故对风湿偏寒之疼痛，明显或肢体伸展不利、麻木甚至瘫痪者较好；牛膝性善下行，长于活血通经利关节，可引药下行。二药合用，相得益彰，蠲寒祛湿有利气血运行。其次可以通过中药足浴疗法加速体内新陈代谢，促进尿酸排泄。因此在临床治疗中，张定华主任医师常嘱患者将药渣加入黄酒水煮后进行足浴治疗，既可达到温阳通络、散寒祛湿的作用，又可借发汗作用加速体内新陈代谢。

七、张定华主任医师治疗本病的典型案例

葛某某，男，30 岁，2019 年 2 月 16 日初诊。主诉：发现血尿酸升高 1 年。患者诉 1 年前饮酒、淋雨后出现四肢关节肿痛，屈伸不利，于当地医院查血尿酸为 567μmol/L，诊断为痛风，非布司他片 40mg 口服，每日 1 次，血尿酸可降至 400μmol/L，症状缓解不明显，后上述症状反复发作。2 月 16 日来我院就诊，查测血尿酸593μmol/L。目下症见：神清，精神可。全身疲乏，身重，四肢关节肿痛、酸

楚不已，时感双下肢冰冷，活动受限，大便可，小便多泡沫。舌质淡，苔白腻，脉濡缓。西医诊断：痛风性关节炎；中医诊断：痛痹。辨证：寒湿痹阻型。治则：祛湿通络，散寒止痛。方药：薏苡仁15g，苍术15g，牛膝20g，独活15g，威灵仙15g，木瓜20g，柴胡20g，黄芩10g，野菊花20g，丹参15g，桃仁15g，泽泻15g，黄芪60g，当归15g，白芍15g，杜仲15g，茵陈15g，莪术10g。水煎服，每日1剂，每天2次，饭后30min温服，将药渣加入花椒粒再煎煮15~20min，待温度适宜后进行足浴疗法。嘱患者低嘌呤饮食，勿饮酒，多饮水，适量运动。

二诊：2019年2月23日。服上药7剂后，疲乏、身重好转明显，肿痛、酸楚症状好转，小便泡沫减少。将原方去桃仁、威灵仙、杜仲、白芍、苍术，加鸡血藤15g、虎杖15g、羌活15g、赤芍15g，继服10剂。饮食运动同上次，观察疗效。

三诊：2019年3月5日。患者诉肿痛明显减轻，关节活动恢复正常，疲乏、身重症状基本消失，大便干，小便恢复正常。随症加减后，嘱患者再服半月，饮食运动同上次，以巩固疗效。患者3月19日复查血尿酸为312μmol/L。

参考文献

[1]高尿酸血症相关疾病诊疗多学科共识专家组.中国高尿酸血症相关疾病诊疗多学科专家共识[J].中华内科杂志,2017,56(3):22.

[2]王承德,沈丕安,胡荫奇.实用中医风湿病学[M].北京:人民卫生出版社,2009:286.

[3]LIU R,HAN C,WU D,et al.Prevalence of hyperuricemia and gout in mainland China from 2000 to 2014: a systematic review and meta-analysis[J].Biomed Res Int,2015,2015:762820.

[4]FREEDMAN DS,WILLIAMSON DF,GUNTER EW,et al.Relation of serum uric acid to mortality and ischemic heart disease.The NHANES I epidemiologic follow-up study[J].Am J Epidemiol,1995,141(7):637-644.

[5]FANG J,ALDERMAN MH.Serum uric acid and cardiovascular mortality the NHANES I epidemiologic follow-up study,1971-1992.National Health and Nutrition Examination Survey[J].JAMA,2000,283(18):2404-2410.

[6]ALDERMAN MH.Uric acid and cardiovascular risk[J].N Engl J Med,2008,359(17):1811-1821.

[7]WANG J,TIAN QQ,CHEN JR,et al.Hyperuricemia and risk of incident hypertension: a systematic review and meta-analysis of observational studies[J].PLoS One,2014,9(12):e114259.

[8]LV Q,MENG XF,HE FF,et al.High serum uric acid and increased risk of type 2 diabetes: a systemic review and meta-analysis of prospective cohort studies[J].PLoS One,2013,8(2):e56864.

[9]VIDULA B,CHOI JWJ,SUNG WK,et al.Serum uric acid levels and the risk of type 2 diabetes: a prospective study[J].Am J Med,2010,123(10):957-961.

[10]MADERO M,SARNAK MJ,WANG X,et al.Uric acid and long-term outcomes in CKD[J].Am J Kidney Dis,2009,53(5):796-803.

[11]中华中医药学会风湿病分会.痛风和高尿酸血症病证结合诊疗指南[J].中医杂志,2021,62(14):1276-1288.

[12] 中国医师协会中西医结合医师分会内分泌与代谢病学专业委员会.高尿酸血症和痛风病证结合诊疗指南(2021-01-20)[J].世界中医药,2021,16(2):183-189.

第三节　痛风性肾病

一、概念

(一) 西医概念[1,2]

血清中尿酸 (UA) 超过阈值, 过饱和形成尿酸盐结晶, 尿酸盐若沉积在肾脏组织引起损害, 称为痛风性肾病, 又名尿酸性肾病 (GN)。早期可表现为腰痛、血尿、蛋白尿等, 晚期表现为肾衰竭的症状。高尿酸肾损害分为急性和慢性尿酸性肾病及尿酸性肾结石。急性尿酸性肾病多表现为少尿型急性肾损伤; 慢性尿酸性肾病多表现为间质性肾损害; 尿酸性肾结石主要表现为肾梗阻。

(二) 中医概念

古代医家根据其发病特点, 多归入 "淋证" "水肿" "虚劳" "关格" 等范畴。

二、流行病学[3]

据统计, 我国有 15.1% 高尿酸血症患者发生痛风性肾病, 是尿酸正常人的 4 倍。本病长期痛风的患者中有 41% 伴有肾脏损害, 男女之比为 9:1, 85% 为中老年人。本病若早期诊断及时治疗, 肾脏病变可减轻或停止发展, 若延误或治疗不当, 则可能恶化发展为肾衰竭。

三、发病机制

(一) 西医发病机制

GN 的发生机制主要与高尿酸血症和尿酸盐结晶沉淀与人体有关, 在高嘌呤摄入量、过度肥胖以及膳食果糖浓度过高饮料的生存条件下, 再加入一些影响高 UA 代谢过程的药物滥用, 过高的 UA 在毛细血管内沉淀, 极大地增加了肾脏负担, 使肾脏长时间代偿做功, 最终导致肾脏滤过功能下降。除此之外也与内皮细胞的损伤、肾素血管紧张素系统 (RAS) 的激活、UA 盐结晶诱导炎性反应、环氧合酶 (COX-2) 系统激活有着密切联系。

(二) 中医病因病机

痛风性肾病的发生, 内在因素在于先天体质因素、饮食劳倦, 先后天之本受损, 脾肾亏虚, 运化气化功能失常; 外在因素则为感受风、寒、湿、热等实邪。内外诱发、湿浊痰瘀阻滞。古代医家认为痛风性肾病早期表现为痛风性关节炎时, 以先天禀赋不足, 或劳倦, 感受风、寒、湿等外邪, 阻滞气血经络, 内外相搏, 以致湿、热、浊、瘀侵袭肢节为病。后期损伤肾脏则认为是本虚标实之证，病机以肾虚为主。湿热浊毒本应经肾之蒸化，由膀胱排出，肾不降浊，水湿、痰饮、浊热停滞，无力排出体外，气机升降失调，蕴为痰浊。若浊邪久羁不解，聚而成毒，郁于肾络，致使气化及藏精功能失用，精气下泄。毒狠正损，浊毒久滞，留恋于肾，并煎熬肾中津液，日久结出砂石，堵塞气机，成为有形之害。肾损日久，阴阳俱损，发为肾劳。故痛风反复发作，可致肾体严重损害，甚或出现癃闭与关格恶候。

四、诊断及鉴别诊断

（一）西医诊断及鉴别诊断

1. 临床表现

（1）急性高尿酸性肾病

血尿、白细胞尿、尿中有尿酸盐结晶；甚或出现少尿、无尿、急性肾功衰竭。

（2）慢性高尿酸性肾病

尿浓缩功能下降：夜尿增多、低比重尿；肾小管损害：小分子蛋白尿、白细胞尿、轻度血尿等。晚期可致肾小球滤过功能下降，出现肾功能不全及高血压、水肿、贫血等。

（3）尿酸肾结石

常见的症状是肾绞痛和血尿，部分病人为体检时发现结石。

2. 辅助检查

（1）尿渗量：尿酸性肾病，初期症状为浓缩尿。尿渗量<800mOsm/kg，机体的肾小管浓缩功能受损，同时还是该病的初期症状。

（2）尿常规检查：主要表现为轻度的间歇性肾小管性小分子蛋白尿，白细胞增多，一般尿 pH<6.0，尿酸异常（>700mg/d），即可诊为高尿酸尿症，可检出红细胞，甚则肉眼血尿。

（3）血生化检查：UA 异常是诊断尿酸性肾病的前提，此时血 pH 值降低。一旦慢性肾功能不全，人体的肌酐值及尿素氮均会上升，影响自身的二氧化碳结合力，甚至出现电解质紊乱。

（4）B 超：可探及肾盂、皮质的外形改变或肾结石，帮助确诊该病。

（5）X 线腹部平片检查：尿酸结石通过 X 线检查不显影，若包含其他成分可显影；静脉肾盂造影可作为高度怀疑对象的检查，可提供诊断依据。

（6）尿酸和尿肌酐比值测定：慢性尿酸性肾病时其比值最小为 1；而急性尿酸性肾病时其比值常为 0.5，最高为 0.9。故该指标能为该病类型判断提供依据。其他检查如肾扫描、肾组织活检、肾 CT 均可酌情选用。

3. 诊断要点

参照 2008 年中华中医药学会肾病分会《尿酸性肾病的诊断、辨证分型及疗效评定（试行方案）》制定[4]。

（1）多见于中年以上男性患者或绝经期妇女，有痛风性关节炎或痛风结节、尿酸性尿路结石等病史。

（2）男性血尿酸>420μmol/L。

（3）临床可见慢性间质性肾炎表现，早期可仅有轻至中度蛋白尿及尿浓缩功能减退（晨尿渗透压低），肾小球过滤正常，晚期可有高血压和氮质血症。

（4）肾小球滤过率≥30ml/min。

（5）排除继发性尿酸性肾病。

4. 鉴别诊断

（1）需仔细排除其他原因，如铅中毒。其次要分析是否肾脏损伤在先，仔细询问病史及体检情况将有所帮助；尿酸排泄分数可有助于鉴别，慢性肾脏病引起血尿酸升高，其尿酸排泄常下降。

（2）尿酸肾结石诊断需首先确认存在肾结石，其次确定是否为尿酸结石。尿酸结石 X 线片上不显影，称阴性结石。

（3）本病与慢性肾小球肾炎的鉴别是诊治难点，高尿酸性肾病多有反复发作的关节疼痛、痛风石，且高尿酸血症病史早于肾病病史，而肾小球肾炎为继发性高尿酸血症，关节症状轻微；高尿酸性肾病尿蛋白多不超过（++），且水肿轻微，而肾小球肾炎可有大量蛋白尿及严重水肿。

（二）中医诊断及鉴别诊断

1. 中医诊断采用病证结合的方法，在西医明确诊断尿酸性肾病的基础上，标本辨证论治。本证包括脾肾气虚证、脾肾阳虚证、气阴两虚证和阴阳两虚证；标证包括湿热内蕴证、瘀血阻络证、寒湿痹阻证和痰浊内阻证。标本证型合参论治。

2. 尿酸性肾病中医鉴别诊断主要结合患者既往病史开展。

五、治疗

（一）西医治疗

1. 一般治疗

低嘌呤、低蛋白、低脂饮食；限制食盐量；宜进食使尿酸碱化的蔬菜、海藻类等物；适当饮水。

2. 药物治疗

（1）急性高尿酸血症性肾病以预防为主，肿瘤放、化疗之前 3~5d 即可应用别嘌醇。发生高尿血症时，仍可使用别嘌醇或尿酸氧化酶以降低血尿酸，严重者可采用血液透析以尽快清除尿酸。此外，可通过水化和适时碱化尿液以减少尿酸沉积。

（2）慢性高尿酸血症性肾病病人如果同时发生痛风，则参照痛风的治疗原则。综合治疗包括：①控制饮食嘌呤摄入。②抑制尿酸生成的药物主是黄嘌呤氧化酶抑制剂，包括别嘌醇和非布索坦。别嘌醇主要由肾脏排出体外，常用剂量300mg，肾功能下降时参照 GFR 减量，重症药疹是别嘌醇的严重不良反应，HLA-B*5801 为其高风险基因。③促尿酸排泄药物可选用苯溴马隆，应注意该药主要用于尿酸排泄分数明显下降者。④促进尿酸分解的药物，如尿酸氧化酶。

（3）尿酸性肾结石的治疗目的是减小已形成结石的体积，防止新结石形成。因此治疗的方向是降低血尿酸水平和提高尿酸在尿中的溶解度。

（二）中医治疗

本病以本虚为主或可兼标实证，临床常见证候如下。

1. 本证

（1）脾肾气虚证

症状：面色无华，腰膝酸软，食欲不振。神疲乏力，下肢浮肿，口淡不欲饮，尿频或夜尿多。舌淡红，有齿痕，苔薄，脉细。

治法：健脾益肾。

方药：参芪地黄汤（《杂病源流犀烛》）加减。熟地、山茱萸、泽泻、山药、茯苓、丹皮、黄芪、党参、牛膝、肉苁蓉、杜仲等。

（2）脾肾阳虚证

症状：面色苍白（或黧黑），浮肿，畏寒肢冷，腰膝关节酸痛或冷痛，足跟痛。精神萎靡，纳呆或便溏（五更泄泻），遗精、阳痿、早泄或月经失调，夜尿频多清长。舌嫩淡胖，有齿痕，脉沉细或沉迟无力。

治法：温补脾肾。

方药：金匮肾气丸（《金匮要略》）合参苓白术散（《太平惠民和剂局方》）加减。熟附子、茯苓、山药、山茱萸、党参、白术、薏苡仁、桂枝、甘草、熟地黄等。

（3）气阴两虚证

症状：腰酸膝软，面色无华，少气乏力。口干咽燥，五心烦热，夜尿频多，筋脉拘急，屈伸不利，大便干结。舌质红，舌体胖，脉弦细无力。

治法：益气养阴。

方药：清心莲子饮（《太平惠民和剂局方》）加减。黄芪、党参、地骨皮、麦冬、茯苓、柴胡、黄芩、车前子、石莲子、甘草等。

（4）阴阳两虚证

症状：腰酸膝软，极度疲乏，畏寒肢冷，五心烦热。头晕目眩，大便稀溏，夜尿清长，口干欲饮，潮热盗汗。舌淡白、胖嫩，有齿痕，脉沉细。

治法：滋阴助阳。

方药：金匮肾气丸（《金匮要略》）加减。熟地、山药、山萸肉、茯苓、丹皮、泽泻、附子、肉桂等。

2. 标证

(1) 湿热内蕴证

症状：四肢沉重，关节灼热肿痛，颜面或下肢浮肿。皮肤疖肿、疮疡，咽喉肿痛，关节痛风石形成，局部红肿疼痛，小便黄赤、灼热或涩痛不利，大便黏滞不爽或秘结。舌红，苔黄腻，脉濡数或滑数。

治法：清热利湿，通络止痛。

推荐药物：四妙散（《成方便读》）加减。威灵仙、牛膝、苍术、黄柏、胆南星、桂枝、桃仁、红花、羌活、白芷、海风藤、青风藤等。

中成药：黄葵胶囊、四妙丸等。

(2) 瘀血阻络证

症状：腰及全身关节刺痛，痛有定处、拒按，口唇、齿龈、爪甲紫暗，肤表赤缕，或腹部青筋外露。面色黧黑或晦暗，肌肤甲错或身有瘀斑，肢麻屈伸不利，病久关节变形。舌质紫暗或有瘀点、瘀斑，脉涩或细。

治法：活血化瘀，通络止痛。

推荐药物：桃红四物汤（《医垒元戎》）加减。桃仁、红花、生地、白芍、当归、川芎、鸡血藤、地龙等。

中成药：血府逐瘀丸等。

(3) 寒湿痹阻证

症状：畏寒，关节冷痛重着，遇寒加重，得热痛减。局部酸麻疼痛，昼轻夜重，常于天寒雨湿季节发作，或见皮下硬结，红肿不甚，夜尿多，小便清长。舌淡胖，苔白滑，脉弦紧或迟缓。

治法：温阳散寒，除湿止痛。

推荐药物：桂枝附子汤（《伤寒论》）合芍药知母汤（《金匮要略》）加减。桂枝、制附片、白芍、知母、黄芪、细辛、苍术、白术、甘草等。

(4) 痰浊内阻证

症状：面色萎黄，关节肿痛不红，肢体困重或麻木、屈伸不利。头重昏蒙，胸脘痞闷，纳呆恶心，口干不欲饮，口中黏腻，咳白黏痰。舌质淡胖，苔白厚腻，脉滑或弦。

治法：温化痰饮，泄浊通络。

推荐药物：苓桂术甘汤（《金匮要略》）合二陈汤（《太平惠民和剂局方》）加减。茯苓、桂枝、白术、陈皮、法半夏、土茯苓、萆薢、苍术、益母草、甘草等。

六、张定华主任医师治疗本病的学术思想及用药特点

张定华主任医师认为痛风性肾病主因痰浊血瘀日久损伤肾络所致，肾气受损，封藏失职，精微物质下泄，则见蛋白尿；肾脏精气亏虚，肾阳不足，无力充盈血脉，

导致气血流行不畅，加重了湿热痰浊，肾的气化失司，湿热下注，化火灼阴，煎熬尿液，结为砂石，可致"石淋"；肾阴亏虚，腰府失养，发为腰痛；阴损及阳，阴阳俱虚，则发为肾劳。主要病机为肾气不足，浊毒瘀阻，肾气不足为本，浊毒瘀阻为标，痛风性肾病患者病程日久，正气不足，不可一味祛邪，否则可能伤及正气。肾为先天之本，脾为后天之本，二者相互影响，脾的运化赖肾阳温煦，肾的藏精纳气之职又依赖脾化生气血的功能，故以补肾益气、化浊通络为主要治法，兼顾补脾。以山萸肉 20g，熟地 15g，山药 10g，丹参 20g，赤芍 15g，土茯苓 15g，萆薢 15g，柴胡 20g，黄芪 30g，怀牛膝 10g 为基础方，辨证施治。山茱萸味酸、甘，性温，入肝、肾经，最善益肝肾之阴，敛耗散之气；山药功能补肾固精，补脾益气；熟地滋阴补肾，填精益髓。三药相伍为君，肾、肝、脾同治，互相促进，共奏养阴益精补肾之功。丹参、赤芍为臣活血化瘀通络。土茯苓善除湿利关节，萆薢善利湿舒筋络，二药又具有降尿酸的现代药理作用，为治痛风要药。黄芪既能助君药补益脾气，又有利水之效，加理气药柴胡，可使补而不滞。牛膝既能补肝肾，又能活血通经、利水通淋，且能引药下行。肾阳虚甚者加淫羊藿、巴戟天、杜仲等；阴虚甚者可加墨旱莲、石斛、枸杞子等；急性期关节痛者加虎杖、鸡血藤等活血通络；伴有结石患者可加金钱草、海金沙等。

七、张定华主任医师治疗本病的典型案例

周某，女，61 岁，2022 年 1 月 4 日就诊。痛风病史 20 余年，平日服别嘌醇降尿酸。平素饮食未控制，尿酸波动在 520~580μmol/L。一年前体检时查尿常规示尿蛋白(+)，未予重视。近 1 周右侧足趾关节疼痛加重，故来我院就诊。症见：右足趾刺痛，乏力，时有头晕、耳鸣、腰酸膝软，口干，夜尿频多，纳可，夜寐可，大便偏干。舌黯红，舌下络脉瘀紫，苔少，脉细涩。门诊查尿常规：尿蛋白 (+)，肾功能：尿素氮 8.2mmol/L，血肌酐 191.63μmol/L，血尿酸 592μmol/L。西医诊断：痛风性关节炎，痛风性肾病；中医诊断：痹证。辨证：肾虚血瘀证。治法：补肾益气，化浊通络。方药：山萸肉 20g，熟地 15g，山药 10g，丹参 20g，赤芍 15g，鸡血藤 20g，土茯苓 20g，萆薢 15g，生白术 20g，柴胡 20g，黄芪 30g，石斛 15g，怀牛膝 10g，杜仲 15g，威灵仙 15g。7 剂，水煎服，每日 1 剂，早晚分服。嘱患者注意饮食调摄。

二诊：2022 年 1 月 11 日。诉关节疼痛较前减轻，乏力改善，舌脉均有改善，效不更方，继服 7 剂。

三诊：2022 年 1 月 18 日。诉关节疼痛症状消失，乏力、腰酸膝软、口干均有所改善，大便调。舌黯，苔薄，脉沉细。去熟地、鸡血藤、生白术，加生地黄 15g、泽泻 15g、黄芩 10g，继服半月，强调饮食控制，多饮水，畅情志。2022 年 2 月 8 日复查肾功能：尿素氮 7.2mmol/L，血肌酐 141.74μmol/L，血尿酸 524μmol/L。现患

者一般情况可，于门诊长期调护。

参考文献

[1]马金荣,李莉,赵丽,等.清热泄浊方内服合肿痛消外敷治疗湿热蕴结型痛风性肾病的临床研究[J].现代中西医结合杂志,2023,32(1):67-71.

[2]周妍,李靖,赵鑫宇,等.中西医结合治疗尿酸性肾病的随机对照试验中结局指标的选择[J].世界中医药,2023,18(9):1260-1264.

[3]郑启艳,孙鲁英,赵庆,等.补肾泄浊法对比别嘌醇治疗痛风性肾病疗效及安全性的Meta分析[J].中国全科医学,2019,22(8):947-953.

[4]李顺民,伍新林,于俊生,等.尿酸性肾病的诊断,辨证分型及疗效评定(试行方案)[J].上海中医药杂志,2008,42(1):23-25.

第四章　妇科内分泌疾病

第一节　月　经　先　期

一、概念

（一）西医概念

月经周期提前 7d 以上，甚至 10 余天一行，连续两个周期以上者称为"月经先期"，亦称"经期超前""经早"或"经水不及期"等。本病相当于西医学月经失调中的月经频发、功能障碍性子宫出血、黄体功能不足疾病，黄体萎缩过早而呈现月经周期提前的表现。

（二）中医概念

月经先期最早记载于《金匮要略》："带下经水不利，少腹满痛，经一月再见者，土瓜根散主之。"《妇人大全良方》曰"过于阳则前期而来"，首次正式提出月经先期的病名。若每次月经仅超前五六天，或偶尔提前一次，虽提前日期较多，但下次月经仍然如期者不作先期论。若月经先期伴月经过多，可进一步发展为崩漏。

二、流行病学

随着生活节奏日趋增快，女性在社会中的地位也越来越高，女性背负着的家庭和工作的双方面的压力也越来越大，这就使得月经先期的患病率日益增加，也会为女性在日常生活或工作中带来极大的困扰，病情的逐渐加重更是对她们的生活产生影响。

三、发病机制

（一）西医发病机制

西医学认为黄体功能不足是月经先期的原因。引起黄体功能不全的病因有：

1. 促性腺激素分泌失调

滤泡期 FSH 分泌不足，使卵泡发育不良、卵泡期延长。在黄体期，FSH 不足，影响黄体细胞芳香化酶作用。LH 脉冲过快或过慢均可影响卵泡生长，排卵提早，而黄体期 LH 脉冲过慢可直接造成黄体功能不健。

2. 抑制素分泌不足

由优势卵泡的颗粒细胞分泌的抑制素不足，不足以抑制 FSH 分泌，使其余卵泡不能大部分闭锁，改变了卵巢内环境，最终影响了优势卵泡的发育。

3. 黄体细胞本身功能不足

黄体中心的大黄体细胞受 LH 的作用在整个黄体期均可分泌孕酮（P）和雌激素，周围的小黄体细胞间断地对 LH 反应产生 P 和 T（睾酮），如它们的功能不好，可影响子宫内膜的分泌反应。

4. 血清泌乳素（PRL）过高或过低

可抑制卵泡的发育和排卵障碍，也可造成本症。人流、放环后子宫内膜释放前列腺素（PG）增加，往往出现黄体功能不健。

5. 运用促排卵药

如克罗米芬、HCG 等可造成黄体功能不健。

6. 其他

子宫内膜孕酮受体缺乏或反应不良，子宫内膜炎或盆腔炎等妇科炎症，可以导致子宫内膜血管的通透性增加，也可导致阴道皮肤黏膜的通透性增加，造成月经频发。

（二）中医病因病机

《普济本事方·妇人诸疾》提出本病病机是由于"阳气乘阴，则血流散溢，经所谓天暑地热，经水沸溢，故令乍多，而在月前"。《丹溪心法》明确指出："经水不及期而来者，血热也。"强调其病因系血热所致。明代《女科撮要》对先期的病机除强调血热外，还提出了"肝脾瘀滞"所致。《医宗金鉴》所云："先天天癸始父母，后天精血水谷生，女子二七天癸至，任通冲盛月事行。"先天之精又称为肾精，是来自父母的生殖之精，藏于肾中；后天之精是源于后天水谷精微所化生的水谷之精，肾为先天之本，脾为后天之本，说明本病与脾肾关系密切。明代《景岳全书·妇人规》指出"若脉证无火而经早不及期者，乃其心脾所虚，不能固摄而然"。提出气虚不摄亦是导致先期的重要原因。根据多数医家总结，本病的病因病机，主要是气虚和血热，以血热为多。气虚有脾气虚及肾气虚之分，血热分为阳盛血热、阴虚血热、肝郁血热。主要病机是冲任不固，经血失于约制。

1. 血热

（1）阳盛血热

素体阳盛，或过食温燥、辛辣之品，或感受热邪，热伤冲任，迫血妄行，遂致月经提前而至。

（2）阴虚血热

素体阴虚，或失血伤阴，或思虑过多，营阴暗耗，虚热内生，热伏冲任，下扰血海，血海不宁而下行，则经血早泄。

（3）肝郁化热

素性抑郁，或情志内伤，抑郁不乐，肝气郁结，郁久化热，热伤冲任，迫血妄行，遂致月经提前。

2. 气虚

（1）脾气虚

可由饮食、劳倦、思虑过度损伤脾气，脾伤则中气虚弱，冲任不固，失于统摄。

（2）肾气虚

可由先天禀赋不足，或多产房劳伤肾，肾虚失于闭藏，冲任不固，则不及期而先行。

四、诊断及鉴别诊断

（一）诊断

1. 病史

既往月经正常，有情志内伤史，或盆腔炎病史，或慢性疾病损伤肾、脾、肝等病史。

2. 临床表现

月经周期缩短，一般少于 21d 而连续 2 次以上者，即可诊为月经先期。若每月仅提前 5~6d，或偶见一次，余无所见不应诊为月经先期。

3. 辅助检查

通过妇科检查，排除肿瘤等器质性病变。必要时做 B 超探查，测量基础体温（BBT），阴道脱落细胞检查及诊断性刮宫病理检查、卵巢功能测定等以观察内分泌失调等。若妇科检查盆腔无明显器质性病变者，多属排卵型黄体不健之功能失调性子宫出血病；有盆腔炎体征者，应属盆腔炎症引起的月经先期。若 BBT 呈双相型，但黄体期少于 12d，或 BBT 上升缓慢，月经来潮 6h 内诊刮子宫内膜活组织检查呈分泌不良型，则提示黄体功能不健。

（二）鉴别诊断

1. 经间期出血

经间期出血常发生在月经周期的第 12~16d，出血量较月经量少，或表现为透明黏稠的白带中夹有血丝，出血多持续数小时乃至 2~7d 自然停止，经间期出血与月经期出血，形成出血量一次少、一次多相间的现象，结合 BBT 测定，若出血发生在排卵期，即可确诊；月经先期则每次出血量大致相同，且出血时间不在排卵期内。

2. 月经先后无定期

月经先后不定期，以月经时而提前，时而延后 7d 以上，并要连续观察 3 个周期以上才能明确诊断；而月经先期则只有月经提前而无月经延后，通过病史的询问与症状的分析，多可鉴别。

3. 崩漏

月经先期同时伴有月经过多者，应与崩漏相鉴别。崩漏是月经周期、经期和经量均发生严重紊乱的无周期性的子宫出血，量多如崩，或量少淋漓不断；月经先期伴月经过多虽周期改变但提前不超过 2 周，经量虽多但经期正常且能自然停止。

五、治疗

（一）西医治疗

1. 促进卵泡发育

黄体功能不足是导致月经周期缩短的重要原因，在临床上依据病因采取促进卵泡发育的方法促进排卵，使黄体正常发育，以此来使月经恢复正常周期。在临床上促卵泡发育首选的药物为克罗米芬，克罗米芬对雌激素的分泌有着负反馈调节。当机体内雌激素达到一定含量后，可通过正负反馈两种调节方式使 FSH 和 LH 的含量在排卵前达到峰值，促使卵泡顺利排出。

2. 替代黄体功能

LPD 患者体内孕酮的分泌水平比较低，在临床上常采取补充孕酮的方式来延长黄体的寿命或者维持黄体的功能，来使得月经周期恢复正常。可自排卵后开始每天口服地屈孕酮 10~20mg 或肌内注射黄体酮 10mg，共 10~14d。

3. 降低血清泌乳素

临床大量研究表明，溴隐亭可有效降低患者血清中的泌乳素，是降低泌乳素的有效药物。它可通过减少腺垂体分泌的泌乳素量，来恢复卵巢的功能，进而改善患者的黄体功能。

（二）中医治疗

1. 辨证论治

（1）气虚证

①脾气虚弱证

症状：月经周期提前，量多色淡质稀，神疲乏力，倦怠嗜卧，气短懒言，或脘腹胀闷，食少纳呆，少腹空坠，便溏。舌淡红，苔薄白，脉虚缓无力。

治法：补脾益气，固冲调经。

方药：补中益气汤（《脾胃论》）加减。人参、黄芪、甘草、当归、陈皮、升麻、柴胡、白术。若月经过多者，去当归，重用黄芪、党参以益气摄血；经行期间去当归，酌加艾叶、阿胶、乌贼骨以止血固摄；便溏者，酌加山药、砂仁、薏苡仁以扶脾止泻。

②肾气虚证

症状：月经提前 7d 以上，量多色淡质稀，腰脊酸冷，下肢疲软，手足不温，小便清长，夜尿频频。舌淡黯，苔薄白，脉沉细而弱。

治法：补肾益气，固冲调经。

方药：固阴煎（《景岳全书》）加减。人参、熟地、山药、山茱萸、远志、炙甘草、五味子、菟丝子。若腰痛甚者，酌加续断、杜仲补肾而止腰痛；夜尿频数者，酌加益智仁、金樱子固肾缩小便。血多者，加乌贼骨；不眠者，加珍珠母。

（2）血热证

①肝经郁热证

症状：经期超前，量多少不定，色紫红有块，质稠，头晕目眩，胸胁胀满，少腹胀痛，精神抑郁，心烦易怒，口苦咽干，喜叹息。舌黯红，苔黄，脉弦滑数。

治法：疏肝解郁，清热调经。

方药：丹栀逍遥散（《女科撮要》）加减。丹皮、炒山栀、当归、白芍、柴胡、白术、茯苓、炙甘草。若月经过多者，经时去当归，酌加牡蛎、茜草、炒地榆以固冲止血；经行不畅，夹有血块者，酌加泽兰、益母草以活血化瘀；经行乳房胀痛者，酌加瓜蒌、王不留行、郁金以解郁行滞止痛。

②阳盛血热证

症状：经行超前，经血量多，色深红或紫黑，质稠有块，面赤口渴，心烦，喜冷饮，便秘尿赤。舌红，苔黄，脉滑数或洪滑。

治法：清热泻火，凉血调经。

方药：清经散（《傅青主女科》）加减。丹皮、地骨皮、白芍、熟地、青蒿、茯苓、黄柏。因茯苓利水作用较强，故经血量多者去茯苓，加地榆、马齿苋、槐花；心烦、尿黄者加木通、黄连；经行腹痛，经血夹瘀者，酌加炒蒲黄、三七以化瘀止血。

③阴虚血热证

症状：月经提前，经血量少，色红质稠，形体消瘦，皮肤干燥，头晕目眩，心烦咽干，手足心热，或颧红潮热。舌体瘦小，色红，少苔或无苔，脉细数。

治法：养阴清热调经。

方药：两地汤（《傅青主女科》）加减。生地、玄参、白芍、麦冬、阿胶、地骨皮。头晕目眩，潮热耳鸣者，加龟板、鳖甲、沙蒺藜；经血量多者，加女贞子、旱莲草；便秘者，加紫菀、知母。月经量少者，酌加山药、枸杞子、何首乌滋肾以生精血。

2. 中成药

常用中成药有清经颗粒，清热凉血、滋肾养阴、调经止血，适用于血热型月经先期；神功经先散，主要组成为人参、五味子、山萸肉、麦冬、鹿茸、麝香等，功用益气补肾，固冲任、调经血，适用于气虚、肾虚型月经先期，贴脐使用；知柏地黄丸，滋阴清热降火，适用于阴虚血热型月经先期；益母草膏，活血化瘀调经，适用于血瘀型月经先期。据研究，坤泰胶囊、大黄䗪虫丸等治疗月经先期均有良好疗效。

3. 外治法

针灸治疗以调理冲任为主要治则，常用主穴为关元、三阴交、血海。关元为调理冲任的要穴，三阴交调理肝脾肾，为调经之要穴。血海理血调经，《经穴释义汇解》言："为脾血归聚之海，具有祛瘀血、生新血之功能，属女子生血之海，故名血海。"脾虚者加足三里、脾俞；肾虚加肾俞、太溪；气郁者加太冲、期门；血热者可加行间、地机。虚者可针灸并用，主要行补法，气郁、血热者只针不灸，行泻法。耳针法主穴可选内分泌、子宫、肾、肝、脾，毫针中等刺激，或采用耳穴贴压法。皮肤针法可选背腰部夹脊穴或背俞穴，下腹部任脉、肾经、脾胃经，下肢足三阴经。叩刺使局部皮肤潮红，隔日1次。

六、张定华主任医师治疗本病的学术思想及用药特点

张定华主任医师认为，本病主要病机在于冲任不固，与肝、脾、肾密切相关。清·徐灵胎在《医学源流论·妇科论》中说："凡治妇人，必先明冲任之脉……此皆血之所从生，而胎之所由系。明于冲任之故，则本原洞悉，而后其所生之病，千条万绪，以可知其所从起。"冲为血海，任主胞胎，关系着女性的经、带、胎、产、乳，两者相互转化、资生，阴阳协调，共同维持胞宫藏泻有度的生理功能。冲任损伤则不能固摄经血，出现月经先期。冲脉"渗三阴"，与太阴相会以得后天之精濡养，与少阴交会以得先天之精温煦，与厥阴相络得肝木之疏泄，并且与任脉相资；足三阴经在小腹与任脉相交，使左右二侧的经脉通过任脉而互相联系。因此，冲任二脉与肝、脾、肾的关系密切，当肝、脾、肾三脏发生病变时，均可通过影响冲任气血。肾为先天之本，天癸为肾中所藏促进生长、发育和生殖的物质。肾气盛，天癸充，为任通冲盛、月经产生的先决条件。肾气不足，封藏失司，冲任不固，经血失约；中年可因房劳、多产等因素使肾精耗伤，肾阴亏虚，或素体阴虚，虚热内生，热伏冲任，血海不宁，则月经先期而下。女子以血为用，血归于肝，肝藏血，冲为血海，肝血充且疏泄正常维持血海蓄溢有常。肝肾同源，肾精不足则肝血不充，气血不能充盈胞宫。当今女性生活、工作压力的逐渐增大，情绪易激动，加之房劳多产的生理特点，情志不畅，气郁滞，气郁化热，热扰冲任，经血妄行。冲为血海，女性经水源于血。任主胞胎，胞胎需要气血濡养，而气血为脾胃所化生，故脾胃受损，气血生化无源，气虚不能固摄经血。张定华主任医师认为本病治疗要以固摄冲任为主要原则，以补肾疏肝健脾、清热为常用治法，辨证施治。柴胡能疏肝解郁、调达气

机，又能入血分行血中之气；黄芩可清热安冲；白芍养血柔肝，味酸又能收敛；生地清热凉血，又能养阴生津。张定华主任医师治疗月经先期常用这几味药。若月经过多，可加地榆炭、仙鹤草等收敛止血；情志不舒加香附、郁金、佛手等疏肝理气解郁；若肝郁化热，可加丹皮清热凉血、野菊花平抑肝阳；阴虚内热、潮热盗汗加地骨皮、鳖甲等滋阴清热。

七、张定华主任医师治疗本病的典型案例

（一）病案一

王某，女，31 岁，农民。初诊日期：2018 年 3 月 10 日。主诉：月经先期而至 5 月余。现病史：14 岁月经初潮，既往月经正常，近 5 月来月经提前，每月提前7~8d，量多，色暗红，有血块，质稠，经前小腹胀痛，末次月经为 3 月 2 日。平素急躁易怒，纳少，食后易腹胀，口干口苦，小便色黄，大便偏干。舌质红，少苔，脉弦数。西医诊断：月经不调。中医诊断：月经先期。辨证：肝郁血热，冲任不固。治则：疏肝健脾，清热凉血。方药：柴胡 20g，黄芩 10g，炒白芍 20g，当归 15g，生地 15g，野菊花 20g，牡丹皮 20g，香附 15g，郁金 20g，炒白术 20g，黄芪 30g，炙甘草 15g。共 7 剂，水煎服，每日 1 剂，每天 2 次，饭后 30min 温服，嘱患者保持情绪舒畅，忌辛辣生冷。

二诊：2018 年 3 月 30 日。连服 7 剂后本次月经仅提前 3d，血量中等，色红，血块减少，腹胀，二便正常。舌质微红，苔薄，脉弦滑。患者血热之象有所好转，仍有心烦，去野菊花，加佛手 15g 加强疏肝行气之效，并能理气和中，继服 12 剂。2018 年 5 月 3 日随访患者，其经血按期而至，症状明显好转。

（二）病案二

瞿某，女，39 岁，职员。初诊日期：2021 年 8 月 4 日。主诉月经先期伴量多 3 月。现病史：16 岁月经初潮，既往月经正常，经期 4~5d，近 3 月来月经提前，每月提前 10d 左右，末次月经 8 月 2 日。量多，色红，潮热多汗，夜间手足心热，腰部酸困，时有耳鸣，口燥咽干，食纳可，大便偏干，心烦不寐。舌红，少苔，脉细数。西医诊断：月经不调。中医诊断：月经先期。辨证：阴虚内热。治则：养阴清热。方药：柴胡 20g，黄芩 10g，生地 15g，山萸肉 20g，墨旱莲 20g，知母 20g，地骨皮 20g，鳖甲 15g，煅龙骨 30g，煅牡蛎 30g，五味子 30g，麦冬 20g，白芍 20g，续断 15g，炙甘草 10g。共 7 剂，水煎服，每日 1 剂，每天 2 次，饭后 30min 温服。予百乐眠胶囊，4 粒/次，每日 1 次，晚 9 点服用以改善睡眠。

二诊：2021 年 8 月 11 日。多汗较前减少，仍有手足心热、腰部酸困、口燥咽干，原方继服 10 剂。

三诊：2021 年 8 月 28 日。患者昨日月经来潮，量仍多，潮热多汗、手足心热、口燥咽干均明显改善，睡眠好转但睡眠时间仍较短，心烦多梦。舌质微红，苔少，

脉弦细。原方去鳖甲、麦冬，加地榆炭 15g 收涩止血、凉而不伤阴，酸枣仁 30g 敛汗生津、宁心安神。继服 7 剂。门诊随访 3 月，经水可按期而至。

第二节 月经后期

一、概念

（一）西医概念

周期延后 7d 以上，甚至可延至 3~5 月一行，连续 2 个周期以上，特点是仅表现为月经周期延长，而月经的经期基本正常，但常伴经量过少。如月经周期仅延后 3~5d，且无其他不适者不作月经后期病论。月经后期以青年期及育龄期妇女多见，本病一般情况下预后较佳，经治疗后大部分能恢复正常月经周期，少数患者因卵巢早衰，则恢复正常月经周期比较困难，终至闭经或提早绝经。本病相当于西医的月经稀发，常作为一种症状出现于某些妇科疾病中，如多囊卵巢综合征（PCOS）、高催乳素血症、早发性卵巢功能不全（POI）、卵巢早衰（POF）等。

（二）中医概念

中医"月经后期"，称"经迟""经行后期"，月经失调之一。《济阴纲目》称月经后期为"经候愆期"，《傅青主女科》称其为"经水后期"。

二、流行病学

近年来，现代女性工作及生活等方面都承受着极大的压力，工作时间的延长、睡眠时间的延后与减少等因素使得本病的患病率呈逐年上升趋势。加之不少女性为了追求完美体态，不断进行节食、减肥，饮食习惯与作息的失调都可导致女性出现月经后期的症状。本病常伴经量过少出现，如果治疗不及或失治误治，日久更可发展为闭经，甚至不孕等疾病。现代女性发生月经紊乱已很常见，其中月经后期的患病率为 10.2%~19.6%，尤其好发于青春期及育龄期的女性。

三、发病机制

（一）西医发病机制

其病因与内外各种因素，如精神紧张、营养不良、代谢紊乱、慢性疾病、饮食紊乱、过度运动、吸烟、酗酒及其他药物等影响有关，可通过大脑皮质和中枢神经系统，引起下丘脑-垂体-卵巢轴功能调节或靶细胞效应异常。

月经后期可分为有排卵性和无排卵性两类。排卵性月经后期主要因为 FSH 不足，导致卵泡发育缓慢，卵泡期相对地延长，不能在预定的时间成熟而致排卵推后，因而影响子宫内膜的周期性变化；无排卵性月经后期指的是在正常月经周期中存在雌激素低下、孕激素缺乏或排卵障碍，从而导致月经紊乱。

（二）中医病因病机

《素问》："二阳之病发心脾，有不得隐曲，女子不月。"提出了七情内伤可致月经不应期而至。叶天士强调"女子以肝为先天"，肝喜条达而恶抑郁，而妇女以思虑过度、忧愁抑郁者居多，"思则气结""气为血之帅"，气滞则血液运行不畅成瘀。傅山在《傅青主女科》中指出月经后期多与寒邪有关，不能一概作"虚证"治疗，可通过经量区分虚实。金元四大家之一的朱丹溪指出月经后期病机所在为"血虚""痰多""血热"。《校注妇人良方》中认为妇人病总的病机均为冲任失调致胞络不和。

现代医家通过对古代医家在月经后期治疗经验的传承及探究，将月经后期病因病机总结概括为肾虚、血虚、血寒、气滞、痰湿。虚者可因久病体虚，营血不足，或长期慢性失血，饮食不当，劳倦过度，损伤脾胃，生化之源不足；或素体阳虚，或久病阳衰，均可导致血源不足，脏腑失于温养，影响血的生化与运行，经血不足，冲任不充。实者可因外感寒邪或素多忧思抑郁，气不宣达，可使寒凝或气滞，血行不畅，冲任受阻，血海不能如期满溢，而致月经后期。

四、诊断及鉴别诊断

（一）诊断标准

1. 临床表现

月经周期超过 7d 以上，并连续出现 2 个月经周期以上为诊断依据，其月经量和经期基本正常，也有部分患者伴经量偏少。

2. 妇科检查

子宫大小正常或略小。

3. 辅助检查

通过测定、阴道细胞学、宫颈黏液结晶等检查及内分泌激素测定，以了解性腺功能，内分泌激素常检验的激素指标如卵泡刺激素（FSH）、黄体生成素（LH）、雌二醇（E2）、孕酮（P）、睾酮（T）等。B超检查以了解子宫、卵巢的发育和病变。先天不足者，多有发育不良的体征。

（二）鉴别诊断

1. 早孕

育龄妇女月经过期未来者，首先应排除妊娠。平时月经正常，本次延后，且常有恶心、乳房胀等早孕反应，尿 HCG（+），妇科检查子宫体增大、变软、宫颈着色，B超检查可见孕囊。

2. 妊娠期出血病

若以往月经周期正常，本次月经延后又伴有阴道流血，量、色、质均异于平时，或伴小腹疼痛者，应与胎漏、胎动不安、堕胎、异位妊娠相鉴别。可通过妊娠试验及 B 超等排除妊娠。

3. 月经先后无定期

两者月经周期都不正常，月经先后无定期者，月经时而提前，时而延后 1~2 周。本病的月经周期没有提前，只有推后，甚至延后 3~5 个月一行。

五、治疗

（一）西医治疗

西医治疗月经后期，主要运用激素促排卵，如克罗米芬、来曲唑等药物，以及建立人工周期等疗法，腹腔镜下卵巢打孔术对抗雄和促排卵有一定帮助，但出于风险值考虑，只为调整月经而手术并不提倡。服用外源性性激素，时间久了会对下丘脑-垂体产生负反馈作用，因而导致过度抑制，出现 HPO 轴内分泌系统失调。对于超重患者，饮食和锻炼方面的控制及规划以减轻体重可以使胰岛素和雄激素下降，对排卵和生育功能的恢复有帮助。治疗高催乳素血症引起的月经后期常用药物为溴隐亭，机制是激动多巴胺受体而治疗该病。手术或放射治疗较适合垂体占位性病变引起的压迫或药物治疗效果不佳者，但副作用较大，故目前仍有较大争议。

（二）中医治疗

本病的治疗原则，以调整周期为主，应重在平时。治法应本着"虚者补之，实者泻之"的原则分别施治。虚证治以补肾养血，或温经养血；实证治以活血行滞，理气行滞。虚实夹杂者，分别主次而兼治之。本病属虚属寒者多，不宜过用辛燥及破血之品，以免劫阴伤津或损伤气血。

1. 辨证论治

（1）肾虚证

症状：月经周期延后，量少，色黯淡，质清稀，或带下清稀，腰膝酸软，头晕耳鸣，面色晦黯，或面部黯斑。舌淡，苔薄白，脉沉细。

治法：补肾益气，养血调经。

方药：方用大补元煎（《景岳全书》）合当归地黄饮（《景岳全书》）加减。人参、当归、熟地、山茱萸、怀山药、杜仲、枸杞子、怀牛膝、炙甘草等。若月经量少者，加紫河车、肉苁蓉、丹参精血以行经；带下量多者，加鹿角霜、金樱子、芡实固涩止带；若月经错后过久者，加肉桂、牛膝以温经活血，引血下行。若肾气不足，日久伤阳，症见腰膝酸冷者，可酌加菟丝子、巴戟天、仙灵脾等，以温肾阳、强腰膝；带下量多者，酌加鹿角霜、金樱子温肾固摄止带；脾气不足者，加黄芪、升麻、白术。

（2）血虚证

症状：周期延后，量少，色淡红，质清稀，或小腹绵绵空痛，或头晕眼花，心悸少寐，皮肤不润，面色苍白或萎黄。舌质淡红，苔薄，脉细无力。

治法：补血养营，益气调经。

方药：常用大补元煎（《景岳全书》）合人参养荣汤（《三因极一病证方论》）加减。人参、怀山药、甘草、当归、熟地、枸杞、山萸肉、杜仲、五味子等。若脾虚不运，食少便溏者，去当归，酌加白术、扁豆、砂仁，以增强健脾和胃之力；心悸少寐者，加远志、五味子，以交通心肾、宁心安神；如血虚阴亏，兼潮热、盗汗、心烦者，加女贞子、墨旱莲、地骨皮，以养阴清虚热；若月经过少者，去五味子，加丹参、鸡血藤；若经行小腹隐隐作痛者，重用白芍，加阿胶、香附。

（3）虚寒证

症状：月经延后，量少，色淡红，质清稀，小腹隐痛，喜暖喜按，面色㿠白，腰酸无力，小便清长，大便稀溏。舌淡，苔白，脉沉迟或脉沉无力。

治法：温经扶阳，养血调经。

方药：温经汤（《金匮要略》）或艾附暖宫丸（《仁斋直指附遗》）加减。生地、川芎、芍药、阿胶、丹参、桂枝、肉桂、黄芪、人参、白术、红枣、甘草、牛膝等。若阳虚甚，症见畏寒肢冷、腰膝冷痛者，酌加补骨脂、巴戟天、仙灵脾等，以温肾助阳；若经行小腹痛者，加巴戟天、小茴香、香附。

（4）湿寒证

症状：月经周期延后，量少，色黯有块，小腹冷痛拒按、得热痛减，畏寒肢冷，面色青白。舌质淡黯，苔白，脉沉紧或沉迟。

治法：温经散寒，活血调经。

方药：温经汤（《金匮要略》）加减。桂枝、茯苓、高良姜、当归、熟地、阿胶、红花、莪术、附子、白术、胡椒、小茴香等。若经量过多，则去莪术、牛膝活血祛瘀之品，酌加炮姜、艾叶炭以温经止血；若腹痛拒按、时下血块者，加蒲黄、五灵脂以化瘀止痛；若经行腹痛、气滞明显者，加香附、乌药、延胡索，以散寒行滞止痛；若月经过少者，加丹参、益母草、鸡血藤，以养血活血调经。

（5）气滞证

症状：月经周期延后，量少或正常，色黯红，或有血块，小腹胀痛，或精神抑郁，胸胁乳房胀痛。舌质正常或红，苔薄白或微黄，脉弦或弦数。

治法：理气行滞，活血调经。

方药：乌药汤（《济阴纲目》）加减。香附、乌药、延胡索、川楝子、川芎、广郁金等。若经量过少者，加鸡血藤、丹参、川芎，以活血调经；若小腹胀痛甚者，加莪术、延胡索，以理气行滞止痛；胸胁、乳房胀痛明显者，酌加柴胡、郁金、川楝子、王不留行，以疏肝解郁、理气通络止痛；若月经量多、色红、心烦者，为肝郁化火，行经期酌加茜草炭、地榆、焦栀子，以清热止血。

（6）痰湿证

症状：经期错后，量少，色淡，头晕体胖，心悸气短，脘闷恶心，带下量多。

舌淡胖，苔白腻，脉滑。

治法：燥湿化痰，活血调经。

方药：芎归二陈汤（《医学入门》）加减。川芎、当归、青陈皮、半夏、瓜蒌、苍白术、茯苓等。若脾虚食少、神倦乏力者，加人参、白术；脘闷呕恶者，加砂仁、枳壳；白带量多者，加苍术、车前子。

2. 中成药

（1）艾附暖宫丸：每日 2 次，每次 6g，吞服。经前 2 周服，用于虚寒型。

（2）益母草膏（冲剂）：每日 2 次，每次 2 匙（1~2 包冲剂）温开水调服。经前有腹胀、腹痛时即服，或经行量少、下行不畅时服。

（3）调经活血片：每日 2~3 次，每次 5 片，吞服。经前 2 周服。用于气滞或气滞夹瘀者。

（4）乌鸡白凤丸：每日 2 次，每次 3g，吞服。经后服，用于血虚兼腰酸、带多者。

（5）十全大补丸：每日 2 次，每次 3g，吞服。经后服，用于气血虚弱者。

3. 其他疗法

针灸治疗可温经散寒、化瘀止痛，常用穴位有关元、地机、气海、三阴交、十七椎。寒湿凝滞加灸水道；气滞瘀滞加百合、肝俞、太冲、次髎调气活血；气血不足加血海、脾俞、足三里；肾虚加肾俞、太溪或命门。耳穴治疗可选脾、肝、肾、内分泌、卵巢、皮质下等穴位，月经后期各证可用。中药包热敷治疗本病亦有良好疗效，常用药物有当归、川芎、桂枝、鸡血藤、苍术等。

六、张定华主任医师治疗本病的学术思想及用药特点

《素问·上古天真论》曰："女子七岁，肾气盛，齿更发长；二七而天癸至，任脉通，太冲脉盛，月事以时下，故有子……七七任脉虚，太冲脉衰少，天癸竭，地道不通。"张定华主任医师认为，先天禀赋不足，肾气弱，胞宫不充，或围绝经期肾精肾气亏虚，肝脾等脏腑功能逐渐衰退，胞宫失养，冲任不足，月经不能如期而至，此期治疗应注重调理脾肾，使先后天相互滋养，气血足，月经方能如期而至，围绝经期妇女常见阴阳失调，应尤其兼顾肾阴和肾阳的调理。现如今，青春期及育龄期女性由于学习和工作压力的增大，以及饮食不节或节食减肥等原因，多有肝郁气滞、脾胃受损。情志不畅，肝失疏泄，则气血不畅，经络闭阻，经血不行；"中焦受气取汁，变化而赤是为血"，脾胃受损，精血化生不足，经血不能按期满溢，脾的运化水液功能失常，易化湿成痰，冲任受阻，经血不能按期而至，治疗过程中当以健脾、疏肝为主，调理气血。若常年感受寒凉或进食生冷，寒邪乘虚搏于冲任，寒邪凝滞，可致经脉不通，常伴痛经，治疗当温经散寒、活血行气。张定华主任医师以桃红四物汤为主方，辨证加减治疗本病，桃红四物汤以祛瘀为核心，辅以养血、行气。方

中桃仁、红花活血通经，有利于改善血液循环；当归、川芎养血行血，使气血流动；熟地入肾，壮水而补阴，仝小林认为，熟地黄可使阴血充足，阳有所依；白芍入肝，敛阴而补血，两味药物相配合行补血之功。全方配伍得当，使瘀血祛、新血生、气机畅。张定华主任医师常增加柴胡以加强行气之功，推动血的运行，益母草具有活血调经、利尿消肿的作用，素有"妇科圣药"之称，研究表明益母草对子宫有双向调节作用，即当子宫处于正常状态时，益母草可引起子宫收缩，而当子宫处于痉挛状态时，益母草对其有松弛作用。脾虚者加黄芪、白术、茯苓、山药等益气健脾；肝郁气滞者加枳壳、香附、郁金等行气化瘀；肾虚加菟丝子、山萸肉、女贞子等补益肝肾；寒凝血瘀者加乌药、小茴香、元胡以温经散寒、理气止痛；月经过少可加鸡血藤以活血补血，莪术活血行气，牛膝入肝肾经，活血通经，善下行引气血下注。

七、张定华主任医师治疗本病的典型案例

陈某，女，21岁，未婚，2019年9月22日初诊。主诉：月经量少7年余，月经推迟来潮4年。14岁初潮，既往月经规则，4年前因情绪因素影响出现月经推迟，40~60d一潮，量少。末次月经2019年8月24日。经期3d，色暗红，夹血块，伴下腹部胀痛，腰酸，平素手脚冰凉，易疲乏、心烦易怒，行经前期乳房胀痛，二便调。舌暗红，苔白，脉沉细。西医诊断：月经不调；中医诊断：月经后期，月经过少。辨证为肾虚肝郁。治疗以补肾、疏肝、行气活血为主，予以：柴胡20g，熟地15g，当归15g，川芎15g，白芍20g，桃仁15g，红花15g，益母草20g，鸡血藤20g，麸炒枳壳20g，元胡20g，山萸肉20g，菟丝子20g，杜仲15g，牛膝15g。共7剂，水煎服，每日1剂，每天2次，饭后30min温服。

二诊：2019年10月3日。患者诉10月2日月经来潮，量少，下腹部胀痛改善。舌脉同前。原方去桃仁、红花，加郁金20g加强解郁除烦、行气活血之功，肉苁蓉15g温补肾阳、益精血。继服12剂。

三诊：2019年10月20日。患者心烦改善，腰酸、乏力好转。舌红，苔薄白，脉沉。去益母草、元胡，加香附20g加强疏肝行气，枸杞子15g加强养血益精之效。继服15剂。随访3月，月经周期基本正常，经量增多，腰酸、手脚冰凉皆有好转。

第三节　月经先后无定期

一、概念

(一)西医概念

月经周期时或提前时或延后7d以上，连续3个周期以上者，称为月经先后不定期。月经先后不定期亦可因月经周期或前或后，排卵无规律性，造成女性不孕。

本病相当于西医学排卵型功能失调性子宫出血病的月经不规则。

（二）中医概念

本病亦称"月经愆期""经乱"，本病主要是以月经周期或前或后，经期基本正常为特征。若伴有月经量多及经期延长，常可因经乱之甚，发展为崩漏，若伴有月经量少及经期缩短，可发展为闭经，正如《景岳全书·妇人规·经脉类》云："轻则或早或迟，重则渐成经枯"；"崩漏不止，经乱之甚也"。

二、流行病学

随着女性生活节奏的加快，工作压力大，月经先后无定期患病率有上升趋势，很多人在 35 岁左右就开始出现月经不调，此类患者已经越来越呈现出低龄化的趋势。

三、发病机制

（一）西医发病机制

现代医学认为功能失调性子宫出血导致月经先后无定期，其发生或因卵泡早期 FSH 分泌相对不足，卵泡发育缓慢，不能届时发育成熟，排卵延后，而致月经后期而行；或虽有排卵，但 LH 分泌峰值不高，致使排卵后黄体发育不全，过早衰退，月经提前而至；或月经周期中不能形成 LH/FSH 高峰，不排卵至月经紊乱，表现出月经先后不定。正常的月经与体内激素规律性变化密切相关，青春期由于下丘脑和垂体与卵巢间还未形成比较稳定的、有规律的调节及反馈作用，造成此时期 FSH 呈持续低水平状态而 LH 又无高峰形成，即使有卵泡生长，但却无法排卵；处于围绝经期的女性卵巢功能已处于衰退的状态，此时大部分卵泡几近耗竭，而剩余卵泡对促性腺激素的敏感性降低，由卵泡分泌的雌激素量锐减，不能对垂体进行正常的反馈，造成促性腺激素水平虽然升高，但不能形成排卵前高峰；育龄期女性的发病原因可能与自身的生活习惯、所处的环境氛围、精神状态、工作压力较大造成身体疲劳等有关，有时可见于流产后，其具体的发病机制有待进一步探索。

（二）中医病因病机

《诸病源候论》云"肾藏精，精者，血之所成也"，人体的生长发育生殖与脏腑气化功能失常与否与肾密切相关。傅山在所著《傅青主女科》曰："妇人有经来续断，或前或后无定期……治法宜疏肝之郁，即开肾之郁也。"认为月经先后不定期主要是肝肾郁结引起，重点在肝郁，肝郁可引起肾郁。《景岳全书·妇人规》曰："凡欲念不遂，沉思积郁，心脾气结，致伤冲任之源，而肾气日消，轻则或早或迟，重则渐成枯闭。"多数医家认为本病的主要病因病机是冲任调节气血功能失调，而致血海的蓄溢失常而致，病因以肝郁和肾虚为多见。

1. 肝郁

由于情志抑郁或多怒伤肝，影响肝的疏泄和藏血功能，导致气血失调，血海蓄溢的功能失调，有时疏泄过度，则月经先期而至，有时疏泄不及，则月经后期而行。

2. 肾虚

素体肾气不足，或年少肾功能尚未健全；或久病失养，或年近更年期，肾的功能衰竭，藏泄失常，冲任失调，血海的蓄溢功能紊乱而致月经周期或先或后。

四、诊断及鉴别诊断

（一）诊断

1. 病史

患者常有七情内伤、慢性疾病病史。

2. 临床表现

月经提前或错后7~14d，但经期经量基本正常，连续出现3个周期以上，可有诊断意义。

3. 辅助检查

（1）妇科检查：子宫大小正常或偏小。

（2）辅助检查：内分泌激素测定，月经周期中不能形成LH高峰，卵巢不能排卵；或虽有排卵，但早期FSH相对不足，使卵泡发育延迟；或黄体期LH相对不足，黄体不健。基础体温测定为单相，或虽为双相，但低温相期过长或过短，或黄体期过短，高低温差小于0.3℃。经潮6h内子宫内膜活检，有排卵者，在延后周期可示正常或黄体分泌功能不足，在提前周期可示黄体分泌功能不足；无排卵者则呈增生期改变。卵巢功能测定有助诊断。

（二）鉴别诊断

1. 崩漏是以月经周期、经期、经量均发生严重紊乱为特征的病证，除见周期紊乱，并同时出现阴道出血或量多如注，或淋漓不断。与只有周期不规律而经期正常的月经先后无定期迥然不同。

2. 育龄期妇女表现月经后期时，首先要排除妊娠可能。

五、治疗

（一）西医治疗

无排卵性功能失调性子宫出血多表现为月经周期不规则，可出现月经先后不定期的情况，对于本病的治疗，现代医学主要是运用性激素调整月经周期。但对于流血时间长，且流血量多的女性，为避免发生贫血或其他并发症，治疗上先以迅速止血为主，针对不同情况，常用的药物止血方法有：孕激素内膜脱落法、雌激素内膜生长法、内膜萎缩法。在止血的基础上调整月经周期，促进排卵。止血后一般应用补佳乐联合 18-甲基快诺酮或补佳乐联合安宫黄体酮调理月经周期至基本规律。排卵性功血常见于育龄期女性，月经周期中虽有卵泡发育及排卵，但多由于黄体功能不足，分泌孕激素的功能较差或过早衰退而引发；或是黄体功能良好，但萎缩过程延长，导致子宫内膜不规则脱落而引发。对于排卵性功血治疗主要运用克罗米酚等改善卵泡的发育，定期补充孕激素来弥补不足的黄体功能或运用孕激素撤退性出血，周期序贯疗法，口服短效避孕药等。

（二）中医治疗

本病治疗重在疏肝补肾，调理气血冲任，使气血和调、冲任安和，周期恢复正常。本病治疗时还需参考年龄因素选择不同的治疗原则。如本病发生于青春期少女，其基本病理是肾气尚未发育健全，冲任气血尚未充盛，血海蓄溢功能紊乱而出现月经或先或后，治疗是以补肾为主，逐渐恢复肾和冲任的功能，恢复正常的月经周期。如本病发生于更年期妇女，其基本病理是肾气已渐渐衰竭，冲任气血亦趋于衰弱，月经由紊乱而致绝经，因此治疗当以扶助肝、脾、肾三脏，尤以扶肾为主，平衡肾中阴阳，顺利地度过更年期时期，而不是也不可能恢复正常月经周期。

1. 辨证论治

（1）肾虚型

症状：经行或先或后，量少，色淡，质稀，头晕耳鸣，腰酸腿软，小便频数。舌淡，苔薄，脉沉细。

治法：补肾益气，养血调经。

方药：固阴煎（《景岳全书》）加减。党参、熟地、山药、山茱萸、远志、炙甘草、五味子、菟丝子。

（2）肝郁型

症状：经行或先或后，经量或多或少，色黯红，有血块，或经行不畅，胸胁、乳房、少腹胀痛，精神郁闷，时欲太息，嗳气食少。舌质正常，苔薄，脉弦。

治法：疏肝解郁，和血调经。

方药：逍遥散（《和剂局方》）加减。柴胡、当归、白芍、白术、茯苓、甘草、薄荷、煨姜。

2. 周期疗法

（1）月经后期（第 6~10d）：以滋养肾阴、调补气血、调节冲任为主，肾虚者可用左归丸加减方再加香附以调和冲任气血，肝郁者可用逍遥散与六味地黄丸或左归丸等合用，服 5d。

（2）月经中期（又称襟期，第 11~14d）：治疗除继续补肾外，需加入活血调气药，以疏通冲任气血，可用促排卵汤以促排卵，服 4d。

（3）排卵后期（第 15~24d）：治疗宜温肾助阳为主，佐以养精滋阴之药，可用促黄体汤，服 10d。

（4）月经前期（第25~28d）和月经期（第1~5d）：治疗宜顺应胞宫下月经功能，以通为用，可用桃红四物汤加香附、木香等，服7~8d。

按照上述周期疗法，如月经仍后期未行，继续活血通经法。如能转经，则重复上述周期序贯治疗3~6个周期。

3. 其他疗法

体针治疗取任脉、足三阴经穴为主，可选三阴交、气海、关元为主穴。实证针刺用泻法，虚证针刺用补法。肝郁，加太冲、肝俞、期门；胸胁胀痛，加支沟、太冲；肾虚见腰膝酸软，加肾俞、曲泉、太溪。耳针可选子宫、内分泌、卵巢、皮质下等穴，中强刺激，留针15~20min，也可耳穴埋针或耳穴压丸治疗。

六、张定华主任医师治疗本病的学术思想及用药特点

张定华主任医师认为肝、脾、肾功能失调，冲任功能紊乱是本病主要病机。傅氏曰："妇人有经来断续，或前或后无定期，人以为气血之虚也，谁知是肝气之郁结乎！"肝藏血，主疏泄，肝中所藏之血下注冲脉，使得血海蓄溢有常，因素体忧郁、情志所伤导致肝气郁结疏泄失司，血海蓄溢无常。《景岳全书·妇人规·经脉类》曰："经血为水谷之精气……施泄于肾。"肾为先天之本，主封藏，若素体肾气不足或多劳房产伤肾，或绝经之年肾气将绝，肾虚而封藏失司，血海蓄溢失常。肝藏血，肾藏精，精血同源，肝主疏泄，肾主封藏，两者藏泻有序，开合有度，则经候如常。脾为后天之本，气血生化之源，脾虚则气血生化无源，血海亏虚，且不能濡养肾精。故张定华主任医师疏肝以通畅气机、补肾以恢复其封藏之职、健脾以使先后天相互滋养为主要治疗原则，认为月经先期为主者常血热，热扰冲任。《傅青主女科·调经》言："先期而来多者，火热而水有余也；先期而来少者，火热而水不足也。"故若实热证宜清热泻火，虚热应滋阴清热。月经后期为主者常因血寒或血虚，寒则温之，虚则补之。张主任以柴胡、黄芩、当归、白芍、熟地黄、菟丝子、山药、白术为基础治疗本病。柴胡芳香疏泄，疏肝解郁，擅调和气机，又能疏散少阳半表半里之邪；黄芩善清肝胆气分之热，二药配伍，更好地调肝胆之气机，清内蕴之热。当归补血活血，通经活络，现代药理研究表明其还能显著促进机体造血功能；白芍能疏肝理气，又能柔肝养血，平肝敛阴，具有保肝作用。菟丝子善补益肝肾，补而不峻，益阳又固阴，熟地黄善补血滋阴、益精填髓；山药既健脾养胃，又能补肾涩精；白术加强健脾之功。若患者情志不畅、肝郁之象明显，加香附、郁金或佛手等加强疏肝解郁之效；若肝郁化火，热盛之象显著，可加栀子、丹皮清热凉血；若食欲不振、脾虚明显可加黄芪、党参等益气健脾；若腰膝酸软、潮热盗汗等肾阴虚之象显著，可加女贞子、墨旱莲、续断等滋补肝肾。

七、张定华主任医师治疗本病的典型案例

孙某，女，28岁，2021年5月11号初诊，月经周期不规律5年余，短则半月一行，长则2月一行，5~6d净，量少，色淡红，有血块，经前乳胀，激动，脸部易起痘，经期腰痛甚，乏力，纳差，食欲欠佳，眠可，小便调，大便干结排出无力。舌淡，苔薄白，脉细弱。末次月经5月2日，5月6日于当地医院查女性激素六项水平未见异常，妇科B超结果提示子宫附件未见异常。中医诊断为月经先后无定期；证属肾虚，兼肝郁脾虚。治以补肾健脾，疏肝行气为法。药用：柴胡20g，黄芩10g，白芍20g，当归20g，熟地黄15g，续断15g，盐杜仲15g，山药20g，山萸肉20g，淫羊藿15g，黄芪30g，党参10g，白术20g，，醋香附15g，炙甘草10g。7剂，水煎服，每日1剂。服药后月经6月5日至，量可，色淡红，血块较之前减少，经前乳胀、经期腰痛、乏力较前减轻，但仍感腰部不适，纳眠可，小便调，大便无力有所改善。舌淡苔白，脉弦细。上方加女贞子15g、旱莲草15g。7剂，水煎服，每日1剂。服2个月经周期后，月经周期已恢复正常，经前经期不适已基本消失，随访未再复发。

第四节　多囊卵巢综合征

一、概念

（一）西医概念

多囊卵巢综合征（PCOS）是一种最常见的生殖内分泌代谢疾病之一，在临床上以雄激素过高的临床或生化表现、月经异常、不孕、持续无排卵、卵巢多囊改变为特征，常伴有胰岛素抵抗和肥胖，是2型糖尿病、心脑血管疾病和子宫内膜癌发病的高危因素。其病因至今尚未阐明，目前研究认为，其可能是由于某些遗传基因与环境因素相互作用所致，因Stein和Leventhal于1935年首先报道故又称Stein-Leventhal综合征。

（二）中医概念

中医古籍对本病无相关病名记载，根据本病临床特征，可归属于祖国医学"闭经""不孕症""月经不调"等范畴。

二、流行病学

PCOS的患病率因其诊断标准、种族、地区、调查对象等的不同而不同，高发年龄段为20~35岁。国外报道PCOS患病率在育龄期妇女中高达6%~15%，中国育龄期妇女的PCOS患病率高达6%~10%，在不孕症患者中患病率可达50%~70%。

三、发病机制

(一) 西医发病机制

当前 PCOS 的发病尚不清楚具体机制，近些年来，研究者们对病因机制的研究坚持不懈，有了较深入的结果，目前研究热点主要有非遗传理论和遗传理论两类。遗传理论认为 PCOS 为基因疾病，非遗传理论认为 PCOS 的发生与环境因素、慢性炎症、肠道菌群失调、精神心理因素有关。

1. 环境因素

如环境内分泌干扰物、雄激素代谢水平、抗癫痫药物、不良的生活方式等均可增加 PCOS 的患病率。长期使用电脑和食用海产品较多会增加 PCOS 的发生率。

2. 精神心理因素

长期存在的精神紧张或情绪波动不仅会扰乱人体的内分泌系统，导致糖脂代谢紊乱，成为 PCOS 的发病基础，而且导致下丘脑–垂体–卵巢轴处于受抑制的状态，卵巢激素分泌失调，导致高黄体生成素和高雄激素水平。

3. 肠道菌群失调

一般认为肠道菌群诱导 PCOS 发生的病理机制如下：肠道菌群失调引发胰岛素抵抗、高雄激素血症、慢性炎症、代谢综合征等病理变化，从而影响卵泡发育、性激素水平以及代谢。

4. 慢性炎症

炎症参与 PCOS 发生的机制为：慢性低度炎症通过相关途径诱发 IR、肥胖以及高雄激素血症等相关疾病或病理状态，从而引发排卵障碍。

(二) 中医病因病机

大多数学者认为本病主要是由肝、脾、肾三脏脏腑功能失调，导致痰湿、瘀血等病理产物产生，两种因素相互作用，发为本病。临床多表现为本虚标实、虚实夹杂之证。

1. 肾虚

肾为天癸之源、气血之根、冲任之本，肾气充盛，胞宫内气血满盈，月事得以适时来潮，使得正常受孕种子，而肾气推动无力，进而衰弱，天癸不至，精气渐竭，则导致月经停闭、不孕。

2. 脾虚痰湿

素体肥胖，痰湿内盛，或饮食劳倦，忧思过度，均会损伤脾气，脾伤失健而内生痰湿，阻滞于冲任胞宫而引起月经稀少或经闭不来，甚则不能摄精成孕等多囊卵巢综合征征象。

3. 气滞血瘀证

妇人之经、孕、产、乳均以血为用，最易耗伤阴血，导致气血失衡。平素抑郁叹息或恼怒伤肝，肝气郁结，气滞血瘀，经行不畅则月经后期，经量少于常时且伴有血块，甚或经闭不孕。

4. 肝郁化火

肝藏血，主疏泄，而妇人以血为本，以肝为先天。情志不遂，郁久而化火，冲任被火所扰则气血失和，引发月经紊乱、不孕、多毛、痤疮等。肝气郁结，疏泄失常则引发月经或先或后，甚则淋漓不止，经闭不行。肝热内盛，则面部易发痤疮。

四、诊断及鉴别诊断

（一）诊断

1. 病史询问

（1）现病史：患者年龄、月经情况有无变化、月经异常的始发年龄、婚姻状况、有无不孕病史和目前是否有生育要求。超重或肥胖患者应详细询问体质量改变情况、饮食和生活习惯。

（2）既往史：既往就诊的情况、相关检查的结果、治疗措施及治疗效果。

（3）家族史：家族中糖尿病、肥胖、高血压、体毛过多的病史，以及女性亲属的月经异常情况、生育状况、妇科肿瘤病史。

2. 临床表现

（1）月经异常及排卵异常

月经异常可表现为周期不规律（即初潮 2 年后仍不能建立规律月经）、月经稀发（即周期≥35d）、量少或闭经（停经时间超过 3 个以往月经周期或≥6 个月），还有一些不可预测的出血。排卵异常表现为稀发排卵（每年≥3 个月不排卵者）或无排卵。

（2）高雄激素的临床表现

多毛，阴毛呈男性型分布，mFG 评分中国人群大于 4 分，即提示多毛；25%~35% PCOS 患者伴有痤疮，而 83%女性严重痤疮患者是 PCOS。伴有高雄激素表现的痤疮多见于青春期后痤疮，皮损表现为粉刺、丘疹、脓疱和结节，好发于面部中下 1/3 处，常伴有明显皮脂溢出和月经前期加重，对常规治疗抵抗；脱发；男性化体征如声音低沉，喉结突出，女性第二性征逐渐减退与消失，如乳房变小、阴蒂增大。

（3）胰岛素抵抗相关的代谢异常

PCOS 患者肥胖的患病率为 30%~60%，以腹型肥胖为主；黑棘皮病：多发生于颈部、腋窝、腹股沟以及乳房下方，皮肤表现为绒毛状角化过度及灰棕色色素沉着；糖调节受损（IGR）或 2 型糖尿病；脂代谢异常，主要表现为甘油三酯（TG）、低密度脂蛋白（LDL）升高；非酒精性脂肪肝（NAFLD）。

3. 辅助检查

(1) 高雄激素血症

血清总睾酮水平正常或轻度升高，通常不超过正常范围上限的 2 倍；可伴有雄烯二酮水平升高，脱氢表雄酮 (DHEA)、硫酸脱氢表雄酮水平正常或轻度升高。

(2) 抗缪勒管激素

PCOS 患者的血清抗缪勒管激素 (AMH) 水平较正常明显增高。

(3) 其他生殖内分泌激素

非肥胖 PCOS 患者多伴有促黄体生成素 (LH) / 促卵泡激素 (FSH) 比值≥2；20%~35%的 PCOS 患者可伴有血清催乳素 (PRL) 水平轻度增高。

(4) 代谢指标的评估

口服葡萄糖耐量试验 (OGTT)，测定空腹血糖、服糖后 2h 血糖水平；空腹血脂指标测定；肝功能检查。

(5) 其他内分泌激素

酌情选择甲状腺功能、胰岛素释放试验、皮质醇、肾上腺皮质激素释放激素 (ACTH)、17-羟孕酮测定。

(6) 盆腔超声检查

多囊卵巢 (PCOM) 是超声检查对卵巢形态的一种描述。PCOM 超声相的定义为：一侧或双侧卵巢内直径 2~9mm 的卵泡数≥12 个，和 (或) 卵巢体积≥10ml (卵巢体积按 0.5×长径×横径×前后径计算)。超声检查前应停用性激素类药物至少 1 个月。稀发排卵患者若有卵泡直径>10mm 或有黄体出现，应在以后的月经周期进行复查。无性生活者，可选择经直肠超声检查或腹部超声检查，其他患者应选择经阴道超声检查。

(二) 鉴别诊断

1. 皮质醇增多症

皮质醇增多症由肾上腺皮质分泌过量的糖皮质激素所致。对怀疑有皮质醇增多症者，可通过测定皮质醇节律、24h 尿游离皮质醇及 1mg 地塞米松抑制试验进行筛查，若午夜 1mg 地塞米松抑制试验发现次日晨血皮质醇<1.8μg/dl (50nmol/L) 可以除外皮质醇增多症，异常者再使用经典法地塞米松抑制试验确诊。

2. 雄激素相关肿瘤

总睾酮高于正常上限值的 2.5 倍时应注意排除产生雄激素的卵巢肿瘤。盆腔 B 超、MRI 或 CT 可协助诊断。若硫化去氢表雄酮 (DHEA-S) >800μg/dl 应注意排除肾上腺肿瘤，肾上腺 CT 和 MRI 检查可协助诊断。

3. 高催乳素血症

部分 PCOS 患者可有血清催乳素轻度升高。若血清催乳素反复持续增高，应进行相应的病因鉴别 (如催乳素瘤等)。

4. 甲状腺疾病

根据临床表现和甲状腺功能测定（FT3、FT4、TSH 及抗甲状腺自身抗体）并结合甲状腺超声可进行诊断。

5. 早发性卵巢功能不全（POI）

年龄<40 岁，可伴有慢性不排卵、不孕、多毛、肥胖等，患者会出现类似围绝经期的症状，血促黄体生成素（LH）及促卵泡激素（FSH）水平升高，雌激素水平低下，则考虑此诊断。超声检查往往提示卵巢体积减小，窦卵泡数量减少，无多囊样的改变。

五、治疗

（一）西医治疗

1. 生活方式干预

无论肥胖或非肥胖 PCOS 患者，生活方式干预都是基础治疗方案，包括饮食、运动干预。长期限制热量摄入，选用低糖、高纤维饮食，改变不良饮食习惯，戒烟、少酒、少咖啡；对于肥胖或超重的患者，建议每周累计进行至少 150min 中等强度（达到最大心率 50%~70%）的运动效果，以有氧运动为主，每次 20~60min，视运动强度而定，对于体重正常但存在胰岛素抵抗和高胰岛素血症的患者，运动同样可以增加胰岛素敏感性，有利于其临床转归。

2. 调整月经周期

适用于青春期、育龄期无生育要求、因排卵障碍引起月经紊乱的患者。对于月经稀发但有规律排卵的患者，如无生育或避孕要求，周期长度短于 2 个月，可观察随诊，无须用药。

（1）周期性使用孕激素

可以作为青春期、围绝经期 PCOS 患者的首选，也可用于育龄期有妊娠计划的 PCOS 患者。推荐使用天然孕激素或地屈孕酮，用药时间一般为每周期 10~14d。具体药物有地屈孕酮（10~20mg/d）、微粒化黄体酮（100~200mg/d）、醋酸甲羟孕酮（10mg/d）、黄体酮（肌内注射 20mg/d，每月 3~5d）。推荐首选口服制剂。

（2）短效复方口服避孕药

短效复方口服避孕药（COC）不仅可调整月经周期、预防子宫内膜增生，还可使高雄激素症状减轻，可作为育龄期无生育要求的 PCOS 患者的首选；青春期患者酌情可用；围绝经期可用于无血栓高危因素的患者，但应慎用，不作为首选。3~6 个周期后可停药观察，症状复发后可再用药（如无生育要求，育龄期推荐持续使用）。用药时需注意 COC 的禁忌证。

3. 高雄激素的治疗

(1) 短效复方口服避孕药（COC）

建议 COC 作为青春期和育龄期 PCOS 患者高雄激素血症及多毛、痤疮的首选治疗。对于有高雄激素临床表现的初潮前女孩，若青春期发育已进入晚期（如乳房发育≥Tanner Ⅳ级），如有需求也可选用 COC 治疗。治疗痤疮，一般用药 3~6 个月可见效；如为治疗性毛过多，服药至少需要 6 个月才显效，这是由于体毛的生长有固有的周期；停药后可能复发。有中重度痤疮或性毛过多，要求治疗的患者也可到皮肤科就诊，配合相关的药物局部治疗或物理治疗。

(2) 螺内酯（spironolactone）

适用于 COC 治疗效果不佳、有 COC 禁忌或不能耐受 COC 的高雄激素患者。每日剂量 50~200mg，推荐剂量为 100mg/d，至少使用 6 个月才见效。但在大剂量使用时，需注意高钾血症，建议定期复查血钾。育龄期患者在服药期间建议采取避孕措施。

4. 代谢调整

适用于有代谢异常的 PCOS 患者。

(1) 调整生活方式、减少体脂的治疗

调整生活方式、减少体脂的治疗是肥胖 PCOS 患者的基础治疗方案。基础治疗控制不好的肥胖患者可以选择奥利司他口服治疗以减少脂肪吸收。

(2) 二甲双胍

为胰岛素增敏剂，能抑制肠道葡萄糖的吸收、肝糖原异生和输出，增加组织对葡萄糖的摄取利用，提高胰岛素敏感性，有降低高血糖的作用，但不降低正常血糖。适应证：①PCOS 伴胰岛素抵抗的患者；②PCOS 不孕、枸橼酸氯米酚（CC）抵抗患者促性腺激素促排卵前的预治疗。禁忌证：心肝肾功能不全、酗酒等。

(3) 吡格列酮

吡格列酮为噻唑烷二酮类胰岛素增敏剂，不仅能提高胰岛素敏感性，还具有改善血脂代谢、抗炎、保护血管内皮细胞功能等作用，联合二甲双胍具有协同治疗效果。吡格列酮常作为双胍类药物疗效不佳时的联合用药选择，常用于无生育要求的患者。

5. 诱导排卵

适用于有生育要求但持续性无排卵或稀发排卵的 PCOS 患者。用药前应排除其他导致不孕的因素和不宜妊娠的疾病。

(1) 枸橼酸氯米酚（CC）：为 PCOS 诱导排卵的传统一线用药。从自然月经或撤退性出血的第 2~5d 开始，50mg/d，共 5d；如无排卵则每周期增加 50mg，直至 150mg/d。如卵泡期长或黄体期短提示剂量可能过低，可适当增加剂量；如卵巢刺激过大可减量至 25mg/d。单独 CC 用药建议不超过 6 个周期。

（2）来曲唑（letrozole）：可作为 PCOS 诱导排卵的一线用药；并可用于 CC 抵抗或失败患者的治疗。从自然月经或撤退性出血的第 2~5d 开始，2.5mg/d，共 5d；如无排卵则每周期增加 2.5mg，直至 5.0~7.5mg/d。

（3）促性腺激素：常用的促性腺激素包括人绝经期促性腺激素（HMG）、高纯度卵泡刺激素（HP-FSH）和基因重组卵泡刺激素（GrFSH）。可作为 CC 或来曲唑的配合用药，也可作为二线治疗。适用于 CC 抵抗和（或）失败的无排卵不孕患者。用药条件：具备盆腔超声及雌激素监测的技术条件，具有治疗卵巢过度刺激综合征（OHSS）和减胎技术的医院。用法：①联合来曲唑或 CC 使用，增加卵巢对促性腺激素的敏感性，降低促性腺激素用量；②低剂量逐渐递增或常规剂量逐渐递减的促性腺激素方案。

6. 腹腔镜卵巢打孔术

腹腔镜卵巢打孔术（LOD），不常规推荐，主要适用于 CC 抵抗、来曲唑治疗无效、顽固性 LH 分泌过多、因其他疾病需腹腔镜检查盆腔、随诊条件差不能进行促性腺激素治疗监测者。建议选择体质指数（BMI）≤34kg/m²、基础 LH>10U/L、游离睾酮水平高的患者作为 LOD 的治疗对象。LOD 可能出现的问题包括：治疗无效、盆腔粘连、卵巢功能不全等。

7. 心理疏导

由于激素紊乱、体形改变、不孕恐惧心理等多方面因素的联合作用，PCOS 患者的生命质量降低，心理负担增加。心理疏导是借助言语的沟通技巧进行心理泄压和引导，从而改善个体的自我认知水平、提高其行为能力、改善自我发展的方法。在 PCOS 患者的临床诊疗过程中，相关的医务人员应在尊重隐私和良好沟通的基础上，评估其心理状态并积极引导，调整、消除患者的心理障碍，并在必要时结合实际情况，通过咨询指导或互助小组等形式给予患者合理的心理支持及干预，尤其是对于有暴饮暴食、自卑、有形体担忧的肥胖 PCOS 患者。

（二）中医治疗

1. 辨证论治

多囊卵巢综合征的辨证分型主要依据患者的临床表现、体征和舌象，在辨证分型上也有青春期和生殖年龄两个阶段。

（1）肾虚证

症状：月经初潮迟滞，后期量较少、色淡、质稀，婚后日久不孕，面色无华、腰膝酸软、乏力、畏寒等。舌淡，苔薄，脉沉细。

治法：补肾调经。

方药：右归丸（《景岳全书》）加减。熟地黄、附子（炮附片）、肉桂、山药、山茱萸、菟丝子、鹿角胶、枸杞子、当归、杜仲。

（2）脾虚痰湿证

症状：月经后期，量少，甚则停闭，色淡质地黏稠；婚久不孕，带下稀薄而量多，胸闷恶心，形体肥胖，咽喉多痰，毛发稠密，身重疲乏，大便溏薄。舌苔白腻，脉象滑或沉滑。

治法：化湿除湿，通络调经。

方药：苍附导痰丸（《叶氏女科》）加减。苍术、香附、陈皮、南星、枳壳、半夏、川芎、白茯苓、神曲。

（3）气滞血瘀证

症状：月经后期量少，经行有块，精神抑郁，心烦易怒，胀满拒按，乳房胀痛。舌暗红，有瘀点、瘀斑，脉沉涩或沉涩弦。

治法：行气活血，祛瘀通经。

方药：膈下逐瘀汤（《医林改错》）加减。五灵脂、当归、川芎、桃仁、丹皮、赤芍、乌药、元胡、甘草、香附、红花、枳壳。

（4）肝经郁火证

症状：月经稀发，量少，毛发浓密，面部痤疮，经前乳房胀痛，大便秘结。舌红，苔黄厚。

治法：疏肝理气，泻火调经。

方药：丹栀逍遥散（《女科撮要》）加减。丹皮、炒山栀、当归、白芍、柴胡、白术、茯苓、炙甘草。

2. 周期疗法

中药人工周期疗法，是根据月经周期不同时期的阴阳、气血的变化规律，结合妇科疾病的病机特点，进行分期用药，是以调整肾–天癸–冲任–胞宫生殖轴功能的一种治法。梁静[1]等自拟多囊调经汤（菟丝子15g，仙灵脾15g，肉苁蓉15g，丹皮15g，泽兰15g，苍术15g，石菖蒲15g，山萸肉15g，熟地黄15g，甘草5g）治疗PCOS，月经后第1周加旱莲草15g、炙首乌15g、鸡血藤30g，滋阴养血；第2周加用丹参15g、炙黄芪30g、益智仁30g，以温肾养血、活血通络，促进排卵；第3周加王不留行20g、香附15g、桑寄生15g，补益肾气、活血通经。袁雄芳[2]以先补肾、后活血化瘀、再补肾、最后活血调经为法，即在卵泡期以滋补肾阴为主，促进卵泡发育，用促卵泡汤（仙茅、淫羊藿、当归、山药、菟丝子、巴戟天、肉苁蓉、熟地各10g）；排卵期以活血化瘀为主，改善卵子周围血供微循环，促进其排卵，用促排卵汤（当归、丹参、茺蔚子、桃仁、红花、鸡血藤、续断、香附各10g，桂枝5g）；黄体期以补肾法促进黄体期发育，用促黄体汤（阿胶、龟板、当归、熟地、何首乌、菟丝子、续断、香附各10g，桂枝5g）；月经期再以活血祛瘀为法促月经来潮、引经下行使经血顺利排出，用活血调经汤（当归、熟地、丹参、赤芍、泽兰各10g，川芎5g，香附10g，茺蔚子15g）。

3. 其他治疗

局部针刺于卵巢子宫、整体作用于交感神经和性腺生殖轴，可达到改善多囊卵巢综合征症状的目的，目前，临床上针刺治疗 PCOS 应用较多的穴位有：局部取穴的穴位有气海、关元、中极、子宫、水道等穴位；远端取穴有三阴交、膈俞、肾俞、脾俞、肝俞、血海、太冲等穴位。电针配合耳穴贴压治疗 PCOS，针灸可选穴为：关元、卵巢、子宫、中极、肾俞等穴位，耳穴压豆选取脾、肾、肝、内分泌、皮脂腺、肾上腺、内分泌等穴位，以王不留行籽局部刺激。穴位埋线疗法可有效改善肥胖型 PCOS 患者的 BMI 指数，能有效调节 PCOS 患者体内的激素水平，并具有一定的促排卵功效。

4. 调节生活方式

《素问·上古天真论》指出："法于阴阳，和于术数，食饮有节，起居有常，不妄作劳。"生活方式对人体健康有着重要影响。临床研究表明，PCOS 患者多呈肥胖体型，不但如此，肥胖也是心脑血管疾病的危险因素，因此，控制体质量增长、降低体质量可以减少 PCOS 患者外周脂肪，尤其是腹部脂肪的生成，可有效改善 PCOS 患者的胰岛素抵抗情况。"女子以肝为先天"，现代生物学研究表明，长期肝郁不舒可影响下丘脑–垂体–卵巢性腺轴的正常分泌功能，从而导致患者内分泌失调、激素水平紊乱以及一系列的脂代谢、糖代谢紊乱，情志调节对于 PCOS 患者起到不容小觑的作用。

六、张定华主任医师治疗本病的学术思想及用药特点

张定华主任医师认为本病主因肾、脾、肝三脏功能失调，痰瘀互结所致，痰瘀阻滞胞宫表现为闭经、不孕，痰湿气血互结为癥瘕，故卵巢呈多囊样改变，痰浊流溢肌肤可表现为肥胖、多毛、痤疮等。明代《景岳全书》曰："五脏六腑，皆能生痰，关键在于脾肾，痰的根本在肾，痰的运化在脾。"肾气虚衰，蒸化失司，则水泛为痰。肾气不足，肾阴肾阳不能各司其职，肾阴不足，卵泡难以发育成熟，肾阳不足，无力鼓动卵泡正常排出。脾虚则气血生化乏源，经血储备不足；且脾虚无力运行津液，水湿内停，痰浊内生，壅滞胞宫。多囊卵巢综合征患者多见肥胖，概因饮食不节，或素体痰湿壅盛困厄中焦，致脾胃受损，复生痰湿，阻遏气机，加重病情。肝气郁结，疏泄失职，气机阻滞，血脉不通，易生痰瘀，阻滞冲任；肝郁郁久化热，上蒸于头面，则发为痤疮。故张定华主任医师治疗本病，以补肾、健脾、疏肝以治本，以化痰除湿、活血行气化瘀治其标。补肾常用熟地黄、山萸肉、山药、菟丝子等，肾阳虚明显者加淫羊藿、巴戟天，肾阴虚显著者可加墨旱莲、女贞子、枸杞子等；补脾常用黄芪、党参、白术、茯苓等；湿重者常用苍术、薏苡仁；疏肝常用柴胡、白芍、香附、郁金、合欢皮、枳壳等；血瘀偏重常用赤芍、红花、鸡血藤、当归、川芎等。

七、张定华主任医师治疗本病的典型案例

张某，女，27 岁，未婚。2021 年 6 月 18 日初诊。患者平素月经不规律，1~4 月一行，经期 3~5d，末次月经 6 月 16 日，量少，色淡。患者形体偏胖，平素易乏力，纳差，面部多发痤疮，寐可，二便调。舌体胖淡，边有齿痕，苔黄腻，脉细滑。查体见阴毛浓密，B 超检查示子宫大小正常，双侧卵巢呈多囊样改变。西医诊断：多囊卵巢综合征；中医诊断：月经后期，辨证为脾虚痰湿。中药予：柴胡 20g，黄芩 10g，黄芪 30g，党参 20g，白术 15g，茯苓 20g，苍术 20g，薏苡仁 15g，法半夏 10g，浮萍 15g，地肤子 15g，白鲜皮 20g，紫草 15g，当归 15g，炙甘草 15g。共 7 剂，每日 1 剂，早晚饭后 30min 温服。

2021 年 6 月 27 日复诊：乏力、纳差较前改善，痤疮好转，自诉服药后出现便溏，嘱患者煎药时加生姜 3 片，继服 10 剂。

2021 年 7 月 21 日三诊：症状好转。舌淡红，苔薄黄，脉细。原方去苍术、半夏、紫草，加鸡血藤 20g、怀牛膝 20g、生地 15g，继服 10 剂。2021 年 7 月 30 日月经来潮，此后随症加减用药 3 月，月经周期基本正常。

参考文献

[1] 梁静,孙维峰,周建龙.复方多囊调经汤治疗多囊卵巢综合征的机制研究[J].华南国防医学杂志,2013,27(6):397-405.

[2] 袁雄芳.中医周期疗法治疗多囊卵巢综合征 38 例[J].福建中医药,2003,34(2):22.

第五节 卵 巢 早 衰

一、概念

(一) 西医概念

卵巢早衰(POF)，指女性 40 岁之前由于卵巢功能衰退，出现闭经、促性腺激素水平升高和雌激素水平降低，并伴有不同程度的围绝经期症状如潮热盗汗、失眠、烦躁易怒、阴道干涩、性欲低下等。2015 年欧洲生殖与胚胎学会 (ESHRE) 提出了早发性卵巢功能不全 (POI) 的概念，POF 患者 FSH>40IU/L，而 POI 患者 FSH>25IU/L，因此 POF 是 POI 的终末期。

(二) 中医概念

卵巢早衰在中国传统医籍中未见有独立的病名记载，按其临床症状，中国传统医药的"闭经""不孕""妇人脏躁""绝经前后诸证"等病症与本病相似，故可将本病归于"闭经""不孕""妇人脏躁""绝经前后诸证"的范畴。

二、流行病学

卵巢早衰的整体患病率为 1%~2%，闭经患者中 2%~10%系卵巢早衰，特发性 POF 占高促性腺激素闭经的 81%，是 POF 的常见类型。40 岁之前患病率为 1%，30 岁之前患病率约为 0.1%。

三、发病机制

（一）西医发病机制

卵巢早衰致病因素多，发病机理复杂。大部分卵巢早衰无明确病因可循，少部分病因特殊涉及遗传学、免疫学、促性腺激素作用障碍酶缺陷、代谢紊乱、感染、环境、医源性等因素。其危险因素有：心理因素、环境因素（橡胶制品、难燃物、杀虫剂、塑料制品、抗氧化剂代谢物 4-乙烯、烟草等）、感染因素（如幼女腮腺炎）、月经和婚育史（初潮年龄早、哺乳期短）、生活习惯和饮食（长期睡眠不足、长期节食减肥、饮食不均衡）、遗传史、既往手术史（盆腔部位的相关手术）等。

1. 遗传因素

通过对家族史的仔细分析，家族性 POF 的患病率在不同的人群中报道分别为 4%~31%。

（1）染色体异常表达

是 POF 的主要致病原因，普遍认为 X 染色体长臂影响卵巢功能，因此最常见为 X 染色体损伤，表现为各种结构畸变和数目畸变。

（2）基因异常表达

可能与 POF 有关的基因突变多达 20 余种，尤其是 X 染色体长臂上存在很多导致 POF 的关键基因，公认的是位于 X 染色体的 FMR1 基因和位于 2p 的 FSH-R 基因。这些基因的突变、扭转异位、倒置等异常表达都可影响卵巢功能。

（3）线粒体异常及端粒和端粒酶异常

线粒体具有防止颗粒细胞及卵泡细胞凋亡的作用，线粒体 DNA 突变可促使上述细胞凋亡，又可使端粒缩短，改变端粒酶活性，产生干预颗粒细胞生长发育和降低卵母细胞质量的作用，从而加速卵泡衰竭及卵巢老化。

2. 免疫因素

研究者发现 9%~40%的 POF 患者合并其他内分泌腺体或系统的自身免疫性疾病，如自身免疫性甲状腺炎、系统性红斑狼疮、重症肌无力、甲状旁腺功能减退、类风湿性关节炎、特发性血小板减少性紫癜、糖尿病、白癜风、克罗恩病等。所有伴随 POF 的自身免疫疾病中，甲状腺疾病是最常见原因。

3. 代谢障碍

卵巢早衰患者多伴有半乳糖血症。半乳糖的增多可能直接影响生殖细胞移行到生殖，造成性腺母细胞数目减少。半乳糖的增多可能直接影响生殖细胞移行到生殖，造成性腺母细胞数目减少。而缺乏 17α-羟化酶/17, 20-裂解酶时，孕烯醇酮不能转化为 17α-羟孕烯醇酮，导致皮质醇、雄烯二酮、睾酮和雌激素的合成减少。

4. 感染因素

有多种感染因素与 POF 有关。3.5% 的 POF 患者既往有风疹及其他感染性疾病如疟疾感染史。腮腺炎可合并卵巢炎，数据显示，幼女流行性腮腺炎患者伴有 POF 的危险性是正常人的 10 倍。此外，盆腔结核、盆腔炎等疾病也可引起卵巢功能衰竭而导致 POF。

5. 手术及放化疗因素

手术因素如子宫切除术、卵巢肿瘤剥除术等盆腔手术均可能对卵巢皮质或血管造成损伤，从而影响卵巢血运及激素的分泌，可反馈性引起 FSH 水平升高，导致 POF。如切除一侧卵巢后，则反馈刺激 FSH 高水平分泌，致使另一侧卵巢早衰。放疗的放射线可使卵巢卵泡丧失，间质纤维化和玻璃样变，血管硬化和门细胞潴留等。还可通过破坏遗传物质 DNA 的和合成、扰乱细胞有丝分裂的过程而起到杀死细胞的作用。化疗对卵巢功能的损害主要与患者的年龄、药物的剂量及剂型有关。化疗药物尤其是烷化剂，可使卵巢包膜增厚，间质纤维化，但卵巢内存在大量的停止发育的原始卵泡，因此化疗药物停用后，65%~70% 的患者可以恢复卵巢的正常功能。

6. 环境因素

环境中的各种毒物可不同程度地损伤卵巢。主动或被动吸烟会导致卵巢功能衰退。烟草中的多环芳烃可减少颗粒细胞芳香化酶及雌激素合成的关键酶类，降低雌激素的生物活性，诱导卵母细胞凋亡。

7. 特发性 POF

虽然目前研究已发现多种病因与 POF 相关，但仍有大部分病例未找到明确病因，所以把这部分病例定义为特发性 POF。

（二）中医病因病机

《傅青主女科》记载"经水出诸肾，经水早断，似乎肾水衰涸"，中医学认为肾是先天之本，藏精，主生殖，是生命的源动力。肾为天癸之源、冲任之本、气血之源，肾中精气盛衰决定着女性的生理变化。肾中精气充足，天癸至，冲任通盛，胞宫血满，月事正常。若肾中精气亏虚，冲任不固，胞宫失养，经水渐断，直至经绝。"女子以肝为先天"，且"忧愁思虑，恼怒怨恨气郁血滞，而经不行"，肝藏血，主疏泄，为气血运行之枢。《万氏妇人科》云："妇人女子，闭经不行，乃脾胃损，饮食减少，气耗血枯而不行。"脾为气血生化之源，为后天之要，因此，从脏腑论治，多责于肾、肝、脾三脏。三脏虚损，功能失调，体内呈现"虚""瘀"之状，气血失衡，肾-天癸-冲任-胞宫轴功能紊乱，故而经水早断。

四、诊断及鉴别诊断

(一) 诊断

1. 病史

初潮年龄、平时月经情况、婚育史、闭经的时间,有无闭经的诱因 (精神刺激、环境毒物等因素),有无使用药物史,有无疾病治疗史 (既往腮腺炎史、风湿免疫疾病史、甲状腺疾病史、糖尿病史、癌症放化疗史、盆腔尤其是卵巢手术史、盆腔感染史、结核病史等),有无早闭经的家族史。

2. 临床表现

(1) 性腺未发育者,原发闭经,性腺发育不全者初潮延迟或月经不规则,痛经。

(2) 性腺发育继发不孕,数年后月经逐渐稀少直到闭经,为继发闭经,多见性腺功能减退表现,如潮热盗汗、便秘、脱发、阴道干燥、性交痛、性欲下降、甲状腺功能低下、泌尿系感染、体重增加、焦虑、多疑等。

(3) 乳房萎缩下垂,皮肤松弛粗糙、紧张、多梦、多疑、心悸、骨质疏松、关节痛、生殖器官炎症、子宫下垂、尿失禁、便秘、痤疮、色斑等。

3. 辅助检查

(1) 性激素六项:卵泡刺激素 (FSH) 持续在 40U/L 以上,雌二醇 (E2) 常低于 100pmol/L,孕酮 (P) 低于 2nmol/L。

(2) 抗缪勒管激素 (AMH):血清 AMH 水平下降是反映卵巢功能衰退的较敏感指标。

(3) B 超:显示卵巢小,未见卵泡者属卵巢早衰。

(4) 腹腔镜检查或剖腹卵巢活体组织检查:患者可见卵巢小,萎缩,卵泡不明显,镜下未见始基卵泡,卵巢间质纤维化,卵巢内可找到抗卵巢抗体。

(5) 染色体组型为 46,XX。通过垂体兴奋试验可鉴别多囊卵巢,用 ELIS 方法测定抗体,可鉴别是否存在自身免疫问题。

(6) 促性腺激素释放激素 (GnRH) 激动剂兴奋试验 (GAST):上午 8 时 (可不禁食),静脉注射 GnRH 100μg (溶于 5.0ml 生理盐水中)。于注射前及注射后 15min、30min、60min 和 90min 采血测定 LH、FSH 含量。若垂体功能良好,LH 和 FSH 升高,反之,则反应较差。该试验可反映 FSH 敏感的卵泡池状态,但更多的是反映垂体功能。因耗时且费用高,不作为常规检查。

(二) 鉴别诊断

1. 妊娠

平时月经不规律的患者,妊娠后不能按时来月经,常易忽视妊娠的可能,有时可能被误诊为 POF。化验 hCG、性激素六项,行子宫附件超声检查可明确鉴别。

2. 垂体泌乳素瘤

持续的高泌乳素血症未得到治疗，会影响卵巢和子宫的发育，可导致卵巢早衰甚至子宫萎缩的可能。泌乳素瘤导致的高泌乳素血症早期一般无 FSH 升高。育龄期女性的泌乳素瘤经药物或手术治疗后，高泌乳素血症解除，多能恢复正常月经。化验发现血泌乳素明显增高、MR 提示垂体（微）腺瘤，都是泌乳素瘤的特征。

3. 多囊卵巢综合征

也可表现为月经稀少或闭经，一般有肥胖、多毛、黑棘皮等表现。其辅助检查突出的表现是高雄激素和卵巢多囊样改变，不同于 POF 的高 FSH 血症和卵巢萎缩。

五、治疗

（一）西医治疗

治疗原则为去除病因，治疗原发病与伴随疾病，尽可能恢复卵巢功能或延缓卵巢的衰竭，缓解雌激素下降带来的临床不适症状，提高生活质量。

1. 激素替代治疗

雌孕激素替代治疗目前是国内外认可的最普遍的治疗方式。激素替代治疗常采用雌孕激素序贯治疗和口服复方避孕药等方法。周期性雌孕激素序贯治疗方案，即以 28d 为 1 个治疗周期，第 1~21d，每天服用低剂量天然雌激素，并且在第 12~21d 加用天然孕酮，然后停药 7d。部分 POF 患者序贯治疗后会出现月经来潮，有自发妊娠可能，若无生育要求，口服复方避孕药较为安全。个别也有透皮给予雌激素加阴道给予孕激素方案，临床较为少用。常用口服雌激素有结合雌激素和戊酸雌二醇，外用的有半水合雌二醇、雌二醇缓释贴片、雌二醇凝胶。孕激素天然的有黄体酮胶囊，人工合成的有地屈孕酮，目前使用最多。激素复方制剂最常用的有雌二醇/雌二醇地屈孕酮。

2. 促排卵治疗

对有生育要求的 POF 患者，有以下几种促排卵方法可以考虑：①雌激素人工周期疗法，至少 3 个周期，部分患者可获妊娠；②促性腺激素治疗：因为部分 POF 患者卵巢有少数残余卵泡，经大量绝经期促性腺激素（HMG）治疗后可能妊娠，或以 LH-RH 脉冲方法治疗；③绒毛膜促性腺激素（hCG）及己烯雌酚联合治疗：己烯雌酚 0.5~1.0mg/d，共 20d，于周期中使用 hCG 10 000U/d，共 5d；④克罗米芬及己烯雌酚联合治疗：克罗米芬 50mg/d，共 5d，己烯雌酚 0.5~1.0mg/d，共 20d。

3. 免疫治疗

对于有卵巢自身抗体阳性，或者伴有自身免疫系统疾病者，可以在应用激素治疗的同时应用糖皮质激素治疗；应用性激素加糖皮质激素治疗，结果表明其疗效优于单用雌、孕激素治疗组。提示糖皮质激素治疗 POF 有一定效果，但长期应用不良反应大，疗效不确切。

4. 低温保卵、赠卵移植及卵巢移植

低温保卵技术是近年来应用于保存 POF 患者生育能力的重要方法，通常应用于可预见性卵巢早衰的患者，如化疗、放疗患者。赠卵移植是通过激素替代疗法与卵子赠送治疗，让 POF 患者重新获得生育能力。卵巢移植是通过移植功能正常的卵巢以达到治疗目的，包括异体移植、自体移植及异种移植。

5. 干细胞治疗及基因治疗

间充质干细胞被认为是一类具有自我更新和多向分化潜能以及免疫调节的细胞。干细胞不受冷冻保存、传代培养等影响。研究发现间充质干细胞治疗技术可恢复 POF 患者的卵巢功能及生育能力。基因治疗是一种新的治疗理念，通过向靶组织或细胞引入外源性基因片段，纠正或补偿缺陷基因，抑制异常表达的基因，从而达到治疗的目的。但由于 POF 患者遗传因素复杂、个体差异性大且技术复杂难以攻破，所以也尚未应用到临床中。

6. 预防并发症

预防骨质疏松，无论 POI 还是 POF，都会加速骨质流失。因此需加强运动、日光照射及基础补充钙及维生素 D，若证实了有骨质疏松症，则需加用抗骨质疏松药，最常用的为双膦酸盐；关注心血管疾病的防治，积极全面进行心血管病危险因素的评估，定期复查，按照心血管的防治原则按时复诊，接受随访。

（二）中医治疗

现代医家对 POF 病机的认识有所不同，但总以肾虚为主导，冲任衰少为基础，肝脾心肺功能失调与肾虚互为因果，血瘀是发病的重要环节。辨证论治以肾阴阳之虚为主，以补肾填精为主，兼治以补血活血、疏肝健脾宁心。

1. 辨证论治

（1）肝肾阴虚型

症状：患者除月经不调外还出现头晕耳鸣、视物模糊、五心烦热、失眠多梦。舌暗红，苔少，脉弦细数。

治法：滋肾养肝，调养冲任。

方药：左归丸（《景岳全书》）合二至丸（《医便》）加减。大熟地、山药、枸杞、山茱萸肉、川牛膝、菟丝子、鹿胶、龟胶。

（2）肾虚血瘀型

症状：患者主要表现为痛经、少经或经血紫暗，怕冷，头昏，腰膝酸软，乏力，性欲减退，小便清长，夜尿频。舌有瘀斑或舌下络脉青紫，脉涩。

治法：补肾活血。

方药：桃红四物汤（《医垒元戎》）合二至丸（《医便》）加减。桃仁、红花、生地、白芍、当归、川芎、鸡血藤、女贞子、旱莲草。

（3）肾虚肝郁型

症状：患者主要表现为月经不调，胁痛，烦躁易怒，小腹胀痛，腰膝酸痛，神疲懒言，尿频。舌红少津，脉弦细数。

治法：补肾疏肝，理气调经。

方药：六味地黄丸（《小儿药证直诀》）配合一贯煎（《续名医类案》）加减。熟地黄、山茱萸、山药、丹皮、泽泻、茯苓、北沙参、麦冬、当归、生地黄、枸杞子、川楝子。烦躁易怒者可加入栀子、黄连以清心安神，小腹胀痛者加延胡索、香附以行气疏肝、活血止痛。

（4）脾肾阳虚型

症状：患者主要表现为闭经、少经，不孕，腹胀纳差，失眠健忘，腰膝冷痛，畏寒肢冷，大便溏薄。舌苔白滑，脉沉细无力。

治法：温肾健脾。

方药：附子理中丸（《太平惠民和剂局方》）加减。附子、干姜、党参、白术、茯苓、白芍、甘草。加入黄芪、淫羊藿等健脾补肾，佐以益胃健脾行气之品，如木香、砂仁、陈皮等，以防大量滋补之品滋腻碍胃。

（5）肝郁气滞型

症状：患者主要表现为月经不调、痛经，头晕目眩，腰膝酸软，乳房胀痛，情志抑郁，喜太息，纳差。舌淡，苔白，脉细弦。

治法：疏肝解郁。

方药：逍遥丸（《太平惠民和剂局方》）合六味地黄丸（《小儿药证直诀》）加减。柴胡、当归、白芍、白术、茯苓、甘草、薄荷、生姜、熟地黄、山茱萸、山药、丹皮、泽泻。

此外，断经前后肾阴阳两虚患者，治以阴阳双补之法，临床表现为经少、闭经，甚至不孕，腰膝酸软，五心烦热，失眠盗汗，怕冷，舌淡苔黄而脉数或舌红苔白而脉沉细，治疗时选用浮羊藿、仙茅、当归、巴戟天、女贞子、党参、麦冬等中药材配伍使用，以阴阳并补为主，达到滋阴益气、补肾壮阳的目的。

2. 中药人工周期疗法

该疗法以"肾主生殖"，生殖与"肾-天癸-冲任-胞宫"之间平衡为理论基础，并结合中医辨证论治的一种周期性用药疗法。谢亚莉[1]教授提出"补肾调周"的学术观点，将本病的治疗过程分为4个周期，分别滋肾填精—温肾活血—调经养血—活血通经。月经后期（卵泡期，月经第4~11d）治以"滋肾养血、调补冲任"，选用黄芪、白术、当归、鸡血藤、熟地、阿胶调整月经周期及诱导排卵；月经间期（月经第12~23d）治以"活血化瘀、疏通冲任"，选用泽兰、牛膝、丹参、鸡血藤、川芎、茺蔚子、鹿角胶、淫羊藿逐渐提高患者体内雌激素水平，促进子宫内膜的生长；月经前期（黄体退化，宫内膜脱落，月经第24~28d）治以"补肾养血、益精填髓"，选用熟地、山茱萸、茯苓、巴戟天、鹿角胶进一步促进子宫内膜生长；月经期(月经第1~4d)治以"借水行舟、调经活血"，选用丹参、桃仁、红花、当归尾、川芎、益母草、三棱、莪术促进子宫内膜的脱落，促使经血排出。

3. 中成药

(1) 坤泰胶囊：具有滋阴清热、安神除烦的作用，可用于属于阴虚火旺证型的卵巢早衰患者，患者临床常见表现为潮热汗出、烦躁、失眠、耳鸣、头晕、腰膝酸软、手足心热等。

(2) 坤宝丸：有滋肝补肾、养血通络的作用，可用于属于肝肾阴虚证型卵巢早衰的患者，患者常见临床表现为月经少或者闭经、潮热汗出、失眠健忘、头晕耳鸣等。

(3) 逍遥丸具有健脾、疏肝、养血调经作用，若卵巢早衰的患者存在郁闷不舒、胸胁胀痛、头晕目眩等症状，可使用逍遥丸进行调理。若患者出现肝郁气滞、心神不安导致的胸闷、胀痛、郁闷不舒、心烦等症状，可用具有疏肝解郁、养心安神作用的解郁丸进行调理。

4. 针灸治疗

现代研究认为，针灸能调整下丘脑-垂体-卵巢的功能，使生殖内分泌系统恢复正常生理的动态平衡。可采用辨证分型取穴、耳穴、电针、埋线、按摩、针药并用等治疗方法。

六、张定华主任医师治疗本病的学术思想及用药特点

清代徐灵胎《医学源流论》曰："凡治妇人病，必先明冲任之脉……此皆血之所从生，而胎之所由系。"张定华主任医师认为，女子生理与冲任密切相关，而冲任与各脏腑功能联系密切，本病主因先天禀赋不足或后天亏损致脏腑亏虚，冲任虚衰，或脏腑功能紊乱，气机不畅，冲任失调所致。"女子七岁，肾气盛，齿更发长；二七而天癸至，任脉通，太冲脉盛，月事以时下；……七七，任脉虚，太冲脉衰少，天癸竭，地道不通，故形坏而无子也。"肾为先天之本，藏精，精血同源，肾精充盛，为月经提供物质基础。肾气充盛，月经按时发生；肾气虚则冲任虚衰，出现月经后期、闭经，乃至不孕。肝藏血，肾藏精，肝肾同源，肝肾之阴相互滋生，肾虚常致肝阴虚，出现肝肾阴虚、阴虚内热之症，见烦躁易怒、五心烦热、潮热盗汗、闭经、阴道干涩等，且肝血充盈则冲脉血海亦充，肝血亏虚则冲任失养，可致月经过少、月经后期、闭经等。如今，女性在现代社会中所承受的压力增加，焦虑、烦躁等情绪变化亦增加，常情志不畅，肝气郁结，致冲任气机阻滞，月经紊乱，甚至出现闭经、不孕等。肝失疏泄，也可影响脾胃运化，脾胃为气血生化之源，脾胃虚弱，运化失司，气血生化不足，冲任亏虚，必然导致月经后期、月经过少、闭经、不孕等，脾虚则湿浊内生，聚而成痰，阻滞气机，气滞则血瘀，久则痰瘀互结，冲任受阻。

肺肾之间母子相关，肺阴虚损，肺津不能下降滋补肾阴，母病及子，亦可致肾阴不足。肺主气，主肃降，与全身气机密切相关，肺在志为忧，肺气虚则悲，情志内伤致枢机不利，渐发为本病。张定华主任医师治疗本病，以调理冲任为治疗总则，以虚则补之、通调气机为主要治法，肾虚者常用熟地黄、山萸肉、山药、菟丝子、肉苁蓉等，肾阳虚明显者加淫羊藿、巴戟天，肾阴虚显著者可加墨旱莲、女贞子、枸杞子等；情志不舒者用柴胡、白芍、香附、郁金、合欢皮、枳壳等；若阴虚内热出现咽干口燥、五心烦热酌加生地黄、地骨皮、鳖甲、玄参、牡丹皮等；脾虚明显者常用黄芪、党参、白术、茯苓、当归等；补肺常用百合、黄精、沙参、麦冬等。张定华主任医师通过病证结合、辨证论治，以期恢复女性卵巢正常生理功能。

七、张定华主任医师治疗本病的典型案例

（一）病案一

患者杨某，女，35岁。2020年9月15日初诊。主诉：闭经3个月余。患者16岁初潮，月经稀发，30~90d一行，三四天净，量少。末次月经为2020年6月8日。平素烦躁易怒，易乏力，口燥咽干，时有头晕耳鸣，潮热盗汗，腰膝酸软，带下量少，记忆力明显减退，纳可，失眠多梦，大便偏干。舌红，苔少，脉细数。查性激素示：雌二醇（E2）27pg/ml，卵泡刺激素（FSH）68.29IU/L，黄体生成素（LH）24.41IU/L；B超示：子宫、双卵巢均偏小。西医诊断：卵巢早衰；中医诊断：闭经，辨证为肝肾阴虚型。中药给予：熟地黄20g，山萸肉20g，山药20g，菟丝子20g，柴胡20g，炒白芍20g，枳壳20g，墨旱莲20g，枸杞子15g，生地15g，地骨皮20g，五味子20g，茯神30g，酸枣仁30g，当归15g，川芎15g，鸡血藤20g，怀牛膝20g。共7剂，水煎服，每日1剂，早晚饭后30min温服。

2020年9月23日复诊：睡眠较前改善，盗汗较前有所减轻，二便调，其余症状改善不明显，月经尚未来潮，原方当归改为20g，继服15剂，配合香芍颗粒以改善情绪，2020年10月14日月经来潮。

2020年10月17日三诊：诸症减轻，情绪有所好转，月经量仍少，原方去生地、地骨皮，加黄芪20g、女贞子20g，继服12剂。此后随症加减用药3月，月经可基本按时来潮。

（二）病案二

王某，女，37岁，已婚。2020年11月10日初诊。主诉：停经近5个月。患者既往月经1~2个月一行，经行3~4d，量少，色淡，无血块，痛经，腹部冷痛，得热缓解。末次月经2020年5月。平素易乏力，食后易腹胀，偶有腰酸，睡眠可，二便正常。舌质淡，苔薄白，脉沉细。查妇科彩超未见明显异常；激素六项示：FSH 56.9mIU/ml，LH 18.1mIU/ml，PRL 15.0ng/ml，E2 21.3pg/ml，PRGE 0.63ng/ml。西医诊断：卵巢早衰；中医诊断：闭经，辨证为脾肾两虚。中药给予：熟地黄20g，山药

20g，山萸肉 20g，党参 15g，黄芪 30g，柴胡 20g，白术 20g，茯苓 20g，菟丝子 20g，淫羊藿 20g，巴戟天 15g，乌药 15g，香附 15g，怀牛膝 15g，川芎 15g，当归 15g，杜仲 20g，炙甘草 15g。共 7 剂，水煎服，每日 1 剂，早晚饭后30min 温服。

2020 年 11 月 21 日二诊：服药后乏力、腰酸好转，月经仍未来潮。舌质淡，苔薄白，脉细。原方继服 15 剂。

2020 年 12 月 18 日三诊：月经于 12 月 13 日来潮，仍量少，色淡，经行 5d，痛经有所减轻。原方去牛膝、乌药，续服 15 剂，此后随症加减用药 2 月余，月经正常。

参考文献

[1] 高璐璐,谢亚莉.谢亚莉教授治疗卵巢早衰之经验[J].辽宁中医药大学学报,2009,11:100-102.

第六节 围绝经期综合征

一、概念

(一) 西医概念

围绝经期综合征是指在绝经前后由于卵巢功能逐渐衰退，雌激素水平下降，出现内分泌功能失调，自主神经功能紊乱，伴有神经心理症状、骨质与脂质代谢障碍、生殖泌尿与心血管系统功能异常的一系列临床症候群，又称"更年期综合征"。绝经可分为自然绝经和人工绝经两种。自然绝经指卵巢内卵泡用尽，或剩余的卵泡对促性腺激素丧失了反应，卵泡不再发育和分泌雌激素，不能刺激子宫内膜生长，导致绝经。人工绝经是指手术切除双侧卵巢或用其他方法停止卵巢功能，如放射治疗和化疗等。单独切除子宫而保留一侧或双侧卵巢者，不作为人工绝经。判定绝经，主要根据临床表现和激素的测定。围绝经期综合征在临床上比较常见，多发于 40~60 岁妇女，其常见的临床表现主要有月经不规则、潮热、多汗、手足心热、失眠健忘、烦躁易怒、心慌心悸、头晕耳鸣、抑郁焦虑、阴道干涩等。

(二) 中医概念

中医古代医籍中并无专题论述，根据其症状侧重，可归属于中医的"月经不调""脏躁""郁证""不寐""汗证""心悸""百合病"等范畴。

二、流行病学

目前，我国围绝经期妇女已达 2 亿，预计到 2030 年将达 2.8 亿，全球将增长到 12 亿。在中国，妇女更年期精神系统症状发生率为 75.1%，最为多见，包括疲乏、失眠、抑郁、记忆力减退等；绝经前 70% 妇女出现月经紊乱；骨关节肌肉痛发生率

61.8%；生殖道及第二性征改变发生率为 60.7%；血管舒缩功能症状的发生率为 50.9%，主要表现为潮热、多汗、心悸等；泌尿系统症状平均发生率为 36.1%。

三、发病机制

(一) 西医发病机制

目前认为围绝经期综合征的发病主要由于卵巢内的卵泡逐年减少引起，从 41 岁开始卵巢功能逐渐衰退，雌激素水平下降，下丘脑-垂体失去雌激素的反馈作用，促性腺激素分泌亢进，神经递质分泌异常，神经-内分泌-免疫功能失调而产生一系列更年期综合征的临床症候群。

1. 神经-内分泌变化

卵巢功能的衰退使得内源性雌激素大幅度下降，主要是以雌二醇 (E2) 为主，继而导致"下丘脑-垂体-卵巢"轴功能失衡，最终影响到与机体调节相关的性激素水平变化，引起促卵泡激素 (FSH) 与促黄体生成激素 (LH) 分泌异常，同时雌激素受体的靶器官由于组织和功能出现形态学变化，最终导致妇女出现更年期综合征的相关症状。研究表明，雌激素同时调控着中枢神经系统多种神经递质的合成与释放，同时下丘脑体温调节中枢分布着丰富的单胺能神经末梢。

2. 自身免疫

随着年龄的增长，免疫功能也逐年下降，处于更年期的妇女，随雌激素水平下降雌激素受体随之下降，无法刺激免疫活性细胞产生足够的白细胞介素 2 (IL-2) 等免疫介质，无法维持机体代谢平衡，导致更年期综合征症候群。

3. 细胞凋亡学说

进入围绝经期的女性卵泡中大量颗粒细胞发生细胞凋亡，导致卵泡闭锁、卵泡发育停止，产生的雌激素减少，随着靶器官激素受体的活性减退，卵巢逐步走向衰退，从而引发更年期的一系列症状。

4. 血管舒缩因子

内皮素 (ET)、降钙素基因相关肽 (CGRP)、一氧化氮 (NO) 是主要的血管舒缩因子。在正常生理情况下，ET 和 NO 这两种效应相反的血管作用物质处于动态平衡状态，维持血管的舒缩功能。研究发现血管舒缩症状的严重程度与 ET 含量及 ET/NO 的平衡失调的严重程度存在一定的关联，ET 含量的减少，ET/NO 下降将导致潮热汗出症状的加剧。

5. 精神环境因素

更年期女性由于年龄增加、家庭及社会环境变化、身体负担加重等多种因素影响，极易产生失眠、多虑、焦虑、抑郁等心理问题，进一步加重更年期综合征妇女异常情绪，严重影响其生活质量及生理状态。据调查研究，女性生活方式、年龄、文化程度、经济水平、婚姻状态及种族、社会文化背景的差异等，均对围绝经期综合征产生着正面或负面的影响。

(二) 中医病因病机

《素问·上古天真论》云："女子七岁，肾气盛，齿更发长；……六七，三阳脉衰于上，面皆焦，发始白；七七，任脉虚，太冲脉衰少，天癸竭，地道不通，故形坏而无子也。"《素问·阴阳应象大论》亦有云"年四十，而阴气自半也，起居衰矣"；《医宗金鉴·妇科心法要诀》云"妇人七七天癸竭，不断无疾血有余；已断复来审其故，邪病相干随证医"。阐述了人体机能由盛至衰的生理过程，揭示了肾与妇女月经、生殖和衰老的关系，并指出 50 岁机体出现相应改变与肝的功能减退密切相关。《素问·六节藏象论》曰"肾者主蛰，封藏之本，精之处也"；《素问·金匮真言论》认为精为"身之本也"，因此精气是构成人体的基本物质，乃人体生长发育和各项生理机能的物质基础，肾精肾气是女性各时期生理变化的主导对象，肾精渐亏，阴阳化源不足，易见阴阳相对失衡，导致肾阴阳偏盛偏衰，《景岳全书》云"五脏之阴非此不能滋，五脏之阳非此不能发"，肾阴亏虚则阳失潜藏；肾阳虚衰则失于温养，肾中阴阳失调，导致其他脏腑气血失衡，功能紊乱，则出现诸多更年期症状。《医宗必读》言："心不下交于肾，则池火乱其神明；肾不上交于心，则精气伏而不灵。火居上则搏而为痰，水居下则因而生躁。"真水亏虚，无以涵养相火而致相火失制，失于内藏而妄动；元阴不足，则肾水不能上济于心，心火独亢，强调心肾关系对女性围绝经期生理、病理变化的重要影响。《素问·举痛篇》云"百病生于气也"。情志所伤影响气机的调畅，特别是中年女性受环境心理因素影响更甚。《傅青主女科》曰："妇人有经来断续，或前或后无定期，人为气血之虚也，谁知是肝气之郁结乎。夫经水出诸肾，而肝为肾之子，肝郁则肾亦郁矣；肾郁而气必不宣，前后之或断或续，正肾之或通或闭耳；或曰肝气郁而肾气不应，未必至于如此。"阐述经断病因与气血亏虚、肝气郁结相关，肝肾同源，肾藏精，肝藏血，精血互化，共主生殖之本。多数医家认为本病与禀赋不足、情志、劳逸、环境等因素有关，肾虚是主要病机，主要表现为肾的阴阳失调。

四、诊断及鉴别诊断

(一) 诊断

1. 病史

仔细询问症状、治疗所用激素、药物；月经史、绝经年龄；婚育史；既往史，是否切除子宫或卵巢，有无心血管疾病史、肿瘤史及家族史。

2. 临床表现

(1) 月经改变：月经周期改变是围绝经期出现最早的临床症状。大致分为 3 种类型：月经周期延长，经量减少，最后绝经；月经周期不规则，经期延长，经量增多，甚至大出血或出血淋漓不断，然后逐渐减少而停止；月经突然停止，较少见。

(2) 周围血管舒缩功能失调：症状主要表现为潮热、出汗，是血管舒缩功能不稳定的表现，是绝经期综合征最突出的特征性症状。约75%的自然绝经或人工绝经妇女可以出现。

(3) 神经心理症候：表现为情绪烦躁、易激动、失眠、头痛、注意力不集中、多言多语、大声哭闹等神经质样症状，或烦躁、焦虑、内心不安甚至惊慌恐惧、记忆力减退、缺乏自信、行动迟缓，严重者对外界冷淡、丧失情绪反应，甚至发展成严重的抑郁性神经官能症。

(4) 泌尿生殖系统：外阴及阴道萎缩，出现外阴瘙痒、阴道干涩、性交疼痛、阴道炎等。由于膀胱及尿道黏膜萎缩，有些妇女可发生一系列所致症状，如萎缩性膀胱炎、尿道炎、尿道口外翻、尿道肉阜及张力性尿失禁。

(5) 骨质疏松：妇女从围绝经期开始，骨质吸收速度大于骨质生成，促使骨质丢失而骨质疏松。病人常主诉腰背、四肢疼痛，出现驼背严重者可致骨折，最常发生在椎体，其他如桡骨远端、股骨颈等都易发生骨折。

3. 辅助检查

(1) 生殖内分泌激素测定：绝经过渡期血清促卵泡生成素(FSH)>10U/L，提示卵巢储备功能下降。闭经、FSH>40U/L且雌二醇(E2)<10~20pg/ml，提示卵巢功能衰竭。

(2) 阴道细胞学涂片：阴道脱落细胞以底、中层细胞为主。

(3) 盆腔超声、CT、磁共振检查：可展示子宫和卵巢全貌以排除妇科器质性疾病。B型超声检查可排除子宫、卵巢肿瘤，了解子宫内膜厚度。

(4) 测定骨密度等，了解有无骨质疏松。

(二) 鉴别诊断

1. 高血压

舒张压及收缩压持续升高 (>140/90mmHg)，常合并有心、脑、肾等器官病变，更年期综合征患者血压不稳定，呈波动状态。

2. 冠心病

心电图异常，胸前区疼痛，服用硝酸甘油症状可缓解，而更年期综合征患者胸闷、胸痛时服用硝酸甘油无效。

3. 甲状腺功能亢进症

甲状腺功能亢进症患者血清TSH减低、FT4增高，而更年期综合征患者甲状腺功能正常。

4. 更年期精神病

更年期精神病患者以精神神经症状为最主要临床表现，往往较更年期综合征者的精神神经症状严重。

五、治疗

(一) 西医治疗

1. 一般治疗

围绝经期女性的生活方式应规律，饮食结构上应增加蛋白质及纤维素类食物的摄入，低盐饮食，减少高脂肪、高热量食物的摄入，健康饮食；鼓励患者适当锻炼，增强机体免疫力，又能使生活充实，有益于身心健康；增加日晒时间，有助于防止老年性骨质疏松；围绝经期妇女应戒烟、限制饮酒，少量饮酒的确可以对人体起到一定的积极作用，但过量饮酒不仅损害肝脏，增加心血管疾病的风险。

2. 激素替代疗法 (HRT)

HRT 是目前西医治疗更年期综合征的主要治疗方法，更年期综合征发病机制主要在于卵巢功能减退、性激素水平下降，因此，补充雌激素治疗更年期综合征是最直接的做法。

(1) 口服用药：包括单用雌激素，主要药物有戊酸雌二醇 (补佳乐)；单用孕激素，周期使用，主要药物有甲羟孕酮 (安宫黄体酮)、地屈孕酮等；雌孕激素联合用药，可分为连续联合用药和序贯用药两种，连续联合用药方法是不间断联合应用雌孕激素，主要针对不愿意有月经或年龄较大的围绝经期妇女，可避免周期性出血，序贯用药是在使用雌激素的基础上，模拟生理周期，每月加用 10~14d 的孕激素，停药 2~7d 有预期地计划性出血，主要适于绝经早期或年龄较轻或愿意来月经的妇女，常用药物有利维爱 (替勃龙片)、克龄蒙 (戊酸雌二醇片/雌二醇环丙孕酮片复合包装)、倍美罗 (复方雌孕片 III)；选择性雌激素受体调节剂：雷洛昔芬 (易维特) 是一种具有雌激素激动和拮抗双重作用的一类药物，其对骨骼和心血管系统有雌激素样的保护作用，而对乳腺和子宫内膜组织则呈现拮抗雌激素，主要用于预防和治疗绝经后妇女骨质疏松症。

(2) 经皮肤给药和经阴道给药：经皮肤给药要有皮肤贴膜和涂胶，常用药物如雌二醇皮贴 (每日释放雌二醇，每周一贴)；雌二醇凝胶 (含 0.75mg 17β-雌二醇，每日经皮涂抹 1.25mg)；经阴道给药主要用于改善由于低雌激素所引起的外阴阴道萎缩症状等，药物有：雌三醇乳膏 (欧维婷)、雌三醇栓、雌二醇阴道环等。

3. 非激素治疗

如黑升麻提取物 (莉芙敏)，其与雌孕激素疗效相似；对血管舒缩性症状及精神神经症状，可用帕罗西汀、氟西汀 (5-羟色胺再摄取抑制剂) 等药物；对失眠较重患者，可选用适量镇静药以助眠，如艾司唑仑、右佐匹克隆、可乐定、利眠灵等；为防治骨质疏松，可服用钙剂，如碳酸钙、磷酸钙等以及维生素 D、降钙素等制剂。临床上常用谷维素治疗围绝经期综合征，其主要作用于间脑的自主神经系统和内分泌中枢，能够调节自主神经功能、平衡内分泌系统。

(二) 中医治疗

1. 辨证治疗

(1) 肝肾阴虚证

症状：绝经前后，月经紊乱，月经提前，量或多或少，经色鲜红；烘热汗出，眩晕耳鸣，目涩，五心烦热，口燥咽干，失眠多梦，健忘，腰膝酸痛，阴部干涩，或皮肤干燥、瘙痒、感觉异常，溲黄便秘。舌红，少苔，脉细数。

治法：滋养肝肾，育阴潜阳。

方药：杞菊地黄丸（《医级》）去泽泻加减。枸杞子、菊花、熟地黄、山药、山茱萸、牡丹皮、茯苓等。

(2) 肾虚肝郁证

症状：绝经前后，月经紊乱，烘热汗出，精神抑郁；胸闷叹息，烦躁易怒，睡眠不安，大便时干时溏。舌红，苔薄白或薄黄，脉沉弦或细弦。

治法：滋肾养阴，疏肝解郁。

方药：一贯煎（《续名医类案》）加减。地黄、北沙参、麦冬、当归、枸杞子、川楝子、柴胡等。

(3) 心肾不交证

症状：绝经前后，月经紊乱，烘热汗出；心悸怔忡，心烦不宁，失眠健忘，多梦易惊，腰膝疲软，精神涣散，思维迟缓。舌红，少苔，脉细或细数。

治法：滋阴降火，补肾宁心。

方药：天王补心丹（《摄生秘剖》）加减。玄参、当归、天冬、麦冬、丹参、茯苓、五味子、远志、桔梗、酸枣仁、地黄、柏子仁、太子参、桑椹。

(4) 肾阴阳两虚证

症状：绝经前后，月经紊乱，经色暗或淡红，时而烘热，时而畏寒；自汗，盗汗，头晕耳鸣，失眠健忘，腰背冷痛，足跟痛，浮肿便溏，小便频数。舌淡，苔白，脉沉细弱。

治法：补肾，调补冲任。

方药：二仙汤（《中医方剂临床手册》）合二至丸（《医方集解》）。仙茅、淫羊藿、巴戟天、黄柏、知母、当归、女贞子、墨旱莲。

2. 中成药

(1) 六味地黄丸，可适用于肾阴虚证。

(2) 杞菊地黄丸，可适用于肝肾阴虚证。

(3) 坤宝丸，可适用于肝肾阴虚证。

(4) 坤泰胶囊，可适用于心肾不交证。

(5) 龙凤宝胶囊，可适用于肾阳虚证。

3. 其他疗法

（1）针灸疗法是中医特色治疗妇女更年期综合征的有效方法之一。针灸推拿调理，常取足三阴经和冲任二脉穴位，穴位有：关元、中极、子宫、三阴交、神门、百会、太冲、内关、肾俞、足三里、太溪、合谷。孙星亮以耳穴压豆治疗更年期综合征，取穴：心、肾、肝、内生殖器、皮质下、神门、内分泌。

（2）穴位贴敷疗法可以使药物作用于患者机体体表的某一个部位，对局部的神经感受器产生一定的刺激作用，通过神经所具有的反射机制，使机体的免疫功能提高，对神经和体液调节功能起到积极的促进作用，进而使组织功能得到改善。

六、张定华主任医师治疗本病的学术思想及用药特点

张定华主任医师认为先天肾气不足、阴血失养、情志不遂、起居无常为本病病因，强调这种因雌激素水平的下降而导致内分泌紊乱的主要病机为肝肾阴虚、气机不畅。《黄帝内经》曰"年过四十，阴气自半"，可见阴精亏虚会随着年龄的增长不断加重并伴随着大多数人的后半生，而肾主封藏，肾为人体精气的储存之处，维持生命的能量都存于肾，肾阴是一身元阴的根本，从某种意义上来讲，可以把肾阴理解为人体阴精的仓库，肾有向内收聚的功能，所存的能量提供给其他系统，让其他系统发挥正常的生命功能，人的生命才能保持正常，所以中医学称肾为"根本"。肝主藏血，并不是说肝能储存藏血，是指肝调动肾中阴气的表现，因为肝血是由肾精所化，明末名医李中梓的《医宗必读》把这种关系称为"乙葵同源"。根据五行相生原理，则肾为肝之母，母能令子虚。《张氏医通》曰："气不耗，归精于肾而为精，精不泻，归精于肝而为清血。"张介宾《类经·藏相类》云："肝肾为子母，其气相通也。"肝肾阴虚，又精血同源，则会导致血虚，血行不畅，久而形成瘀血，瘀血进一步阻滞经络循行，则会出现阴阳不相交融，阳亢于上，阴虚于下，形成失眠、头晕、烘热汗出、腰膝酸软等症状，若情志不遂、起居无常则会出现肝气郁结进一步消耗阴精，阴精亏虚阻滞气机不畅，所以更年期综合征与肝肾阴虚有密切关系，本病本虚标实，须滋补肝肾、通达气机。

基于更年期综合征病机以肝肾阴虚、气机不畅为主，张定华主任医师倡导以滋补肝肾、通达气机为法，以自拟更年康方加减治疗本病，基本组成为：生地30g，山萸肉30g，当归15g，白芍15g，醋香附15g，丹参20g，丹皮15g，酸枣仁30g，柴胡10g，仙鹤草30g。本方以生地、山萸肉为君，生地味甘、苦，性寒，甘苦化咸，咸味具有滋阴补肾的功效。冯兆张认为"地黄专入肾而滋天一之真水，其兼补肝者，因滋肾而旁及也"，它具有较强的收藏能力，同时又含有大量的阴精，为肾的收藏提供物质保障。药理学研究发现，地黄对血液系统、心脑血管系统、中枢神经系统和免疫系统有显著调节作用；山萸肉性味酸，微平，入肝、肾经，酸能收，质润能养，性平质沉能主降，肝肾同源属下焦，肾为一身之精气收藏之所，山茱萸酸

性收涩，能收涣散之精气。《名医别录》："强阴，益精，安五脏，通九窍，止小便利，明目，强力。"不外固肾收肝而已，本品甘酸温润，能补能收，除长于收敛固涩之外，入肝肾经，既可补肝肾之阴，又能温补肾阳，故为平补肝肾、收敛固涩之良药。药理研究山茱萸主要集中在免疫系统、循环系统、神经系统及泌尿系统，具有抗肿瘤、保护心肌、降血糖、调节骨代谢、保护神经元、抗氧化、保护肝脏、调控视黄醇、抗衰老、抗炎等多种药理作用。中国传统医学温病学派——清代吴鞠通创立三焦辨证，其大法的原文是"治上焦如羽（非轻不举），治中焦如衡（非平不安），治下焦如权（非重不沉）"，故张定华主任医师选用大剂量生地、山萸肉作为君药，二者一补一收，收补结合以增强滋补肝肾的功能。当归、白芍、醋香附、丹参为臣药，其中当归味甘而重，其气轻而辛，故又能行血，行中有补，在现代社会中医治疗慢性病比古代要多，而且人的体质不如古人结实，故更适合用当归这些柔润的药物来调肝，现代药理研究当归中的黄酮类和苯酞类两种化学成分均具有较强的抗氧化作用；白芍味酸、微苦，性微寒，白芍总是酸多苦少，以收敛为主，其酸寒收敛，质沉微苦而能降泻，所以对于肝阴虚有热多用之；香附味辛、微苦，性平，入肝、三焦经，《本草纲目》"兼行十二经"，《医学启源》"快气"，李杲"治一切气"，香附性平而质沉，性主降，其药力以向下行为主；丹参味辛、苦，性凉，以苦为主而带辛，苦凉能泻，所以丹参能清热，辛能通，所以能行血脉；丹参清血中之火，故能安神定志。四药补中有行，通达气机。丹皮、酸枣仁、仙鹤草、柴胡为佐，其中牡丹皮辛、寒，入肝经，从下向上升散，辛能疏散而不消耗肾阴，肾虚行血不畅，行血不畅则易化热而产生伏热，所以用牡丹皮凉血行血去伏热，恢复肾的基本生理功能；酸枣仁质重多脂而能润、能降，肝苦急，食甘则肝缓，《别录》"补中，益肝气，坚筋骨"；柴胡疏通气血，开腠理三焦，领邪气外出而除寒热，二者增强滋补肝肾之功的同时又不滞涩。张定华主任医师在多年临床经验中发现单纯用补肾药，效果不会理想，在补肾固肾的基础上加用健脾补气药，效果明显增加，故用仙鹤草为佐，性质平和，可升可降，可收可散，收敛之中，含有通达气血之意。收敛而不留邪，祛邪而不伤正，补虚不留滞，功能健脾补肾、调补气血，且补而不腻。四药共同加强补肾之功又可通达气机。全方补中有动，动中有补，共奏滋补肝肾、通达气机之效，对肝肾阴虚型更年期综合征疗效甚佳。

加减：烘热汗出较多者，加青蒿15g、鳖甲15g取其青蒿鳖甲汤之意，青蒿芳香而辛苦寒，可透络清热，从而引邪外出。鳖甲性微寒而味咸，属阴，有退热除蒸、潜阳滋阴之效，鳖甲领青蒿能直入阴分，青蒿领鳖甲可出阳分，透热与养阴并行，使得阴分伏热得以外达，内清而外透，有先入后出之妙；寐差严重者，酸枣仁加至40g，加煅牡蛎30g，牡蛎性凉质润偏于清热滋阴，质重潜镇有潜阳入阴、收敛招纳之功，一方面可以增强滋阴清热的效果，另一方面重镇安神改善睡眠质量；月经量多者，加用藕节炭15g、地榆炭15g，上述两药物性凉而不伤阴，药物经过炭制后，其寒凉或者辛温之性有所减弱，而收涩止血之力有所增强，又避免止血留瘀伤正之弊。

七、张定华主任医师治疗本病的典型案例

患者方某，女，49 岁。2022 年 3 月 26 日初诊。患者自诉近 3 个月出现月经紊乱、寐差、莫名烦躁、烘热汗出、情绪低落。某医院查性激素：血清雌二醇(E2) 60pg/ml，促卵泡素 (FSH)150IU/L。诊断为：女性更年期综合征。治疗予：谷维素 30mg，3 次/d，服用 1 月后患者整夜不能入睡、汗出未减少，严重影响自身生活。于 2022 年 4 月 26 日转求中医诊治，遂就诊于我院。诉月经时多时少，经期不规则 3 月余，烘热汗出，汗出后热未减，寐差，头晕，烦躁易怒，自觉口干口渴，手足心热，大便干涩、小便量少、色黄。舌瘦薄，苔燥，边尖红，脉细数。查性激素：血清雌二醇(E2)55pg/ml，促卵泡素(FSH)162IU/L。诊断为：女性更年期综合征，辨证属：肝肾阴虚证。治疗予：百乐眠 4 粒，睡前口服以改善睡眠；更年康方加减，中药处方如下：生地 30g，山萸肉 30g，当归 15g，生白芍 30g，醋香附 15g，丹参 20g，丹皮 15g，酸枣仁 30g，柴胡 10g，仙鹤草 30g，郁李仁 30g，黄芩 10g，天花粉 15g，黄芪 30g。共 7 剂，免煎颗粒冲服，早晚饭后各一格 200ml 温服。

2022 年 5 月 2 日二诊：诉夜晚可睡 4~5h，头晕、汗出减少，口干口渴、手足心热减轻，大便稍有好转。舌尖红，苔燥稍有津液，脉细数有力。上方基础上加柏子仁 30g，酸枣仁加到 40g 以增强滋阴养血之功，共 14 剂。

2022 年 5 月 16 日三诊：诉夜寐可达 6~7h，头晕、烘热汗出明显好转，烦躁易怒大幅度改善，二便调。舌红，苔润燥，脉细数有力。二诊方基础上加墨旱莲 15g、女贞子 20g 以奏滋补肝肾之阴，同时二者滋而不腻，共 7 剂，停百乐眠胶囊。

参考文献

[1]张晓静,冶尕西,季德江,等.近 5 年卵巢早衰的发病机制及中西医治疗进展[J].实用中医内科杂志,2022,36(12):79-82.

[2]肖承悰.国际中医临床实践指南更年期综合征(2020-10-11)[J].世界中医药,2021,16(2):190-192.

[3]《中成药治疗优势病种临床应用指南》标准化项目组.中成药治疗更年期综合征临床应用指南(2020 年)[J].中国中西医结合杂志,2021,41(4):418-426.

[4]武验兵,逯保忠,杨必安,等.女性更年期综合征的中医诊治[J].中医杂志,2010,51(S2):105-106.

第五章　杂　病

第一节　便　秘

一、概念

（一）西医概念

便秘表现为排便次数减少、粪便干硬和（或）排便困难。排便次数减少指每周排便少于 3 次。排便困难包括排便费力、排出困难、排便不尽感、排便费时以及需手法辅助排便。慢性便秘的病程至少为 6 个月。功能性便秘（FC）是常见的功能性胃肠病之一。

（二）中医概念

便秘，是以大便排出困难，排便周期延长，或周期不长，但粪质干结，排出艰难，或粪质不硬，虽频有便意，但排便不畅为主要表现的病证。

二、流行病学

近年来，随着人们饮食结构改变、生活节奏加快和社会心理因素的影响，慢性便秘的患病率呈逐年上升的趋势。有一项对社区人群进行的流行病学研究显示，我国成人慢性便秘的患病率为 4%~6%[1]，随着年龄增长本病的患病率也有所升高，其中 60 岁以上人群慢性便秘患病率可高达 22%[2]。既往对成年人群的流行病学调查显示，功能性便秘一般好发于女性，但有系统综述表明多数针对未成年人的研究提示，男、女生功能性便秘的患病率无差异[3]。上海市崇明区中学生功能性便秘患病率为 13.95%[4]。便秘的患者相比较正常人更容易产生焦虑、抑郁、烦躁等的负面情绪状态，负面的心理状态又与慢性便秘互为因果，使得该类患者罹患焦虑症、抑郁症或生理心理障碍的概率增加，与此同时焦虑抑郁状态的人更易受到慢性便秘带来的困扰，从而加重病情的发展。

三、发病机制

(一) 西医发病机制

1. 肠道微环境破坏

目前已有超过 400 种的肠道内菌群被人类所悉知[5]，这些肠道微生物可以调节肠道免疫系统，影响肠道动力，它们共同维持肠管内微生物生存环境的稳定状态，任何可以破坏这种微环境稳态的因素都可能诱发胃肠疾病。

2. 肌肉运动功能障碍

排便活动的正常进行需要肠管节段性和推进性收缩以及盆底肌、肛门括约肌、腹部肌肉等共同协作完成，肌肉运动功能障碍可导致排便活动异常。有研究显示，功能性消化障碍的患者由于排便过程中出现直肠、肛门括约肌收缩异常等肌肉运动功能障碍而发生便秘，患有耻骨直肠肌痉挛综合征的人也可出现功能性消化障碍的症状。

3. 肠道神经系统调节异常

"脑-肠"轴可通过释放在胃肠和神经系统双重分布的脑肠肽，如血管活性肠肽会抑制胃肠蠕动，而 5-羟色胺则能加速乙酰胆碱释放从而加快胃肠蠕动。胃动素、P 物质则可提高细胞内钙离子浓度，且胃动素还可促进 5-羟色胺分泌，进而加快胃肠蠕动和收缩。大脑还可以通过调控胃肠蠕动、肠道黏膜的通透性及影响相关信号通路来调节肠道菌群。

4. 水通道蛋白表达异常

水通道蛋白在人体水液代谢方面起着重要作用，发挥了选择性传递消化道内水分子跨膜转运的中介作用，因而影响粪便中的水分含量，其表达水平的异常可导致便秘发生。

(二) 中医发病机制

便秘的病因多与感受外邪、饮食不节、情志失调、素体阳盛、年老体虚有关。病位主要在大肠，涉及脾、胃、肺、肝、肾等多个脏腑。基本病机是大肠传导失常。胃与肠相连，胃热炽盛，下传大肠，燔灼津液，大肠热盛，燥屎内结，可成便秘；肺与大肠相表里，肺之燥热下移大肠，则大肠传导功能失常，而成便秘；肝主疏泄气机，若肝气郁滞，则气滞不行，腑气不能畅通；肾主五液而司二便，若肾阴不足，则肠道失润，若肾阳不足则大肠失于温煦而传送无力，大便不通。以上原因均可发为本病。

便秘的病性可概括为虚、实两个方面。热秘、气秘、冷秘属实，气血阴阳亏虚所致者属虚。虚实之间常常相互兼夹或相互转化。如肠胃积热与气机郁滞可以并见，阴寒积滞与阳气虚衰可以相兼，气秘日久，久而化火，可转化成热秘。阳虚秘者，如温燥太过，津液耗伤，可转化为阴虚秘，或久病阳损及阴，则可见阴阳俱虚之证。

四、诊断及鉴别诊断

（一）西医诊断标准及鉴别诊断

参照 2016 年《罗马Ⅳ诊断标准》[6]制定：

1. 诊断标准

便秘病史不少于 6 个月而且近 3 个月有便秘症状出现。至少必备以下 2 条：排便费力感次数>25%；排便为块状便或硬便次数>25%；排便不尽感次数>25%；排便有肛门直肠的阻塞感次数>25%；排便需要用手帮助次数>25%；排便次数<3 次/周。

（1）不用导泻药物极少见稀便。

（2）不符合 IBS-C 的诊断。

（3）排除器质性病变引起的便秘。

（4）符合 OIC 诊断标准的患者，不应该诊断为 FC。

2. 鉴别诊断

（1）肠结：两者皆有大便秘结。肠结多为急病，因大肠通降受阻所致，表现为腹部疼痛拒按，大便完全不通，且无矢气和肠鸣音，严重者可吐出粪便。而便秘多为慢性久病，因大肠传导失常所致，表现为大便干结难行，偶伴腹胀，饮食减少，恶心呕吐，有矢气和肠鸣音。

（2）积聚：两者皆有腹部包块。积聚的包块在腹部各处均可出现，形状不定，多与肠形不一致，与排便无关。而便秘者所致包块常出现在左下腹，可扪及条索状物，与肠形一致，压之变形，排便后消失或减少。

（二）中医诊断标准

1. 排便次数每周少于 3 次，或周期不长，但粪质干结，排出艰难，或粪质不硬，虽频有便意，但排便不畅。

2. 粪便的望诊及腹部触诊、大便常规、潜血试验、肛门指诊、钡灌肠或气钡造影、纤维结肠镜检查等有助于便秘的诊断。

五、治疗

（一）西医治疗

1. 一般治疗

FC 患者应养成良好的膳食、生活习惯并注重情绪调控。膳食纤维具有亲水性，FC 患者增加水果、蔬菜等高纤维营养素食物和水的补充能够增加粪便容量从而增加胃肠运动的刺激性。同时 FC 患者应当保持排便规律和心理健康，并增加体育锻炼。

2. 促动力药

以莫沙比利、伊托必利等为代表的临床促动力药物为 5-HT$_4$受体激动剂。

3. 泻剂

（1）容积性泻剂：常见的有甲基纤维素等包含纤维素和欧车前的各种制剂，容易获得且对粪便呈干结状态的患者效果较好。

（2）渗透性泻剂：常用渗透性泻剂有乳果糖、硫酸镁、聚乙二醇等，可吸收大量水分维持肠管内高渗透状态，加快了肠道转运。

（3）润滑性泻剂：润滑性泻剂（石蜡、甘油等）可通过润滑肠壁，阻止粪便在肠管中水分流失而有利于其排出，虽然作用温和，但不宜长期使用。

（4）刺激性泻剂：大黄、芦荟等蒽醌类刺激性泻剂作用强烈，通过刺激胃肠道蠕动及肠液分泌发挥导泻作用。

4. 微生态制剂

通过口服益生菌制剂或采用粪菌移植方式抑制肠道有害菌群生长，保持 FC 患者的肠道微环境稳态，其常与促动力药、渗透性泻剂等联合使用。

5. 生物反馈疗法

这是一种心理治疗手段，可用于治疗多种疾病，也可用于治疗便秘，但常用于治疗盆底失弛缓型便秘，通过对肌电信号的视听转化，对中枢神经系统进行调节，使患者有意识地控制排便活动。

6. 结肠水疗

采用结肠水疗仪将温水缓慢注入肠道中，具有清洁肠道、软化大便、刺激胃肠蠕动的多重作用。

7. 手术治疗

在药物等非手术治疗手段不能解除 FC 患者痛苦时，可以考虑手术治疗，而现今微创技术的普及使腹腔镜手术越来越受到大众认可。

（二）中医治疗

便秘多为慢性久病，表现为大便干结难行，故润肠通便是治疗便秘的基本法则，在此基础之上，结合其气血阴阳之表现进行辨证论治。因气虚而秘者，宜益气润肠；因血虚便秘者，宜养血润燥；因阴虚而秘者，宜滋阴增液；因阳虚而秘者，宜温通开秘。

1. 胃肠积热证

症状：大便干结，腹胀或痛，口干口臭，面红心烦，或有身热，小便短赤。舌红，苔黄燥，脉滑数。

治法：泻热导滞，润肠通便。

方药：麻子仁丸（《伤寒论》）加减。麻子仁、枳实、厚朴、大黄、杏仁、芍药等。

2. 气机郁滞证

症状：大便干结，或不甚干结，欲便不得出，或便后不爽，肠鸣矢气，嗳气频作，胁腹痞满胀痛。苔薄腻，脉弦。

治法：顺气导滞，降逆通便。

方药：六磨汤（《世医得效方》）加减。槟榔、沉香、木香、乌药、大黄、枳壳等。

3. 阴寒积滞证

症状：大便艰涩，腹痛拘急，胀满拒按，胁下偏痛，手足不温，呃逆呕吐。苔白腻，脉弦紧。

治法：温里散寒，通便止痛。

方药：温脾汤（《千金备急方》）加减。附子、大黄、芒硝、当归、干姜、人参、甘草等。

4. 肺脾气虚证

症状：大便不干，排出困难，用力努挣则汗出气短，便后乏力，面白神疲，倦怠懒言。舌淡苔白，脉弱。

治法：补脾益肺，润肠通便。

方药：黄芪汤（《金匮翼》）加减。黄芪、麻仁、白蜜、陈皮等。

5. 阴血亏虚证

症状：大便干结，面色无华，皮肤干燥，头晕目眩，心悸气短，健忘失眠，口唇色淡。舌淡少苔，脉细。

治法：养血滋阴，润燥通便。

选方：润肠丸（《脾胃论》）加减。火麻仁、桃仁、大黄、当归、羌活等。

6. 阴虚火旺证

症状：大便干结，形体消瘦，头晕耳鸣，两颧潮红，心烦少寐，潮热盗汗，腰膝酸软。舌红少苔，脉细。

治法：滋阴增液，润肠通便。

选方：增液汤（《温病条辨》）加减。玄参、麦冬、生地等。

7. 脾肾阳虚证

症状：大便排出困难，小便清长，面色㿠白，四肢不温，腹中冷痛，腰膝酸冷。舌淡苔白，脉沉迟。

治法：补肾温阳，润肠通便。

选方：济川煎（《景岳全书》）加减。当归、牛膝、肉苁蓉、泽泻、升麻、枳壳等。

治疗便秘时，在选择润肠通便相关药物时，火麻仁、杏仁、桃仁、瓜蒌仁等可酌情使用，并依据患者不同临床表现进行选择。阴血不足可选择麦冬、桑椹、当归、生地等；舌苔腻者，生白术较大剂量应用；伴见湿热表现者，加虎杖等。

六腑者泻而不藏，以通为常。邪与食结，留滞胃肠，当通下以除邪滞，但不可单用通下，必须审证求因，审因论治，才能从根本上治愈。大承气汤是通下法的代表方剂，本方泻下药与行气药并用，具有峻下热结的功效，适用于以痞、满、燥、实四证及脉实为辨证依据的阳明腑实证、热结旁流证等。尤适于辨证论治效果欠佳的肠道热结者。本方使用时注意芒硝冲服，生大黄后下，方能起到峻下作用。因本方作用峻猛，气虚阴亏，或表证未解者均不宜使用，且应中病即止，过则伤正。

便秘日久，气机阻滞，腹胀而痛，呕吐者，应辨寒热，或温下，或寒下，年老体弱者还需配合扶正。便秘有时往往引起头晕、头胀痛、失眠、烦躁易怒等，又需宣清肝通便，草决明、芦荟为常用之品。大便干燥，除引起肛裂出血外，还因过度用力努挣，诱发疝气，又需随证施治。对于年老体虚，服药不应的便秘患者，目前临床多采用中药灌肠的方法，将相应的口服方剂煎成150~200ml，去渣，温度控制在37℃左右，把导管插入肛门内约15cm，缓慢推注或滴注药液，保留20min后，排出大便。

六、张定华主任医师治疗本病的学术思想及用药特点

张定华主任医师认为慢性便秘的发生与脏腑功能失调与气血津液盈亏息息相关，在其共同作用下导致机体气化失常、气机不畅、津液亏虚而发为本病。润肠通便是治疗便秘的基本法则。饮食失节，脾升胃降的功能受损，胃气不能通降，肠道津液输布失常，糟粕内停，发为便秘；肺与大肠相表里，感受外邪或肺脏虚损，无以宣发肃降，影响大肠的气机通滞，发为便秘；肾主水，主一身阴阳之根本，肾藏不足，阳气阴精亏虚，大肠失于濡润与推动，则可发为肾虚津亏肠燥之便秘。

治疗方面，张定华主任医师强调的"通下"不是以芒硝、大黄等峻下药一味攻下，而应溯源便秘的病因病机，或以补法通便，或攻法通便，或攻补兼施；认为本病应以虚实寒热为纲，辨证论治。如热秘之津亏肠燥者，其症多见便结溺赤，口干口臭，可用麻子仁丸润肠泻热通便；如便秘伴平素情志抑郁、胁痛腹胀者，为肝脾气滞之征象，应注重调畅气机，治以疏肝理脾、调气通便，方用大柴胡汤加减；若饮食不节，食则腹胀，大便数日一解，易于疲劳者，应责之肺脾气虚，当塞因塞用，治以补气通便，方用补中益气汤，佐以理肺行气之品，如蜜紫菀、苦杏仁、木香等；如粪质干结，口干喜饮，且形瘦盗汗，舌淡或红而干，脉细而数，证属阴虚血燥，治以滋养润燥，兼佐理气之品，常用增液汤加当归、火麻仁、枳壳等；如虚坐努责，伴有肢冷畏寒，头晕腰酸，舌淡脉沉者，阳虚之征已显，需用济川煎加菟丝子、淫羊藿等以温肾助阳、润肠通便。不仅如此，张定华主任医师还结合甘肃地区的气候特点、人群体质特征用药，指导患者正确饮食搭配，疗效颇佳。

七、张定华主任医师治疗本病的典型案例

患者郅某，女，60岁。2021年11月1日，初诊。主诉：大便秘结10余年，加

重伴腹痛 3 月余。刻下症见：大便干结难下，3~4d 1 次，排出困难费力，喜按，下腹部坠胀，时感拘急，善叹息，纳差，没有食欲，夜间潮热，夜尿频。舌暗红，苔黄腻，脉沉细。西医诊断：慢性便秘；中医诊断：便秘。辨证：脾肾两虚，湿热内蕴证。治法：补益脾肾，清利湿热。处方：党参 20g，黄芪 30g，白术 20g，茯苓 20g，龙骨 20g（先煎），牡蛎 20g（先煎），黄连 10g，麦芽 30g，枳壳 15g，厚朴 15g，菟丝子 20g，淫羊藿 10g，炙甘草 10g，瓜蒌 20g，桃仁 10g，夜交藤 20g，合欢皮 30g，野菊花 20g。7 剂，每日 1 剂，水煎服，早晚分两次温服。

2021 年 11 月 8 日二诊：大便稍干结，量少，2d 一行，排出较前顺畅。腹胀减轻，情绪好转，口舌麻木，食欲欠佳，嗳气，口干不欲饮，腰困，睡眠浅，小便基本正常。舌质暗，苔黄腻，脉细。处方：去菟丝子、淫羊藿，加栀子 15g、鸡内金 20g、杜仲 15g、薏苡仁 30g、柏子仁 20g。7 剂，煎服法同上。

2021 年 11 月 16 日三诊：大便质地较前稍软，每日 1 次，排出较为顺畅。食后腹胀明显，喜温喜按，入睡困难，需 1h 左右入睡，小便色黄。舌质暗红，苔薄黄腻，脉细。处方：去党参、黄连、桃仁，加酸枣仁 20g、香附 10g、白芍 15g、枳壳 20g。7 剂，煎服法同上。

2021 年 11 月 24 日四诊：上 7 剂药服后患者诸症改善，排便顺畅，质软成条状，每日 1 次。腹胀明显好转，纳可，睡眠可。予香砂养胃丸口服，每次 8 丸，每日 3 次，1 个月，以健脾理气，以防复发。

2022 年 2 月 20 日电话随访，患者诉粪质成条状，排出顺畅，2d 一行，知饥纳可，睡眠浅，时有加重，小便调。后另立新法、拟新方治疗不寐之症。

按语：此案为胃肠同病，证属脾肾两虚、湿热内蕴，本虚标实。舌暗红、苔黄腻、脉沉细，为湿热夹虚之征象，可为佐证。肾总司脏腑气化，且“开窍于二阴”，大肠的气机升降出入运动与津液代谢需由肾之气化来调控；患者年过七七之数，肾气已虚，气化不利，津液凝滞，而肠失濡润，故易发便秘；且患者平素饮食不节、情志怫郁，致脾胃纳运失调、升降反常、燥湿不济，久则湿邪内生，郁而化热。六腑以通为用，以降为顺，湿热中阻，影响胃肠气机通降，加重便秘。治当虚实兼顾，宜健脾益肾、升清降浊，兼以清利湿热。方中黄芪、党参、白术益气健脾通便，菟丝子、淫羊藿温补肾阳，五药合用，脾肾并补，以治本虚，共为君药。厚朴、枳壳疏肝理气，瓜蒌降气通便，黄连清热燥湿，四药合奏理气清热、升清降浊之功，以除标实，同臣药。龙骨、牡蛎安神，收敛固涩，且可抑制胃酸，重镇安神；麦芽消导助运，可防君药滋腻，又防龙骨、牡蛎碍胃；桃仁质润通便，还可化瘀；野菊花疏肝解郁，清热燥湿；合欢皮、夜交藤解郁安神均为佐药。使药炙甘草调和诸药。全方扶正祛邪并举，气机升降共调，合奏健脾益肾、升清降浊之功。因此案患者病机复杂，故后期治疗根据患者病情变化随证加减，标本并治，以图全功。四诊时，脘闷疼痛消失，知饥纳可，以香砂养胃丸善后。该例患者治疗上健脾、醒脾以助脾升，消食和胃以助胃降，益肾温阳以消浊阴，终得升降平，诸症消。

参考文献

[1]熊理守,陈湖,陈惠新,等.广东省社区人群慢性便秘的流行病学研究[J].中华消化杂志,2004,24(8):488-491.

[2]刘智勇,杨关根,沈忠,等.杭州市城区便秘流行病学调查[J].中华消化杂志,2004,24(7):435-436.

[3]vanden Berg Maartje M,Benninga MA,Di Lorenzo C.Epidemiology of childhood constipation:asystematic review[J].The Americanjournal of gastroenterology,2006,101(10):2401-2409.

[4]庄羽骁,许俊,周红艳,等.上海市崇明区中学生功能性便秘筛查状况[J].中国学校卫生,2022,43(9):1391-1395.

[5]徐娜娜,范文廷,毕茹茹,等.功能性便秘患者肠道菌群分析及肠道菌群调节作用的研究进展[J].临床检验杂志,2018,36(1):34-36.

[6]俞汀,姜柳琴,林琳.功能性便秘的新认识——罗马Ⅳ标准更新点解读[J].中华胃肠外科杂志,2017,20(12):1334-1338.

第二节　不　寐

一、概念

（一）西医概念

失眠症是在睡眠时间充足且环境适宜时发生入睡困难或睡眠维持困难，导致日间功能障碍的神经精神疾病，其主要症状为频繁觉醒、早醒、入睡困难和非恢复性睡眠。失眠症可分为慢性失眠症、短期失眠症及其他类型的失眠症。

（二）中医概念

不寐是指以经常不能获得正常睡眠为特征的一类病证，主要表现为睡眠时间、深度的不足。轻则入睡困难，或寐而不酣，时寐时醒，或醒后不能再寐；重则彻夜不寐。

二、流行病学

中国睡眠研究会曾经在6个城市进行的一项研究调查表明，在中国内地成人中失眠症状患者人数高达57%[1]。中华医学会神经病学分会睡眠障碍学组通过调查给出的报告结果显示：在一个随机进行的调查中表示，在过去的1个月中，有45.4%的被调查者经历了不同程度的失眠[2]。成人中符合失眠症诊断标准的患者高达10%~15%，而且失眠症往往呈慢性化病程，近半数严重失眠病程可持续10年以上。甘肃省成年人轻度失眠的发生率为11.4%，中度失眠发生率为6.6%，重度失眠发生率为4.3%[3]。随着人口老龄化的加重，科技的发展和节奏的加快，失眠发生率呈现出逐步上升的趋势。据一项研究表明，在 57 298 名参与者中，有 11.3% 的人群被诊断为失眠，且不同地点之间的患病率存在显著差异[4]。中国 40~65 岁女性人群睡眠障碍的总检出率为 46.87%，远远高于其他欧美国家。长时间失眠，得不到有效的休息，使得神经–内分泌功能紊乱，血液循环不畅，并且增高了罹患心脑血管疾病的风险，像高血压、心肌梗死、中风等。有研究证实，睡眠时间不足 5h 的人患糖尿病的风险比正常睡眠人群患病风险高出 2.5 倍，失眠人群患代谢综合征的概率也会更高[5]。睡眠质量不高会导致思维清晰度下降、易怒焦虑和免疫系统功能下降等不良反应；不良睡眠还可导致出现手脚心多汗、心跳加快、呼吸急促、胸闷、四肢乏力和麻木的症状表现，睡眠质量对个体的生理和心理都造成了极大的影响。每年的 3 月 21 日被国际精神卫生和神经科学基金会定为"世界睡眠日"，其目的就是为了唤起全民认识到健康睡眠的重要性。

三、发病机制

（一）西医发病机制

失眠的发病机制比较复杂，目前从以下几个方面为主：

1. 神经递质

神经生理学研究发现神经递质与失眠有着一定的关系，部分神经递质如去甲肾上腺素（NE）、多巴胺（DA）、乙酰胆碱（ACH）等，具有兴奋作用，可以兴奋神经元，对机体有唤醒作用；而另一部分如 5–羟色胺（5–HT）、γ–氨基丁酸（GABA）等又起到抑制作用。中枢神经系统内的神经递质对睡眠—觉醒的调节作用失调而导致失眠。

2. 免疫因素

免疫细胞因子可增加睡眠时长，而抑制它的生物作用就会导致睡眠剥夺，最主要是白细胞介素（IL-1）和肿瘤坏死因子（TNF），它们被认为是主要的睡眠调节物质。

3. 下丘脑–垂体–肾上腺轴（HPA）

是应激反应的主要神经内分泌介质，在调节睡眠中起着重要作用，HPA 活性的增加会促进睡眠碎片化，增加皮质醇水平可能会阻止睡眠的发生。

（二）中医发病机制

不寐多因饮食不节，情志失常，劳倦思虑过度以及病后年迈体虚等因素所致，导致心神不安，神不守舍，脏腑功能紊乱，气血失和，阴阳失调，阴不敛阳而发病。中医认为阴阳失调为不寐的基本病机。《灵枢·口问》曰："阴气尽而阳气盛，则寤矣。"夜晚卫气循行于阴经，阴气盛则入睡，阴虚不纳阳，阳胜不入于阴，阴阳失交而发为不寐。

心主神明，为君主之官，统率人体意识、情志思维活动，而睡眠是人精神意识思维活动的表现形式之一，心神与睡眠较其他五脏关系更为密切。故而本病的病位主要在心，涉及肝、脾、肾。水谷精微化生血液，上奉于心，使心有所养；饮食有度，统摄正常，脾胃则生化不息；情志舒畅，肝气疏泄，肝体柔和；五脏调节有度，精血充足，内藏于肾，肾精上奉于心，阴精内守，卫阳固护，阴平阳秘则神志安宁。若因思虑劳倦、饮食失调，中焦脾胃不和，伤及诸脏，精血暗耗，心神失养，神不内守，阳不入阴而发为失眠。

四、诊断及鉴别诊断

（一）西医诊断标准

1. 诊断标准

（1）患者主诉具有以下一种或多种症状：①入睡困难；②睡眠不能维持较长时间；③入睡后较以往正常时间早醒；④夜晚入睡时无睡意；⑤在没有干预措施的情况下，入睡困难。

（2）患者存在以下一项或多项与夜间睡眠困难有关的症状：①总是感觉疲劳、不适；②注意力、专注力、记忆力等能力下降；③社会、家庭、职业等能力受损，或学习能力下降；④情绪不稳定，处于易激惹状态；⑤白天出现嗜睡症状；⑥行为控制能力出现问题（如出现冲动、攻击等行为）；⑦经常感觉到积极性、精力、动力不足；⑧做事时出现错误及事故的概率升高；⑨患者对自己的睡眠质量不满意，出现过度关注行为。

（3）睡眠或觉醒困难不能单纯地以睡眠时间不足、睡眠环境不合适等情况来解释。

（4）睡眠问题和相关的日间症状发生的频率为每周至少3次。

（5）睡眠问题和相关的日间症状持续时间为至少3个月。

（6）睡眠问题不能以另一种睡眠障碍解释。

2. 鉴别诊断

（1）生理性少寐：多见于老年人，虽少寐早醒，而无明显痛苦，属生理现象。

（2）一过性失眠：在日常生活中常见，一般有明显的诱因，如生活环境的改变、情绪抑郁或服用浓茶、咖啡和药物等引起，病程不长，不属于病态，一般不需要治疗，可以通过自我调节而恢复正常。

（二）中医诊断标准

主症：轻者入睡困难或睡后易醒，醒后不易入睡，重者彻夜难以入睡。

次症：常伴头痛、头昏、心悸、健忘、多梦等症状。

临床常辨证如下：

1. 肝郁血虚证

肝为将军之官，性喜调达而恶抑郁，主疏泄，畅情志，体阴而用阳，肝藏血，血足魂藏于肝而得眠。若因情志所伤，七情郁结，忧思恼怒，肝郁不疏，失于调达，或化火伤阴，精血内耗，或化源不足，肝体失养，皆可使肝气横逆而发病。肝气郁结是因，阴血不足是果，二者相互影响。正如《灵枢·本神》曰："肝藏血，血舍魂，卧则血归于肝而魂归其宅。"《普济本事方》所述："平人肝不受邪，故卧则魂归于肝，神静而得寐。今肝有邪，魂不得归，是以卧则魂扬若离体也。"

2. 阴虚火旺

思虑太过，心血暗耗，虚火上扰，或久病体虚，营阴不足，心血亏虚，或温燥太过，阴虚火旺而致心烦不寐。水亏火旺，引动肝风，风性变动，火热扰动心神则见心神不定，入夜后仍然偏亢而致病。《灵枢·大惑论》曰："夫卫气者，昼日常行于阳，夜行于阴，故阳气尽则卧，阴气尽则寤。"《医效秘传·不得眠》提出："夜以阴为主，阴气盛则目闭而安卧，若阴虚为阳所胜，则终夜烦扰而不眠也。"

3. 心脾两虚

脾胃气机升降可带动全身，脾胃为后天之本，若饮食劳倦伤脾或失眠日久，脾虚气弱，运化不健，脾伤食少，气血生化乏源，营血亏虚，不能上奉于心，心气、心血不足则心病乃生，精神不宁，脾胃衰则诸病丛生，母子同病而发为本病。

4. 心肾不交

心火炎上，肾水趋下，二者相互交感，水火既济，机体处于阴阳平和的状态。若因七情内伤、年迈体虚或先天禀赋不足，耗伤肾阴，肾水不足，不得上济而心火独亢，心火不得下降而肾水偏寒，火水不能相遇，失去了依存关系，阴阳失和，水火不济，心肾不得交通而发生不寐，同时心阴在夜间得不到肾阴的滋养，而致神无所养，加重病情。

5. 痰瘀互结

若饮食不节，宿食停滞，伤及脾胃，脾失健运，聚湿酿痰，痰浊上扰心神而诱发失眠。《黄帝内经》中记载有"胃不和则卧不安"，即脾胃不和，痰湿内扰心神而睡卧不安。《证治要诀》云："有痰在胆经，神不归舍，亦令不寐。"痰浊水饮客于血脉，血行凝滞，气机受阻，痰瘀互结，心神失养，则导致失眠诸症。王清任曾总结道"夜不安者，将卧早起，坐未稳，又欲睡，一夜无宁刻，重者满床乱滚，此血府血瘀"。

6. 心胆气虚

少阳枢机不利，胆气被伤，决断失职，心胆不宁则精神不安，或胆府郁火扰动心神，或由暴受惊恐，导致心虚胆怯，神魂不安，夜不能寐。

五、治疗

（一）西医治疗

西医的治疗方法主要是以下几种方法：

1. 镇静催眠药

苯二氮䓬类（BZDs）药物，通过兴奋中枢苯二氮䓬受体，调节神经元中的γ-氨基丁酸 A 型受体，增加与其受体的结合力而发挥镇静作用，苯二氮䓬类药物有宿醉效应，剂量随着病程的延长而增加，长期使用有依赖性、成瘾性、停药后撤药反应等。现多使用非苯二氮䓬类药物，以唑吡坦、佐匹克隆、艾司佐匹克隆、扎来普隆为其代表药。

2. 褪黑素受体激动剂

褪黑素受体激动剂（雷美替胺、阿戈美拉汀等）被用于许多失眠患者。它在维持睡眠—觉醒周期中起主要作用，提高睡眠质量和日间活动，并维持失眠患者的生理睡眠结构。

3. 食欲素受体拮抗剂

食欲素神经元是大多数促进清醒的神经递质（包括 ACH、组胺、NE 和血清素）的关键控制器，靶向食欲素受体拮抗剂具有相对较少的非特异性作用，已确定其在失眠方面的调节作用，成为治疗疾病的一种新方法。主要有苏沃雷生等。

4. 其他

其他药物如抗抑郁药、抗精神病药，多为联合用药，治疗失眠合并精神障碍类疾病。巴比妥类药物是已知的第一代镇静催眠药，但不良反应多，临床一般不作催眠使用。

5. 非药物治疗

包括认知行为疗法、物理疗法、音乐疗法等，因毒副作用小被患者所青睐。其中，应用最为广泛的为失眠的认知行为治疗。

西医治疗失眠以苯二氮䓬类受体激动剂、食欲素受体拮抗剂、褪黑素受体激动剂和具有催眠效应的抗抑郁药物为主，但服用西药会产生成瘾性，停药时又会出现戒断反应，病情反复等副作用，很难从根本上解决问题。

（二）中医治疗

中医以整体观为指导，辨证论治，临床治疗失眠症疗效确切。王梦光等[6]总结王国斌教授治疗失眠症经验，发现王教授常将失眠症分为阴虚阳亢证、气机不畅证、胆瘀痰扰证、心胆气虚证、肝血不足证、心肾不交证及心脾两虚证等 7 种证型。董宏利[7]用安神定志丸加减（含党参、远志、石菖蒲、焦六曲、醋五味子、茯苓、朱茯神、生龙齿、炒枣仁、首乌藤、煅磁石、煅龙骨、灯心草、甘草）治疗心胆气虚的失眠患者，临床疗效显著。刘行娟等[8]将 46 例心肾不交证失眠患者随机分为观察组与对照组各 23 例，观察组予益肾宁心汤（泽泻、肉桂、石菖蒲、熟地黄、丹参、黄连、阿胶、炙甘草、远志、五味子）水煎服；对照组予阿普唑仑片口服；结果显示，观察组总有效率为 95.6%，明显优于对照组的 56.5%（$P<0.05$），观察组患者的睡眠时间、深度伴随症状的改善都更加明显。潘雪桃等[9]运用归脾汤加减，治

疗心脾两虚证原发性失眠症患者 20 例，有效率为 100%，同时抑郁自评量表评分、焦虑自评量表评分均得到明显改善，患者不适症状消失，临床疗效颇佳。由此可见，中医药治疗失眠症疗效明显，不良反应少，深受广大临床医师及患者推崇，具有广泛的应用前景。

1. 肝郁血虚证

症状：失眠多梦，甚则彻夜不眠，头晕头胀，胁肋胀痛，目赤耳鸣，口干口苦，神疲食少，或月经不调，乳房胀痛。舌红苔黄，脉弦。

治法：疏肝解郁，养血安神。

方药：逍遥散（《和剂局方》）加减。柴胡、当归、白芍、白术、茯苓、甘草、薄荷、煨姜。

2. 阴虚火旺证

症状：失眠健忘，心慌心悸，口干咽燥，五心烦热，潮热盗汗或头晕耳鸣，腰膝酸软，遗精盗汗等症状。舌红少苔，脉细数。

治法：滋阴降火，清心安神。

方药：黄连阿胶汤（《伤寒论》）加减。黄连、黄芩、芍药、鸡子黄、阿胶。

3. 心脾两虚证

症状：入睡困难，多梦易醒，醒后难以入睡，心悸健忘，神疲食少，伴头晕目眩，四肢倦怠，面色萎黄，腹胀便溏或伴月经过多、崩漏。舌质淡，苔薄，脉细弱。

治法：补益心脾，养血安神。

方药：归脾汤（《济生方》）加减。白术、茯神、黄芪、龙眼肉、酸枣仁、人参、木香、甘草、当归、远志。

4. 心肾不交证

症状：心烦失眠，入睡难易早醒，心悸多梦，伴头晕耳鸣，腰膝酸软，潮热盗汗，五心烦热，咽干少津，男子遗精，女子月经不调。舌红少苔，脉细数。

治法：补益心脾，养血安神。

方药：交泰丸（《万病回春》）合百合地黄汤（《金匮要略》）加减。黄连、肉桂、百合、生地黄、首乌藤、合欢皮。

5. 痰瘀互结证

症状：失眠多梦，时寐时醒，胸闷脘痞，头重目眩，全身不适，口干不欲饮，舌暗有瘀斑或瘀点，苔腻，脉滑或涩。

治法：化痰散瘀，和中安神。

方药：血府逐瘀汤（《医林改错》）合温胆汤（《三因极一病症方论》）加减。桃仁、红花、当归、生地黄、牛膝、川芎、桔梗、赤芍、枳壳、柴胡、半夏、竹茹、枳实、陈皮、茯苓、甘草、生姜、大枣。

6. 心胆气虚证

症状：虚烦失眠，胆怯心悸，易惊善恐，多梦易醒，心中惕惕，伴倦怠乏力，气短自汗。舌淡，脉弦细。

治法：益气镇惊，安神定志。

方药：酸枣仁汤（《金匮要略》）加减。酸枣仁、甘草、知母、茯苓、川芎。

六、张定华主任医师治疗本病的学术思想及用药特点

张定华主任医师认为，引起失眠的因素比较多，心血不足，血不养神；或情志失调，肝火扰心；或是外邪入侵，内扰心神；或是过食肥甘厚味，虚火妄动，耗伤营阴都会导致疾病的发生发展。这些因素本质上都会导致人体阴阳失衡、营卫气血运行失调而影响睡眠。张定华主任医师以阴阳失调、营卫不和作为失眠的基本病机。人之睡眠与气血阴阳运转关系密切，而少阳则为气血阴阳运转之枢纽，少阳或郁或结，导致枢机不利，影响卫气出入，卫气出阳入阴障碍出现失眠，阳气浮越于外，同时又因为工作学习生活的影响，暗耗营阴，进一步加重病情。

失眠患者病机多虚实夹杂，轻清与重镇之品相配，实现解郁养心安神、重镇宁心定志，心神得安。张定华主任医师善用生地、麦冬、墨旱莲、女贞子、玄参等药濡养人身之阴；血虚甚者，加当归、白芍、鸡血藤；针对阴虚潮热、盗汗重者，加地骨皮、青蒿、鳖甲、浮小麦等；常用茯神、酸枣仁、远志、夜交藤、合欢皮等药养心安神；以龙骨、牡蛎、珍珠母等药重镇安神；心火重者用淡竹叶、郁金、黄芩清心火；野菊花、郁金、柴胡等药清泄肝火、疏肝解郁。

张定华主任医师临床多以小柴胡汤、酸枣仁汤作为基础方药进行加减治疗少阳枢机不利，卫气出阳入阴障碍的失眠。小柴胡汤，主治邪犯少阳诸证，临床多用，其君药柴胡轻清升散，可透邪解表、疏肝解郁，为治少阳证要药。其臣药黄芩，清泄少阳半表半里之热，君臣合用，透邪而内清，共奏和解少阳之功。一升一降，气机得以通利，阴阳气血流转通畅，阳入于阴则寐。酸枣仁汤中，酸枣仁在《神农本草经》记载"久服安五脏，轻身延年"，《名医别录》载其主治"烦心不得眠……烦渴，补中，益肝气，坚筋骨，助阴气，令人肥健"，酸枣仁既可补虚滋阴，又可养血治火。更有现代研究表明，酸枣仁有抑制中枢神经系统、镇静催眠的作用。诸药合用以补虚而安五脏，调和阴阳，达到宁心除烦、安神定悸、敛汗生津之目的，从而治疗血虚失养及虚性亢奋表现的病证。

同时，张定华主任医师善用药对治疗失眠。如酸枣仁配柏子仁：酸枣仁形态呈心形，色红入心经，补心血，味酸入肝，善于养心益肝，敛汗安神，治肝血不足、心神失养的惊悸多梦；柏子仁质润，善于养心血，治心血亏虚，心神失养的虚烦不眠、头晕健忘、心悸怔忡等。两药合用治疗失眠，增强补益心肝、安神定志之效。首乌藤配合欢皮：首乌藤又名夜交藤，取其夜间藤茎交互抱合的特点似睡眠状态，

演绎出安眠之效，且藤条纵横交错似人体经络血脉，故有养血宁心、调节阴阳、寐时助阳入阴安神之效；合欢皮重于解郁安神。该药对相须为用，属于解郁安神药对，具有养血解郁、宁心安神的功效。二药合用主治肝郁不疏、阴血亏虚、心神失养所致的情绪低落、虚烦不眠、多梦易醒，可协同增效。煅龙骨配煅牡蛎：失眠多因阳升浮于上所致，矿物类药质地较重有下降、镇伏之性，能重镇升浮之阳、助阳潜藏、降伏于阴。煅龙骨、煅牡蛎均入肝经，质重沉降。煅龙骨重镇安神、平肝潜阳、收敛固涩，养阴的同时又能潜降上越之浮阳，重于安魂；煅牡蛎性味咸、微寒，具有潜阳补阴、重镇安神、软坚散结、收敛固涩功效，滋阴的同时又能摄下陷之沉阳，重于强魄。二药同用，魂魄安定，上下调和，阴平阳秘，动态平衡。重镇安神，治疗心烦盗汗效佳。

七、张定华主任医师治疗本病的典型案例

患者于某，女，40岁。2021年5月13日初诊。患者自诉1年前因亲人去世，受到刺激后开始身体欠佳，逐渐入睡困难，平均每日睡眠不足5h，难以入睡，睡后多梦，晨起自觉乏力，心烦、头痛，偶有心慌心悸，自觉记忆力减退明显。平时自觉潮热多汗，脾气暴躁，纳食一般，小便赤，大便正常，无口干口苦、胸闷，面色暗黄，末次月经2021年5月6日，患者自诉平素月经量少，周期30d。舌尖红，少苔，脉细数。西医诊断：失眠症；中医诊断：不寐。辨证：阴血不足，火热内扰，心神不宁。治法：滋阴养血，清热安神。处方：柴胡20g，黄芩10g，熟地黄20g，酸枣仁40g，知母15g，五味子30g，地骨皮20g，浮小麦20g，首乌藤30g，合欢皮30g，煅牡蛎30g（先煎），煅龙骨30g（先煎），茯神30g，远志20g，白芍20g，麦冬20g，野菊花30g，威灵仙15g，牡丹皮15g。共7剂，每日1剂，水煎服，分早晚饭后半小时温服。

二诊：2021年5月20日。服药后患者症状明显改善，患者自诉入睡困难缓解，晨起精神好转，二便调，夜间时有盗汗，自觉乏力。原方去白芍、威灵仙、野菊花，加女贞子20g、墨旱莲15g、黄芪30g，知母加量至20g，继服7剂，煎服法同前。

三诊：2021年5月28日。患者入睡时间明显增多，每晚入睡时间可达6h以上，睡眠质量提升，情绪好转，汗出减少，余症皆愈。嘱咐上方再服10剂以巩固。1个月后随诊，患者睡眠基本恢复。

按：本案患者阴血不足，虚火上炎，阳不入阴，心神不宁，故心烦失眠。心不藏神，魂魄在外，故多梦；心火偏旺，故心烦尿赤，舌尖红。张定华主任医师以滋阴养血、清热安神为治疗法则，方用柴胡、黄芩两药，以透邪而清内热，疏畅气机，使阴阳气血流转得以通畅；熟地黄、麦冬滋阴补血、养心安神。人卧则血归于肝，肝本藏魂，肝血若虚，则魂不守舍而不寐，酸枣仁入心、肝、胆经，养血补肝、宁

心安神之效显著，为养心安神的要药。白芍、首乌藤以养肝血，使阴血得以充养，魂归其舍；不寐日久导致心烦，故加合欢皮解郁除烦、安五脏，茯神宁心，二药皆有安神之效；阳不入阴则不寐，故用龙骨、牡蛎，二药质重，有潜阳入阴、收敛招纳之功。茯神、远志宁心安神之功显著，失眠方中多用。首乌藤、五味子皆常用以宁心安神，且首乌藤又能补养阴血，适用于阴虚血少之失眠多梦。知母可泻火除烦，入肾经而滋肾阴、清虚热、退骨蒸，对阴虚潮热、盗汗等症效果显著，为上、中、下三焦热邪兼见阴虚证的要药。患者潮热盗汗症状明显，故佐地骨皮、知母、浮小麦以对症治疗，诸药共同清虚热、退骨蒸；威灵仙通络而止痛；野菊花清肝平肝；牡丹皮以清血热以泻相火，抑其虚火上炎。诸药合用标本兼顾，共奏滋补肝肾、补养阴血、清热安神之功。后期治疗随症状改变加减调整用药，随症治之。张定华主任医师在治疗时详细询问病史，对症下药，同时重视患者的心理状态，与患者心平气和地耐心交谈，给患者分析失眠的病因病机，缓解患者紧张焦虑的情绪，予以适度的开导和疏解，给患者以精神心理上的信心和鼓励，再配合中药调治，疗效颇佳。

参考文献

[1]陆峥.失眠症的诊断和药物治疗现状[J].世界临床药物,2011,32(04):193-199.

[2]张鹏,李雁鹏,吴惠涓,等.中国成人失眠诊断与治疗指南(2017版)[J].中华神经科杂志,2018,51(05):324-335.

[3]刘鹏飞,康天威,白晶梅,等.甘肃省成年人失眠状况调查与因素分析及对策[J].中国初级卫生保健,2019,33(07):60-61.

[4]Aernout E,Benradia I,Hazo JB,et al.International study of the prevalence and factors associated with in somnia in the general population[J].Sleep Med,2021,82:186-192.

[5]Patel D,Steinberg J, Patel P.Insomnia in the Elderly:AReview[J].Clin Sleep Med,2018,14(6):1017-1024.

[6]王梦光,刘冰,车志英.王国斌治疗失眠症经验[J].国医论坛,2018,33(06):21-23.

[7]董宏利.安神定志丸加减治疗心胆气虚型失眠临床观察[J].山西中医,2020,36(05):48-57.

[8]刘行娟,宋强.益肾宁心汤治疗心肾不交型失眠的效果分析[J].世界睡眠医学杂志,2020,7(10):1737-1738.

[9]潘雪桃,胡海燕.归脾汤加减治疗心脾两虚型原发性失眠症的临床疗效[J].临床合理用药杂志,2019,12(24):159-160.

第三节 痤 疮

一、概念

(一) 西医概念

痤疮是一种常见的皮肤病，高发人群为青少年，是毛囊皮脂腺单位的慢性炎症性皮肤病，临床上以粉刺、丘疹、脓疱、结节及囊肿为特征，好发于颜面、胸背部，易反复发作。

(二) 中医概念

中医称本病为"粉刺"，属于"肺风粉刺"范畴。中医经典著作中对其记载有疱、酒鼓、鼓、酒刺、面粉渣等名称。

二、流行病学

痤疮的世界范围内人群患病率为 9.4%，位居全球第八大疾病，其中男性患病率为 8.96%，女性为 9.81%。有研究表明中国人群痤疮患病率为 8.1%~85.1%，3%~7% 痤疮患者会遗留瘢痕。此病常于青春期发作，青年人中患病率为 35%~100%；成年人痤疮近些年逐渐增加，女性更常见[1]。

三、发病机制

(一) 西医病因及发病机制

本病发病机制仍未完全阐明。目前认为与遗传、雄激素诱导的皮脂大量分泌、毛囊皮脂腺导管角化异常、痤疮丙酸杆菌繁殖、炎症和免疫反应相关。

进入青春期后肾上腺和性腺的发育导致雄激素前体如硫酸脱氢表雄酮 (DHEAs) 分泌增加，并在雄激素代谢酶 (5α-还原酶) 的作用下转化为有活性的二氢睾酮，刺激皮脂腺快速发育和脂质大量分泌。而遗传背景下的皮肤内雄激素受体或相关雄激素代谢酶的表达或活性增强[2]。

上皮细胞角化使毛囊皮脂腺导管堵塞、皮脂排出障碍，最终形成微粉刺及粉刺，皮脂中过氧化鲨烯、蜡酯、游离脂肪酸含量增加，不饱和脂肪酸的比例增加及亚油酸含量降低等，可能都与导管角化异常有关。

痤疮丙酸杆菌等毛囊微生物通过天然免疫和获得性免疫参与了痤疮的发生发展，毛囊微生物和（或）异常脂质通过活化 Toll 样受体 (TLRs) 进而产生白细胞介素 (IL)-1α 及其他炎症递质，IL-1α 是皮脂腺导管角化及粉刺形成的主要因素，随着疾病发展，脂质大量聚集使嗜脂及厌氧的痤疮丙酸杆菌大量增殖，获得性免疫被激活[3]。其他如胰岛素样生长因子-1 (IGF-1)、胰岛素、生长激素等也可能与痤疮发生有关。

(二) 病因病机

本病多因肺胃蕴热或外感风热，循经上冲，熏蒸肌肤；或过食辛辣肥甘之品，胃肠生湿化热，湿热互结上行颜面及胸背而成；或忧思伤脾，水湿内停成痰，郁久化热，湿热痰瘀互结，凝滞肌肤；或情志内伤，肝气郁滞，冲任失调，气郁化火，上犯颜面而发；或素体阴虚，相火过旺，循经上蒸头面，肌肤舒泄失畅所致[4]。

四、诊断及鉴别诊断

(一) 西医诊断及鉴别诊断

1. 诊断

根据临床症状做出诊断，即面部的开口或闭口粉刺、丘疹、脓疱及囊肿，严重时可继发溃疡及瘢痕。痤疮可发生于胸背部，少数情况发生于四肢近端等其他部位。粉刺是非常重要的诊断要点。

2. 痤疮的分级

依据皮损性质将痤疮分为 3 度 4 级。

轻度 (Ⅰ级)：仅有粉刺。

中度 (Ⅱ级)：有炎性丘疹。

中度 (Ⅲ级)：出现脓疱。

重度 (Ⅳ级)：有结节、囊肿。

3. 实验室检查雄激素代谢产物

(1) 微生物检查：对革兰阴性菌毛囊炎进行检测，常见克雷伯菌和沙雷氏菌，此外，对传统治疗无效、形态单一且位于躯干部位的痤疮应考虑马拉色菌性毛囊炎，需要真菌学检测。

(2) 性激素检查：高雄激素血症者，在月经周期的 1~5d，早上 8~10 点进行检测，可减少月经周期对激素变化的影响。

(3) 葡萄糖醛酸雄酮：是成年女性痤疮患者高雄激素血症的生物标志物，可准确地评估患者的总雄激素活性。

4. 其他

生长激素、胰岛素、胰岛素抵抗、性激素结合球蛋白、游离 17-羟类固醇、催乳素、雌激素和孕酮可能与重度痤疮异常有关。

5. 鉴别诊断

玫瑰痤疮：是一种好发于面中部的慢性炎症性皮肤病，主要表现为面中部反复潮红、红斑或丘疹、脓疱、毛细血管扩张等，少数患者可出现增生肥大及眼部改变。

（二）中医诊断

1. 诊断

（1）肺经风热者：皮损以黑头或白头粉刺为主，伴红色丘疹。

（2）湿热蕴结者，皮损以丘疹、脓疱为主，间有结节，自觉红肿疼痛，皮肤油腻。

（3）血瘀痰凝者，皮损以结节、囊肿为主，颜色暗红，也可见脓疱、丘疹、粉刺、瘢痕。

（4）冲任失调者，皮损多发于口周或下颌，以粉刺、丘疹为主，可有结节。

2. 鉴别诊断

颜面播散性粟粒性狼疮：多发于成年人，皮损为半球形、略扁平的丘疹或小结节，呈暗红或褐色，触之柔软，中心坏死，玻片按压丘疹时，显出黄色或褐色小点，对称分布在眼睑、鼻唇沟及颊部。

五、治疗

（一）西医治疗

1. 药物治疗

（1）抗菌药物：米诺环素 50~100mg/d，多西环素 100~200mg/d，建议不超过 8 周。适应证：中重度痤疮或外用治疗不佳者；严重炎症反应的重度痤疮早期，或维 A 酸类药治疗不佳者；暴发性痤疮或聚合性痤疮早期者。副作用：胃肠道反应、药疹、肝损害、光敏反应、色素沉着、头痛、眩晕等，不宜用于孕妇、哺乳期妇女和 8 岁以下儿童。

（2）维 A 酸类：异维 A 酸和维胺酯。异维 A 酸，作为首选，通常 0.25~0.5mg/（kg·d）作为起始剂量，重度结节囊肿性痤疮 0.5~1.0mg/（kg·d）。副作用：皮肤黏膜干燥，骨骼疼痛、血脂升高、肝酶异常、骨质增生、骨质疏松、致畸等，不宜用于抑郁患者和 12 岁以下儿童。维胺酯，每次 50mg，3 次/d。其副作用类似于异维 A 酸，但相对较轻。两种药物均需与脂餐同服，建议不少于 16 周。

（3）抗雄激素药：避孕药、螺内酯及胰岛素增敏剂。适应证为女性痤疮患者：伴高雄激素表现者；女性青春期后痤疮；经前期加重者；抗生素、维 A 酸治疗不佳或复发者。避孕药，2mg 醋酸环丙孕酮和 0.035mg 炔雌醇、屈螺酮 3mg 和炔雌醇 0.03mg 等。2~3 个月起效，疗程需 6 个月以上。副作用：子宫不规律出血、乳房胀痛、恶心、体重增加、血栓、黄褐斑等。螺内酯，60~200mg/d，疗程 3~6 个月[5]。副作用：高钾血症、月经不调、胃肠道反应、致畸等，孕妇禁用。胰岛素增敏剂如二甲双胍，用于伴多囊卵巢综合征、肥胖、胰岛素抵抗或高胰岛素血症的痤疮患者。

（4）糖皮质激素：针对暴发性痤疮、聚合性痤疮及较重炎症反应的重度痤疮，首选泼尼松 20~30mg/d 或等量地塞米松，疗程不超过 4 周，联合异维 A 酸口服治疗。

2. 外用药物治疗

（1）维 A 酸类药物，是轻度痤疮的单一用药、中度痤疮的联合用药以及维持治疗的首选。阿达帕林为一线选择。睡前在皮损处及好发处应用。副作用：使用处会出现局部红斑、脱屑，紧绷和烧灼感。

（2）过氧化苯甲酰，是炎性痤疮首选外用药。有 2.5%~10% 不同浓度及剂型。副作用：有轻度刺激反应；对衣物或毛发有氧化漂白作用。

（3）抗生素，红霉素、克林霉素、氯霉素等，适用于丘疹、脓疱等炎性皮损，但因耐药性，不作为抗菌首选药。

（4）其他

壬二酸、氨苯砜、硫黄和水杨酸等具有抑制痤疮丙酸杆菌、抗炎或轻微剥脱作用，也可外用。

3. 物理与化学治疗

（1）光动力和红蓝光，光动力用于中度或重度痤疮在药物治疗失败或不耐受者；蓝光照射有杀灭痤疮丙酸杆菌及抗炎作用，红光照射可修复组织，是中度痤疮的备选治疗。

（2）激光与强脉冲光，1320nm 激光、1450nm 激光和 1550nm 激光可抑制皮脂腺分泌，有抗炎作用；强脉冲光有助于炎症性痤疮后期红色印痕消退。

（3）化学剥脱治疗，果酸、水杨酸及复合酸等浅表剥脱术，有组织修复和抗炎作用，用于轻中度痤疮及痤疮后色素沉着的辅助治疗。

（二）中医治疗

1. 辨证论治

（1）肺经风热证

症状：皮损以红色或丘疹、粉刺为主，或有痒痛，小便黄，大便秘结，口干。舌质红，苔薄黄，脉浮数。

治法：疏风宣肺，清热散结。

方药：枇杷清肺饮（《外科大成》）或泻白散（《小儿药证直诀》）加减。枇杷叶、桑白皮、地骨皮、黄连、黄柏、人参、甘草。若有脓疱者，加蒲公英、野菊花；若丘疹鲜红者，加生地、赤芍；若口渴者，加麦冬、玉竹、生石膏、知母；若大便干者，加大青叶或生大黄；若皮肤油腻重，加五味子、茵陈、虎杖。

（2）脾胃湿热证

症状：皮损以红色丘疹、脓疱为主，有疼痛，面部、胸部皮肤油腻；伴口臭、口苦，纳呆，便溏或黏滞不爽或便秘，尿黄。舌红，苔黄腻，脉滑或弦。

治法：清热利湿，通腑解毒。

方药：茵陈蒿汤（《伤寒论》）或芩连平胃散（《外科证治全书》）加减。黄芩、黄连、陈皮、苍术、生甘草、茯苓、厚朴、茵陈、栀子、大黄。

（3）痰瘀凝结证

症状：皮损以结节及囊肿为主，颜色暗红，也可见脓疱，日久不愈；伴纳呆、便溏。舌质淡暗或有瘀点，脉沉涩。

治法：活血化瘀，化痰散结。

方药：海藻玉壶汤（《外科正宗》）或桃红四物汤（《医垒元戎》）合二陈汤（《太平惠民和剂局方》）加减。海藻、贝母、陈皮、昆布、青皮、川芎、当归、半夏、连翘、甘草节、独活、桃仁。

（4）冲任不调证

症状：皮损好发于额、眉间或两颊，在月经前加重，月经后减轻，伴月经不调，经前心烦易怒，乳房胀痛。舌质淡红，苔薄，脉沉弦或脉涩。

治法：调和冲任，理气活血。

方药：逍遥散（《和剂局方》）合知柏地黄丸（《景岳全书》）加减。柴胡、当归、白芍、白术、茯苓、甘草、薄荷、煨姜、知母、熟地黄、黄柏、山茱萸、山药、牡丹皮、茯苓、泽泻。

2. 特色外治

（1）中药湿敷：蒲公英、金银花、紫地花丁、马齿苋、大青叶等局部冷湿敷，2次/d，每次20min，功效：清热凉血、解毒敛疮[6]。用于炎性丘疹、脓疱皮损。

（2）中药面膜：颠倒散（大黄、硫黄等量研细末），调糊外涂，30min后温水洗净，每晚1次。功效破瘀活血，清热散结；用于炎性丘疹、脓疱、结节、囊肿皮损。白及粉、三七粉调膏外涂，功效：活血化瘀生肌；用于遗留红斑、色素沉着及瘢痕形成。

（3）耳穴贴压：取内分泌、皮质下、交感、面颊、额、脑、肺、心、胃等穴，每选取4~5个穴位，用王不留行籽贴在穴位上。

（4）放血：取耳尖、内分泌、皮质下，常规消毒后，用三棱针在耳穴上点刺，点刺部位挤出瘀血6~8滴，每周1~2次。

（5）针灸：主穴为百会、尺泽、曲池、大椎、合谷、肺俞等穴，配穴为四白、攒竹、下关、颊车及皮损四周穴。施平补平泻法，得气后留针30min，每日1次。

（6）火针：皮损部常规消毒，将针尖在酒精灯上烧红后，快速直刺脓疱、囊肿、结节，皮损处可连刺数针，7~10d治疗1次，刺后24h不沾水。

（7）刺络拔罐：取肺俞、大椎、脾俞、胃俞、大肠俞、膈俞、肾俞等穴。三棱针刺破皮肤后，在点刺处拔罐，留罐10~15min，1次/3d。

六、张定华主任医师治疗本病的学术思想及用药特点

（一）病因病机

祖国医学称本病为面疮、肺风粉刺，其发病机理主要有肺经风热、肠胃湿热、

脾失健运。现在随着人们生活水平的提高，晚睡的人越来越多，超过 23 点就是晚睡，23 点是肝胆经的时间：胆经的子午流注时间是从 23 点到 1 点、肝经是 1 点到 3 点。肝脏在夜里是用来排毒养颜的，睡觉时血液会通过肝脏代谢进行净化，如果晚上不睡觉或者错过睡觉的最佳时间，血液会或多或少受到影响，同时又影响到造血功能，身体作用就会受到影响，愈晚睡的人愈会发青春痘；个人的饮食习惯不同，排泄习惯也不同，便秘致体内毒素无法排出，内分泌失调，起痘的概率也大大增高；我们都知道女性青春痘的好发率远高于男性，其中一个重要原因就是女性经期不顺都会导致诱发痘痘，特别是经闭、周期不顺的痘痘就会长的特别多；饮食生活也要注意，现在很多小朋友就喜欢冰冷、油炸的食品，吃这些油炸燥热的东西痘痘也会冒的很多。综上，痤疮的病程较长，又与患者心情、睡觉时间以及睡眠质量、饮食习惯、女性经期等有关[6]。

古代医家认为，痤疮的发病多与情志失宜密切相关。《黄帝内经》曰："劳汗当风，寒薄为皶，郁乃痤。"刘完素《素问玄机原病式》："郁，佛郁也，结滞壅塞而气不通畅，所谓热甚，则腠理闭塞而郁结也。"可见，情志不畅诱发肝郁是导致痤疮的关键因素。故张定华主任医师认为痤疮的发病多与患者情志不遂密切相关，以中青年女性常见，与肺胃、脾肾关系密切。若患者情志不遂，气血失调，加之饮食不洁，嗜食辛辣、油腻、肥甘之品，导致胃肠积湿生热，而肺与大肠相表里，导致湿热之邪上扰肺，肺胃蕴热，肺合皮毛，湿热阻于皮肤，发为痤疮。育龄妇女痤疮的发生多与月经周期密切相关，肝以血为体，以气为用，为冲任脉所系，是调节气血的枢纽，女性以血为主，以血为用，冲脉为血海，任脉为阴脉之海，主一身之阴液，为妇人生养之本，而冲任与肝、脾、肾密切相关。女子以肝为先天，肝为风木之脏，内寄相火，加之女性多佛郁，常气有余而血不足，肝血亏虚，则木气郁滞，气机不畅，肝郁日久，则横克脾土，脾为生痰之源，脾失健运，水湿内停，聚湿成痰，且脾气虚弱，统血运化功能失调，肝藏血，主疏泄，肝郁则气血失和，肝脾失和，生血乏源，不能灌注冲任二脉，气血失调，任脉"上颐循面入目"，冲脉"别而络入唇口"，颜面、唇周为冲任脉所循行之处。患者情志不畅，冲任气血失和，痰湿不化，津液输布失常，久郁痰湿化火，沿经上犯于颜面，发为痤疮。故张定华主任医师认为痤疮之病，当以"肝郁"为先，应从"肺胃、脾肾"四脏着手论治。主要病机为肺胃郁热，肝郁脾虚（冲任失调）为主。

（二）辨证论治

张定华主任医师在总结先贤经验的基础上，结合自己的临床实践，认为痤疮之成，多责之于肝，与肺胃、脾肾关系密切。患者情志不遂，气血失调，加之饮食不洁，嗜食辛辣、油腻、肥甘之品，导致胃肠积湿生热，而肺与大肠相表里，导致湿热之邪上扰肺，肺胃蕴热，湿热阻于皮肤，发为痤疮。肝郁日久，横克脾土，脾失健运，水湿内停，聚湿成痰，且脾虚运化失调，肝主藏血，肝郁则气血失和，肝脾失和，生血乏源，不能灌注冲任二脉，冲任气血失和，痰湿不化，久郁化火，沿经上犯于颜面，发为痤疮。故治疗痤疮之法，以通畅气机、调和气血为主要大法，兼健脾益气、调理冲任、清肺胃热。

（三）治法治则

张定华主任医师认为，肺胃郁热、气血瘀滞痤疮的治疗，主要以调和气血、清肺胃热为主。其临床多年经验，辨证论治，运用柴胡、黄芩、生地、当归、白芍等用于调和气血、通畅气机为底方进行临床加减，临床每多获效。

1. 通畅气机

柴胡味苦性平，具有和解少阳、除寒热、疏肝解郁的功效。《本草分经》对柴胡升阳、发表解热、升阳气下陷，引清气上行，而平少阳厥阴之邪，曰："能升清阳之气，条达木郁，疏通气血，开腠理三焦，领邪外出而除寒热，能发表，最能和里。"柴胡色青，苗软而嫩，得木火之气味，从中土以达木火之气，故能透胸结之结，因其得春气较早，故秉少阳之气而生，能升清阳之气，条达木郁，疏通气血，开腠理三焦，领邪外出而除寒热。黄芩味苦性平，具有清少阳之火、除湿热的功效。现代药理更是表明黄芩具有广泛的杀菌抗病毒、消炎抗过敏之用。柴胡疏畅肝气、升发肝气，而黄芩清泄肝火、肃降肺气。肝气以升为顺，肺气以降为和，升降得调，气机则畅。张定华主任医师认为肺胃郁热、冲任失调的痤疮都与肝郁密切相关，气机不畅，道路阻塞，该升不升，该降不降，欲使其道路通畅气血循环正常须疏肝调节调畅气机，少阳为全身气血的枢机道路，故选用柴胡、黄芩为调畅气机的药对。治疗少阳枢机不通之疾患，历代医家都会使用到柴胡、黄芩这对药。在历代医家治疗"少阳证"运用次数最多的药对中，柴胡、黄芩便位列其中。

2. 调和气血

生地黄凉血、养阴、生津，用于热病舌绛烦渴、阴虚、骨蒸潮热、吐血、衄血和斑疹。外赤内黄，生则甘寒，因其体质柔润多液，故有滋血生津、养阴退热之功，得土之正气，为脾家之正药。白芍具有养阴柔肝，和血敛营，缓急解痉之功效。《本经》曰："除血痹，破坚积，利小便，益气。"白乃肺之色，白芍为春花之殿，殿者，末后之义，根苦味酸，故能敛汗行血降火。当归具有补血活血、调经止痛的功效，《神农本草经》记载其为祛邪补虚的中品。《本草正义》载："当归味辛而甘，其气温，故能胜寒。气味俱厚，故专入血分，而亦为血家气药。"宋代，诸多文献古籍进一步阐述当归补血养血、活血祛瘀的作用，如《日华子诸家本草》言："当归，治一切风、血，补虚劳，破瘀血，生新血及主癥癖。"当归性温，血郁能行，血乱能抚，血枯能润，引血脉归其当归之所，质香而润，并能畅通心、肝、脾三经之血，又能化汁助心生血以行于肝，故其功专为生血。当归味甘而补、味辛而散，与和血敛营、柔肝缓急白芍相伍，既可养心肝阴血，以柔肝体助肝用，又可祛除柴胡截肝阴之弊。张定华主任医师认为气血不调影响全身血液的循环，故其用生地、白芍、当归，为其四物汤去川芎，以生地易熟地，因其川芎燥烈之性太强故去之，生地的凉血之性较熟地强故易之。

若肝郁脾虚，冲任失调，在调和气血、通畅气机的基础上加茯苓、白术、女贞子、墨旱莲。茯苓甘淡平，善于健脾渗湿，使湿无所聚，痰无由生，可自上而下，将湿气引至膀胱，从小便排除。白术甘温补虚，苦温燥湿，既能补气健脾，又能燥湿利水，茯苓将水湿引下之后，紧接着白术助脾气上升，通过恢复脾胃功能进一步达到祛湿的目的，以防脾虚生痰之变。《医学启源》曰"白术除湿益燥，和中益气，温中，去脾胃中湿"。二者健脾益气，利湿。脾气旺则气血生化有源，冲任二脉血海充足。女贞子，味甘性凉，既能滋补肝肾，又能清虚热，补中有清；墨旱莲甘酸，归肝肾经，既能滋补肝肾之阴，又能凉血，与女贞子合用，补益冲任，兼以清热凉血。若肺胃郁热，在调和气血、通畅气机的基础上加连翘、赤小豆、酒大黄。连翘味苦性微寒，清热解毒，亦入血分，是一种非常好的消炎药和解毒剂，等于西药的抗生素。赤小豆利水泻湿，行郁泻热；酒大黄上行头目，不速下也，清润而不攻下[7]。

七、张定华主任医师治疗本病的典型案例

患者，女，32岁。2020年12月15日初诊。自诉面部痤疮反复3月余，伴经期月经量少且时有血块、痛经，夜寐晚，乏力，曾自行前往某医院皮肤科就诊，给予外用药膏（具体不详），治疗后稍有缓解，但面部有火辣灼烧感，停药后又会有新痘而起，为求进一步诊治遂至甘肃省中医院门诊部就诊。张定华主任医师查此症状：痤疮色深红时瘙痒且有痛感。舌为三角舌且暗红，苔薄黄，脉细数。经四诊合参，西医诊断为：粉刺、面疱；中医诊断：痤疮肺胃郁热、气血瘀滞。治法：调和气血，清肺胃热。给予四物汤合小柴胡加减治疗。方药组成：生地15g，当归15g，炒白芍15g，黄芩10g，柴胡15g，连翘20g，紫草15g，地肤子20g，白鲜皮20g，石膏50g，酒大黄15g，薏苡仁15g，麸炒苍术15g，赤小豆15g，五味子30g，炒枣仁40g。6剂，免煎颗粒冲服，分早晚饭后40min温服，每次1格。患者严格忌：①辛辣刺激的调味品：如葱、姜、蒜、韭菜等；②海鲜：如虾、蟹、贝、海、带鱼等；③肉类：禁食羊肉、牛肉等，可多食瘦肉；④酒水饮料：严格忌口白酒、红酒、可乐、雪碧等；⑤杂类：严格忌口麻辣烫、火锅、烧烤等。忌口时间以半年为佳，期间注意多喝水、运动、按时休息。

2020年12月22日复诊：患者面部痤疮多处消退，颜色已淡，未见新起，夜寐可。继以调方，原方石膏增至60g、薏苡仁增至20g，加浮萍15g、丹参15g、野菊花20g。6剂，服法、忌口同上。

2020年12月29日三诊：患者自诉面部痤疮已基本消失，面部光洁，气色已好多。嘱患者再服6剂，效不更方。需严格忌口，忌口同前；忌口时间以半年为佳，

期间注意多喝水、运动、按时休息。

按：本案患者面部痤疮 3 月，痤疮颜色鲜红，口干，寐晚，舌其形为三角舌，色淡红苔薄黄且脉细数，辨证为肺胃郁热、气血不畅证。张定华主任医师予以四物汤合小柴胡汤加减治疗，将四物汤去川芎调和气血，柴胡、黄芩调畅气机，疏通枢机道路；再加以连翘、赤小豆、野菊花、石膏、酒大黄用于清肺胃热；紫草与浮萍有清热凉血透疹之效；地肤子与白鲜皮为皮肤科常用药，以皮达皮，具有清热除湿、止痒的作用。诸药合用标本兼顾，共奏调和气血、通畅气机、清肺胃热之功。

参考文献

[1] 黄登霞, 王丽芬, 张春和, 等. 红蓝光联合阿达帕林凝胶治疗痤疮的 Meta 分析[J]. 中国皮肤性病学杂志, 2023, 37(03):299–307.

[2] 魏骄阳, 张立平. 运用平胃法治疗成人型难治性痤疮经验[J]. 中医杂志, 2022, 63(23):2288–2292.

[3] 孟璎明珠, 罗小军. 痤疮中医临床辨证经验概述[J]. 新疆中医药, 2022, 40(05):126–128.

[4] 罗莎, 陈嘉琪, 庄明月, 等. 基于数据挖掘分析中医治疗痤疮的用药规律[J]. 现代中医临床, 2022, 29(06):59–63.

[5] 李晶晶, 宋坪. 从肺辨治痤疮之思路探讨[J]. 江苏中医药, 2022, 54(12):53–56.

[6] 王宇欣, 吴景东. 不同时期痤疮患者中西医研究进展[J]. 辽宁中医药大学学报, 2022, 24(12):209–213.

[7] 陈姣, 王子雯, 许孟月, 等. 中医学从"热"和"郁"角度治疗痤疮研究进展[J]. 辽宁中医药大学学报, 2022, 24(06):160–164.

第四节　汗　　证

一、概念

（一）西医概念

现代医学称之为多汗症，多汗症是由于汗出超过体温调节所需量，是调节汗液排泄功能存在障碍，多指汗出控制系统的过度活动导致机体大量排出汗液，并且超出保证正常体温调节范围和维持内环境水液平衡状态所需，而出现的过量排汗，是调节功能出现紊乱的表现。

（二）中医概念

汗证指由于阴阳失调，腠理不固导致汗液外泄失常为主症的一类病症。不因外界环境因素的影响，白昼时时汗出，动辄益甚者称为自汗；寐中汗出，醒来即止者称为盗汗。西医学中的甲状腺功能亢进、自主神经功能紊乱、风湿热、低血糖、休克、结核、虚脱等所致的以自汗、盗汗为主要表现者，均属于本病的范畴。

二、流行病学

目前对于多汗症没有标准的定义，它与正常情况下生理状态的汗出之间没有明确的区分界限，是一种病因尚未明确的生理功能紊乱的疾病，对于多汗症还不存在客观的定义，因而多汗症的诊断大多是依据患者对自身症状感觉描述来判断。根据流行病学调查，全球有 0.6%~4.4% 的人口备受多汗症的困扰，严重影响着人们的健康生活质量[1]。尤其在 2 型糖尿病合并神经病变的患者当中，多汗症的患病率高达94%，多表现为局限性多汗，常见于上半身，进食后或精神紧张时汗出明显[2]。在一项温哥华和上海两地进行的调查发现，原发性多汗症的患病率在两地分别为12.3% 和 14.5%，在不同的文献报道中患病率各不相同，在美国为 2.8%、在德国为16.3%、在日本为 12.8%。2017 年复旦大学团队通过 2500 名汉族志愿者，研究名为EDAR370A 的东亚人所特有的基因变异，发现此类基因变异个体，汗腺密度较常人高 15%[3]。多汗症给人们的工作生活带来的困扰不容小觑。

三、发病机制

（一）西医发病机制

目前对于多汗症发病过程中的具体病理基础尚未明确，近年来通过不断的实验研究探索表明：汗证的发生可能与基因遗传、神经递质表达异常、脂质沉积、氧化损伤等因素密切相关。流行病学调查研究中发现全球约 2.2 亿人口受到了多汗症的影响，其中大多数都有家族遗传倾向的特征，他们的遗传模式主要表现为常染色体的显性遗传[4]。本病也可能是因为神经损伤或情绪波动时，交感神经兴奋性增加，分泌的乙酰胆碱增多而多汗；或神经冲动正常而支配汗腺的神经敏感性增高，小汗腺对一般的神经冲动刺激产生过度激动，导致汗量增加所导致[5]。

（二）中医病因病机

汗证总的病机是由于阴阳失调，腠理不固，而致汗液外泄失常。本病的病因多为饮食不节、情志失调、久病体虚所致。过食辛辣刺激、肥甘厚味，导致脾胃受损，酿生湿热，湿热内蕴，迫津外泄；或情志不疏，郁怒伤肝，郁而化火，邪热郁蒸，热邪迫使津液外泄；或素体虚弱、劳欲过度或久病耗伤气血，导致机体营卫不足，卫气不固，营阴外泄；营阴不足，虚热内生，逼津外泄而致病。本病虚者居多，自汗多为气虚不固，盗汗多属阴虚内热，病程日久者，会发生阴阳虚实错杂的情况。

四、诊断及鉴别诊断

（一）西医诊断标准

1. 身体两侧多汗部位呈对称性分布。

2. 每周都会发作一次及以上。

3. 初次发病年龄<25 岁。

4. 有家族史。

5. 睡眠时多无汗。

6. 影响正常的工作和学习。无明显诱因情况下出现肉眼可见的汗腺分泌亢进持续 6 个月以上并符合以上条件中任意两项即可确诊为多汗症。

7. 血沉、抗"O"、血清甲状腺激素和性激素测定、胸部 X 线摄片、痰培养等检查有助于本病诊断。

（二）中医诊断标准

1. 典型表现

（1）不因外界环境影响，在头面、颈胸，或四肢全身出汗者。

（2）昼日汗出溱溱，动则益甚为自汗；睡眠中汗出不止，醒后汗止者为盗汗。

（3）有病后体虚、表虚受风、烦劳过度、情志不舒、嗜食辛辣等易引起自汗、盗汗的病因存在。

2. 鉴别诊断

（1）脱汗：脱汗发生于病情危重之时，正气欲脱，阳不敛阴，以致汗液大泄，表现为大汗淋漓或汗出如珠，常同时伴有声低息短、精神疲惫、四肢厥冷、脉微欲绝或散大无力等症状，为病势危机的征象，又称"绝汗"。其汗出的情况及病情的程度均较汗证为重。

（2）战汗：战汗则发生于急性热病过程中，症见发热烦渴，突然全身恶寒战栗，继而汗出，热势渐退；多为正气拒邪；若正胜邪退，乃属病势好转之象；与阴阳失调、营卫不和之汗证迥然有别。

（3）黄汗：黄汗以汗出色黄如柏汁、染衣着色为特点，多因湿热内蕴所致。可以为汗证中的邪热郁蒸型，但汗出色黄的程度较重。

五、治疗

（一）西医治疗

目前对于多汗症的治疗主要有三种形式，外科手术、药物干预、物理疗法。手术治疗即主要通过切除相关病变组织的交感神经，阻断神经兴奋传导通路以减少神经递质释放刺激汗腺分泌汗液的物质，交感神经系统是支配汗腺分泌的最重要组织，从而达到止汗的功效，但外科手术治疗难以在临床中被广泛推广操作，且相比于其他治疗方法，手术创伤大、风险高；药物治疗中的外用药是通过使用药物堵塞皮肤上的小汗腺的开口，使汗腺细胞萎缩来发挥作用，以达到止汗的效果，局限性特发性多汗症外治以氯化铝无水酒精溶液为最常用的局部外用药物；口服药物中目前应用最广泛的是抗胆碱能药物，或抗抑郁症药、镇静药或谷维素、维生素 B_1 等，适用于大部分多汗症患者；物理疗法中常用离子电渗疗法，它是利用电流将垫子里的水离子导入皮肤，电流刺激角层部位的汗腺，引起汗腺导管封闭、阻塞，从而阻断汗腺开口出汗，该疗法耗时较长且其效果不明显。西医疗法存在很多的局限性，且不良反应多，临床应用不广泛。

（二）中医治疗

1. 肺卫不固证

症状：汗出恶风，稍劳尤甚，易于感冒，体倦乏力，面色少华。脉细弱，苔薄白。

治法：益气固表。

方药：玉屏风散（《世医得效方》）合桂枝汤（《伤寒论》）加减。黄芪、白术、防风、煅龙骨、煅牡蛎、浮小麦、桂枝、白芍、生姜、大枣、炙甘草等。

2. 阴虚火旺证

症状：夜寐盗汗，或有自汗，五心烦热，或兼午后潮热，两颧色红，口渴。舌红少苔，脉细数。

治法：滋阴降火。

方药：当归六黄汤（《兰室秘藏》）合生脉饮（《千金方》）加减。人参、麦冬、五味子、当归、黄芩、黄连、黄柏、熟地、生地、黄芪等。

3. 心血不足证

症状：睡则汗出，醒则自止，心悸怔忡，失眠多梦，神疲气短，面色少华。舌质淡，苔白，脉细。

治法：补养心血。

方药：归脾汤（《济生方》）加减。白术、茯神、黄芪、龙眼肉、酸枣仁、人参、木香、甘草、当归、远志、麻黄根等。

4. 邪热郁蒸证

症状：蒸蒸汗出，汗黏，易使衣物黄染，面赤烘热，烦躁，口苦，小便色黄。舌苔薄黄，脉弦数。

治法：清肝泻热，化湿和营。

方药：龙胆泻肝汤（《医方集解》）加减。龙胆草、栀子、黄芩、木通、泽泻、车前子、柴胡、甘草、当归、生地。若湿重者，可合薏苡仁、滑石粉、甘草、竹叶等；热重者可合石膏、知母、生山药等。

汗证虚证者应益气养阴、固表敛汗；实证者当清肝泄热、化湿和营。程双丽等[6]运用桂枝加龙骨牡蛎汤治疗多汗症，认为方中桂枝、白芍调和营卫，龙骨、牡蛎酸敛固涩，为治汗妙方。程为平教授[7]认为可从五脏虚实调治阴阳，从而达到治汗的目的，常辨证选取针灸主穴，如痰热扰心：选丰隆、间使、灵道；肺卫不固：选肺俞、尺泽、合谷；肝热扰神：选蠡沟、中封、百会；脾胃失和：选足三里、三阴交、脾俞，临床疗效显著。郑海波等[8]认为脐为任脉之要穴，药物敷脐有调和阴阳、固本培元之效，药物中含有五倍子酸敛收涩，收敛腠理汗孔，减少汗出，其运用五倍敛汗散敷脐的治疗方法治疗汗证患者 120 例，总有效率达 95.8%。

六、张定华主任医师治疗本病的学术思想及用药特点

张定华主任医师指出汗证的病因病机情况易受多方面因素的影响，总的分为外感和内伤，外感多是风、暑、湿邪侵袭人体，伤及阳气，致使津液外泄；内伤因素与五脏皆相关，脏腑功能失调，津液无以正常循行而致病，其中与心肺关系最为密切；患者可表现为自汗或盗汗或者二者同时出现，其病因病机虽繁杂，总不离阴阳二纲，《黄帝内经·素问》："阴阳者，万物之能始也。"分清阴阳，才能保证治疗方法不会出现偏差。《黄帝内经·素问》："阳加于阴谓之汗。"阴阳过盛或不足都会导致阴阳失调，致使汗液排出异常。

张定华主任医师治疗汗证时认为需四诊合参，才能辨证准确，不可见汗止汗，也不仅仅局限于"阳虚自汗，阴虚盗汗"的思想，临床亦有郁火、湿热、瘀血等导致的汗证，痰浊、水饮、瘀血阻遏阳气，有形实邪阻遏经络，津液不能够循经运行，迫以汗液的形式排出体外，故清泻郁火、清热化湿、活血化瘀等法也需要根据病情合理使用。汗证既有阴虚火旺、迫津外泄，又有阳虚失守、卫表不固，不可拘泥于单以盗汗为阴虚、自汗为阳虚以辨汗证，《张氏医通》言："汗证有阴阳：阳汗者，热汗也；阴汗者，冷汗也。人但知热能致汗，而不知寒亦致汗。所谓寒者，非曰外寒。正以阳气内虚，则寒生于中……仲景曰：极寒反汗出，身必冷如冰，是皆阴汗之谓也。"[9] 总而言之，汗证的形成责之于营卫失和，阴阳不调，阳失所守，阴不内藏，故而汗出。临证之时，辨证之法虽多，但仍应谨守整体观念谨熟阴阳，审机立法，方能提纲挈领，执简驭繁，切不可见实泻实、见虚补虚，勿犯虚虚实实之戒。但是当阴阳之间的动态平衡遭到破坏时，阳气失守，阴津不藏，白昼人身阳气自升，阳脉倍盛，稍动则涔涔汗出，动辄益盛；夜寐表阳入于里，卫阳内扰营阴，故见汗液自出，此二者即自汗、盗汗均为病理性汗出，是阴阳失和的产物。

张定华主任医师认为汗证最终都会表现为腠理不固，津液外泄。汗出不止是困扰患者的主要症状，所以在汗证的整个治疗过程中重视敛汗固腠，自拟止汗方，随证加减用于临床治疗中，疗效颇佳。止汗方由柴胡、黄芩、黄芪、桂枝、浮小麦、白芍、仙鹤草、煅龙骨、煅牡蛎、五味子 10 味药组成，方中柴胡透表之外邪；黄芩清里之热邪，解郁退热，调和表里，和解少阳；浮小麦性凉，味甘，归心经，具有益气除热、固表止汗之功；黄芪能补气生津、益卫固表；桂枝白芍合用，一阴一阳，动静、寒热、表里相反相成，共收调营卫、和气血、益阴止汗之效；煅龙骨、煅牡蛎有收敛固涩止汗之效；仙鹤草性平，味辛、苦、涩，归心、肝、脾经，具有补气养阴、清热生津、补虚收敛止汗之功效；五味子性温，味酸、甘，可益气生津、收敛止汗；全方共奏敛汗、固腠理之功效。现代药理学发现仙鹤草提取物具有抗乙酰

胆碱酯酶和调节植物神经功能的作用，可以减少乙酰胆碱的分泌，从而减少汗液的排出；五味子能够保护包括内分泌系统在内的多个人体系统，并通过调节神经、细胞等体内微小物质来调节汗液的分泌；龙骨的收敛作用很强，能明显减少小鼠的尿液和汗液的排泄量；浮小麦含有微生素 B 和维生素 C，能够调节植物神经来调节汗液代谢，并且具有收敛、安神、抗炎作用。

若其人汗多伴气虚乏力，配合黄芪 20~40g、党参 10~20g、白术 15~30g 等；若汗出多伴心神不宁者，阴阳皆有不足，可用煅龙骨、煅牡蛎、珍珠母 20~30g；若汗出伴寐差者，可加酸枣仁 15~30g、夜交藤 10~20g、柏子仁 10~15g、茯神 15~40g等；若汗出伴有畏寒肢冷，多用细辛 1~3g、桂枝 10~15g，干姜用至 20g；寒厥甚者可再加炮附子 10~15g；若汗出而心烦心悸，加用浮小麦 15g、百合 15g、地黄 15~20g、合欢皮 30g；若汗出而体虚易感，可合玉屏风散益气固表；若汗出而咽干口渴，可加玄参 15g、麦冬 20g、石斛 15~20g 等益气生津。

七、张定华主任医师治疗本病的典型案例

患者季某，女，46 岁。2021 年 6 月 25 日初诊。患者因自汗、盗汗 6 月余来诊。近 6 月来患者经常阵发性出汗，稍活动后大量出汗，入夜尤甚，伴有口干，晨起心慌，鼻咽作痒，汗出不止，恶风，周身酸楚，自觉身体时热时寒，于当地医院就诊，未明确病因，故前来求诊于张定华主任医师。就诊时见：精神欠佳，神疲乏力，面色淡白，口干，易出汗，周身酸楚不适，休息后未见明显缓解，时觉烘热，时又自觉恶风怕冷，纳可，眠差，夜间多次醒，情绪低落，二便尚可。舌质淡，苔薄白，脉缓。西医诊断：多汗症；中医诊断：汗证。辨证：营卫不和。治法：调和营卫。处方：黄芪 30g，党参 20g，桂枝 15g，浮小麦 30g，柴胡 20g，黄芩 10g，白芍 20g，白术 15g，夜交藤 20g，麦冬 15g，山茱萸 30g，仙鹤草 30g，煅龙骨 30g（先煎），五味子 20g，生姜 10g，甘草 10g，大枣 10g。7 剂，每日 1 剂，水煎服，2 次/d，早晚饭后各温服。

2021 年 7 月 4 日二诊：汗出明显减少，乏力减轻，夜眠有所改善，自觉腰困，情绪仍觉低落，鼻咽作痒，咽部痰多，易打嚏。舌红，苔薄黄，脉细。处方：黄芪 30g，白术 15g，防风 10g，柴胡 15g，金樱子 15g，半夏 15g，煅龙骨 30g（先煎），煅牡蛎 30g（先煎），浮小麦 30g，黄芩 10g，枳壳 10g，苏梗 10g，合欢皮 30g，夜交藤 20g，野菊花 20g，五味子 15g，杜仲 15g，仙鹤草 20g。7 剂，每日 1 剂，水煎服，早晚饭后各温服 1 次。

2021 年 7 月 10 日三诊：上述症状明显好转，睡眠改善，寒热交替的症状消失，鼻咽作痒减轻，自觉情绪也渐渐变好。舌红，苔薄黄，脉细。上方继服 14 剂，以巩固疗效，煎服方法同前。

　　按：张定华主任医师认为人体因邪气侵袭，阴阳失调，营卫不和，腠理开阖不利，而引起汗液外泄异常时，成为病理性出汗。此例患者以自汗、盗汗为主要特征，兼见汗出恶风、周身酸楚、身微热，为营卫失和、腠理失固之象，治以调和阴阳、和解营卫、益气固表止汗。方中运用桂枝汤联合止汗方加减治疗，桂枝温阳化气，芍药益阴敛营，桂芍合用，既温阳又和阴；生姜、大枣调和营卫；甘草调和药性，同时合桂枝辛甘化阳以实卫，合芍药酸甘化阴以和营[10]；加用夜交藤以养血安神。全方共奏敛汗、固腠理之功效。诸药伍用，共奏调和营卫、收敛止汗之效。二诊患者出现明显的外感症状，体虚易感，玉屏风散化裁配合敛汗、解郁安神之品，根据患者病情变化随证加减药物，临床疗效显著。

参考文献

[1] de Moura Júnior NB,das-Neves-Pereira JC,de Oliveira FR,et al.Expression of acetylcholine and it-srecep to rin human sympa the ticgan gliain primaryhyperhidrosis[J].Ann Thorac Surg,2013,95(2):465-470.

[2] 李显筑,郭力,王丹,等.糖尿病泌汗异常中医诊疗标准[J].世界中西医结合杂志,2011,6(3):274-276.

[3] 刘玉丹.多汗症流行病学特点及其与焦虑症和抑郁症的关系[D].合肥:安徽医科大学,2016.

[4] Simes BC,Moore JP,Brown TC,et al.Geneticpolymorphism analysis of patient swith primaryhyper-hidrosis[J].Clin Cosmet Investig Dermatol,2018,11:477-483.

[5] 温沐秋.基于数据挖掘方法探讨李七一教授治疗汗证经验及学术思想[D].南京:南京中医药大学,2018.

[6] 程双丽,杨欣怡,王晶,等.桂枝加龙骨牡蛎汤在汗证治疗中的应用[J].亚太传统医药,2017,13(17):128-129.

[7] 石蓬莱,程为平.程为平针灸治疗汗证经验[J].实用中医药杂志,2014,30(6):555-556.

[8] 温沐秋,李七一.李七一教授运用三黄石膏汤治疗汗证经验[J].四川中医,2018,36(3):7-9.

[9] 张璐.张氏医通[M].上海:上海科学技术出版社,1963.

[10] 王磊.桂枝加龙骨牡蛎汤治疗长期自汗验案1则[J].饮食科学,2017(18):86.

第五节　心　悸

一、概念

(一) 西医概念

　　心悸是患者对自身心脏或胸前区跳动不适的一种主观感觉，可由于心跳有力或频率过快所致。除外剧烈活动或情绪激动后出现的心悸属生理现象，其余情况下出现的心悸均为病理现象。

(二) 中医概念

心悸是指患者自觉心中悸动,惊惕不安,甚则不能自主的一种病证。《内经》虽无心悸病名,但已有心悸的症状、脉象、预后等论述,如《素问·痹论》亦有:"心痹者,脉不通,烦则心下鼓。"该论述对心悸脉象变化有深刻认识。

二、流行病学

有研究显示心悸占初级医疗机构中就诊原因的 16%,仅次于胸痛[1]。目前发现,总体上老年、男性患者更可能因心律失常出现心悸症状,而年轻、女性患者心悸的原因更多为心理疾病。

三、发病机制

(一) 西医发病机制

心律失常、器质性心脏病、心理疾病、系统性疾病、药物或毒品作用皆可导致心悸。其中,心律失常为首要原因[2]。

1. 常见病因

(1) 心律失常

室上性/室性期前收缩;室上性/室性心动过速;心动过缓:严重窦性心动过缓、窦性停搏及Ⅱ～Ⅲ度房室传导阻滞;起搏器和植入型心律转复除颤器功能和(或)程控异常。

(2) 器质性心脏病

二尖瓣脱垂;重度二尖瓣反流;重度主动脉瓣反流;各种原因的心脏扩大和(或)心功能衰竭;肥厚型心肌病;机械瓣置换术后。

(3) 精神心理疾病

焦虑、惊恐发作;抑郁所致的躯体疾病。

(4) 系统性疾病

甲状腺功能亢进、低血糖、绝经后综合征、发热、贫血、怀孕、血容量不足、体位性低血压、体位性心动过速综合征、嗜铬细胞瘤、动静脉瘘。

(5) 药物或毒品作用

拟交感药物、血管扩张剂;抗胆碱能药物、肼苯哒嗪;刚停用 β 受体阻滞剂;酒精、咖啡因、海洛因、苯丙胺、尼古丁、大麻、合成药物、减肥药。

2. 临床分类

根据心跳的频率、节律及强度分成 4 类,包括早搏型、心动过速型、焦虑相关型及脉冲型心悸[3]。

(1) 早搏型:患者多有心脏"漏跳"的不适感甚至疼痛。多见于无器质性心脏病、年轻患者的房性/室性期前收缩。

（2）心动过速型：患者常自觉心跳极快，可为规则（如房室折返性心动过速、心房扑动、室性心动过速）或不规则的（如心房颤动），常由室上性/室性心动过速引起，呈突发突止。部分患者可能因系统性疾病或服用药物所致的窦性心动过速，症状多为渐发渐止。

（3）焦虑相关型：患者多有明显的焦虑症状，心率仅轻度加快，不会高过相应年龄段上限心率。不论阵发性或持续性均呈渐发渐止，并常合并一些非特异性症状如手面部发麻，不典型的胸痛或呼吸急促过度换气，多于心悸发作前出现，多与心理疾病有关，诊断前应排除心律失常原因。

（4）脉冲型：患者感觉心跳非常有力、心律规则，但心率仅轻度加快。多见于器质性心脏病（如二尖瓣反流），呈持续性发作。而贫血、脚气病等可导致高动力循环的疾病也会产生脉冲式心悸。

（二）中医病因病机

心悸的发生多因体质虚弱、饮食劳倦、七情所伤、感受外邪及药食不当等，以致气血阴阳亏损，心神失养。或痰、饮、火、瘀阻滞心脉，扰乱心神。

1. 体虚劳倦

禀赋不足，素体虚弱；或久病伤正，耗损心之气阴；或劳倦太过伤脾，生化之源不足，致气血阴阳亏损，脏腑功能失调，心神失养，发为心悸。

2. 七情所伤

平素心虚胆怯，突遇惊恐，忤犯心神，心神动摇，不能自主而发心悸。或长期忧思不解，心气郁结，阴血暗耗，不能养心而心悸；或化火生痰，痰火扰心，心神失宁而心悸；大怒伤肝，大恐伤肾，怒则气逆，恐则精却，阴虚于下，火逆于上，动撼心神亦可发为惊悸。

3. 感受外邪

风、寒、湿三气杂至，合而为痹。痹证日久，复感外邪，内舍于心，痹阻心脉，心血运行受阻，发为心悸。或风寒湿热之邪，由血脉内侵于心，耗伤心气心阴，亦可引起心悸。

4. 药食不当

嗜食醇酒厚味、煎炸炙煿，蕴热化火生痰，痰火上扰心神则为悸。或因药物过量或毒性较剧，耗伤心气，损伤心阴，引起心悸。如中药附子、乌头、雄黄等，西药洋地黄、奎尼丁、阿托品等。

本病病位在心，与肝、脾、肾、肺密切相关，病机不外乎气血阴阳亏虚，心失所养；或邪扰心神，心神不宁。病性有虚实两端。虚者为气、血、阴、阳亏损，使心失滋养，而致心悸；实者多由痰火扰心，水饮上凌或心血瘀阻，气血运行不畅所致。虚实之间可以相互夹杂或转化。

四、诊断及鉴别诊断

(一) 西医诊断

1. 诊断

心悸是许多疾病的一个共同表现，其中有一部分心悸的患者并无器质性病变。诊断主要包括 3 个步骤：鉴别心悸的机制；获得心悸症状发作时的心电图记录；评价基础心脏病。因此，对患者病史采集、体格检查及心电图检查必不可少；有些患者还需要做一些特殊实验室检查及器械检查。若怀疑是精神心理性原因，可采用特定的问卷或请专科医生协助评估患者的精神状态[4]。经初步评估无异常者定义为不明原因心悸患者，一般无须进一步检查，安抚患者，定期随访即可。

(1) 病史

很多患者就诊时并无心悸发作，因而询问病史是至关重要的第一步。心悸的诱因、发作与终止的方式、发作时的频率、伴随症状、既往的疾病史等为诊断提供重要线索。

(2) 体格检查

有针对性地进行体格检查。如怀疑患者有器质性心脏病时，应重点检查心脏有无病理性体征，如心脏杂音、心脏增大以及心律改变等，有无血压增高、脉压增大、水冲脉等心脏以外的体征[5]。患者的全身情况如精神状态、体温、有无贫血、多汗及甲状腺肿大等也应仔细检查。

(3) 实验室检查

若怀疑有系统性疾病或药物原因引起的心悸，应立即查血红蛋白、电解质、肌酐、血糖、甲状腺功能、心肌酶和心肌损伤标志物及特定违禁药品的血尿浓度等。

(4) 辅助检查

心电图、24h 动态心电图监测、心脏多普勒超声检查以了解心脏病变的性质及严重程度。

(5) 根据患者病情进行的检查项目

长程心电图监测；心脏事件记录器；植入式心脏事件检测器；基因检测；电生理检查；结构性心脏病的检查；神经、内分泌检测；负荷心电图或超声心动图；冠脉 CT 或冠脉造影等检查。

(二) 中医诊断

1. 诊断要点

(1) 自觉心中悸动不安，心搏异常，或快速，或缓慢，或跳动过重，或忽跳忽止呈阵发性或持续不解，神情紧张，心慌不安，不能自主；可见数、促、结、代、涩、缓、沉、迟等脉象。

(2) 伴有胸闷不舒，易激动，心烦寐差，颤抖乏力，头晕等症。中老年患者，可伴有心胸疼痛，甚则喘促，汗出肢冷，或见晕厥。

（3）发病常与情志刺激如惊恐、紧张及劳倦、饮酒、饱食、服用特殊药物等有关。

2. 鉴别诊断

（1）惊悸与怔忡

惊悸，多与情绪因素有关，可由骤遇惊恐，忧思恼怒，悲哀过极或过度紧张而诱发，多为阵发性，病来虽速，病情较轻，实证居多，可自行缓解，不发时如常人。怔忡多由久病体虚，心脏受损所致，无精神等因素亦可发生，常持续心悸，心中惕惕，不能自控，活动后加重，多属虚证，或虚中夹实。病来虽渐，病情较重，不发时亦可兼见脏腑虚损症状。惊悸日久不愈，亦可形成怔忡。

（2）奔豚

奔豚发作之时，亦觉心胸躁动不安，乃冲气上逆，发自少腹[6]。

五、治疗

（一）西医治疗

1. 病因、诱因处理

处理导致心悸的基础疾病及诱发因素，对于室上性心动过速，导管消融疗效肯定，并发症少，应尽早进行。此外，对于系统性疾病及药物致心律失常，就应针对实际情况进行治疗。

2. 健康生活方式

对于室性及房性期前收缩患者，减少心血管危险因素非常必要，包括戒烟、调脂、降压、控制心力衰竭及糖尿病等措施。避免高强度及耐力的运动，仅保持适量运动，有助于降低心血管风险，且不增加心房颤动的风险。

3. 纠正焦虑、紧张等不良心理因素

对于早搏等良性心律失常，通过停止咖啡因或酒精制品的摄入，或进行心理治疗、抗焦虑治疗，必要时佐以药物治疗，可有效控制症状。

4. 抗心律失常药物治疗、射频消融、植入式除颤器治疗[7]

室性早搏的常用药：

（1）Ⅰ类：Ⅰb美西律100~200mg/次，3次/d；Ⅰc普罗帕酮150mg/次，3次/d。

（2）Ⅱ类：β受体阻滞剂美托洛尔：25~50mg/次，2次/d；美托洛尔缓释片：23.75~47.5mg/次，1次/d。

（3）Ⅲ类：胺碘酮200mg/次，3次/d，第1周；200mg/次，2次/d，第2周；200mg/次，1次/d。第3周开始维持。

（4）Ⅳ类：维拉帕米80~120mg/次，2~3次/d；索他洛尔80mg/次，2次/d。

5. 导管消融

起源于右心室流出道的无结构性心脏病症状室性早搏可以首选导管消融治疗；对于非流出道起源以及结构性心脏病症状室性早搏，如果抗心律失常药物无效，也可采用导管消融治疗。尤其对室早心肌病的治疗最为有效。

（二）中医治疗

1. 辨证论治

（1）心虚胆怯证

症状：心悸不宁，善惊易恐，坐卧不安，不寐多梦而易惊醒，恶闻声响，食少纳呆。苔薄白，脉细数或细弦。

治法：镇惊定志，养心安神。

方药：安神定志丸（《医学心悟》）加减。茯苓、茯神、人参、远志、石菖蒲、龙齿。兼见心阳不振，加肉桂、炮附子；兼心血不足，加阿胶、制何首乌、龙眼肉。

（2）心血不足证

症状：心悸气短，头晕目眩，失眠健忘，面色无华，倦怠乏力，纳呆食少。舌淡红，脉细弱。

治法：补血养心，益气安神。

方药：归脾汤（《济生方》）加减。白术、茯神、黄芪、龙眼肉、酸枣仁、人参、木香、甘草、当归、远志。兼阳虚而汗出肢冷，加炮附子、黄芪、煅牡蛎；兼阴虚，重用麦冬、生地黄、北沙参；纳呆腹胀，加陈皮、麦芽、山楂。

（3）阴虚火旺证

症状：心悸易惊，心烦失眠，五心烦热，口干，盗汗，思虑劳心则症状加重，伴耳鸣腰酸，头晕目眩，急躁易怒。舌红少津，苔少或无，脉象细数。

治法：滋阴清火，养心安神。

方药：天王补心丹（《摄生秘剖》）合朱砂安神丸（《内外伤辨惑论》）加减。玄参、当归、天冬、麦冬、丹参、茯苓、五味子、远志、桔梗、酸枣仁、地黄、柏子仁、太子参、桑椹、黄连、炙甘草、当归、磁石。若阴虚而火热不明显者，单用天王补心丹；若阴虚兼有瘀热者，加赤芍、红花、郁金等。

（4）心阳不振证

症状：心悸不安，胸闷气短，动则尤甚，面色苍白，形寒肢冷。舌淡苔白，脉象虚弱或沉细无力。

治法：温补心阳，安神定悸。

方药：桂枝甘草龙骨牡蛎汤（《伤寒论》）合参附汤（《圣济总录》）加减。桂枝、甘草、龙骨、牡蛎、人参、黑顺片、青黛。兼见水饮内停者，加葶苈子、五加皮、车前子等；夹瘀血者，加赤芍、川芎、桃仁；兼阴伤者，加麦冬、枸杞子、玉竹。

（5）水饮凌心证

症状：心悸眩晕，胸闷痞满，渴不欲饮，小便短少，或下肢浮肿，形寒肢冷，伴恶心，欲吐，流涎。舌淡胖，苔白滑，脉象弦滑或沉细而滑。

治法：振奋心阳，化气行水，宁心安神。

方药：苓桂术甘汤（《金匮要略》）加减。茯苓、桂枝、白术、甘草等。兼瘀血者，加当归、川芎、益母草；若见浮肿、尿少、阵发性夜间咳喘或端坐呼吸者，可用真武汤。

（6）瘀阻心脉证

症状：心悸不安，胸闷不舒，心痛时作，痛如针刺，唇甲青紫。舌质紫暗或有瘀斑，脉涩或结或代。

治法：活血化瘀，理气通络。

方药：桃仁红花煎（《陈素庵妇科补解》）加减。桃仁、红花、当归、香附、延胡索、赤芍、川芎、乳香、丹参、青皮、生地。兼气虚加黄芪、党参、黄精；兼血虚加制何首乌、枸杞子、熟地黄。

（7）痰火扰心证

症状：心悸时发时止，受惊易作，胸闷烦躁，失眠多梦，口干苦，大便秘结，小便短赤。舌红，苔黄腻，脉弦滑。

治法：清热化痰，宁心安神。

方药：黄连温胆汤（《六因条辨》）加减。黄连、竹茹、枳实、半夏、陈皮等。痰热互结、大便秘结者，加生大黄；心悸重者，加珍珠母、石决明、磁石。

2. 中成药

（1）参松养心胶囊

功效：益气养阴，活血通络，清心安神。适用于气阴两虚，心络瘀阻的心悸。口服，每次4粒，每日3次。

（2）稳心颗粒

功效：益气养阴，活血化瘀。用于气阴两虚，心脉瘀阻的心悸。开水冲服，一次1袋，每日3次。

（3）安神定志丸

功效：镇惊安神，益气养血。用于心虚胆怯的心悸。开水冲服，早晚各1丸。

六、张定华主任医师治疗本病的学术思想及用药特点

（一）病因病机

张定华主任医师认为心悸的发病多与快节奏的生活方式所带来的工作压力密切相关，情志不遂，肝木失柔顺之性，郁积之气聚而不疏，从而火热内生，肝郁火旺，责令五脏，致五脏虚损。心悸当以"肝郁"为主，"肝郁本虚"为关键病机，本虚以

"心肝脾肾"四脏皆虚为主，忧愁思虑日久，情志不畅，影响肝之疏泄、藏血的生理功能[8]。肝木失柔顺之性，气机郁滞，血行不畅，母病及子，不能布血于心，濡养心神，出现心肝血虚之候；肝郁横克脾土，脾为生痰之源，脾失健运，水湿内停，聚湿成痰，郁久化热，内扰心神；肝为风木之脏，内寄相火，以气为用，经气郁滞日久化火，下侵肾水，灼伤真阴，肾水不能上济心火，水火失济，内扰心神。日久，心神失养，发为心悸。治以疏肝解郁、补益心肝、健脾散结、滋阴降火为主。

（二）辨证论治

张定华主任医师认为此病"肝郁"为关键，临床常用香附、柴胡、黄芩、白芍、炙甘草等用于调畅气机为底方进行临床加减，临床每多获效。香附，辛香行散，味苦疏泄，入肝经，开郁解气，为气病之总司；柴胡条达肝气，疏肝解郁，使"木郁达之"，黄芩清气分之热。二者相须为用，一散一清，调和表里，清除肝胆郁热，使气血调和。肝郁日久，损伤肝体，需与养血敛阴药物配合使用，白芍味酸、性微寒，可养血敛阴，以柔肝体助肝用，与炙甘草相伍，酸甘化阴，进一步加强敛阴之效，缓和柴胡辛燥之性。

若肝气郁滞，血行不畅，母病及子，心神失养，出现心肝血虚之候。因此在治疗上张定华主任医师注重疏肝解郁，补益心肝，在调畅气机的基础上喜加当归、郁金、黄芪、酸枣仁。《医学启源》[9]："当归，气温味甘，能和血补血。"当归入心肝经，味甘而补，味辛而散，补血活血，补而不滞，气血并调，既为血中之气药，又为血中之圣药。与白芍配伍加强滋养心肝阴血的作用。黄芪甘温，为补气之要药，且能生津养血，通过补气又有助于生血，与当归同用，效果更佳。郁金《本草备要》云："行气，解郁；泄血，破瘀。"具有凉心热、散肝郁的作用，且现代药理学研究表明其主要成分是镁、钾络合物，具有稳定心律的作用。心肝血虚日久，心血一伤，易生心火，内扰心神，则见心神不宁。《名医别录》曰："酸枣仁主烦心不得眠。"酸枣仁味甘，入心肝经，有养心阴，益肝血之功，为养心安神之要药。诸药合用，共解肝郁气滞导致的心肝血虚之证。

肝郁横克脾土，脾为生痰之源，脾失健运，水湿内停，聚湿成痰，郁久化热，内扰心神。张定华主任医师善在调畅气机的基础上重用黄芪、白术、半夏、广藿香、茯苓。黄芪甘温补升，甘淡渗利，主以扶正气，兼能利水湿，为补气之要药。《医学启源》曰"白术除湿益燥，和中益气，温中，去脾胃中湿"。白术益气健脾除湿，二者相伍，使正气旺助脾化湿；半夏辛散温燥，入脾、胃经，善祛脾胃痰湿，可燥湿化痰。《药性本草》言："能消痰涎，开胃健脾。"广藿香温燥辛香，可燥湿健脾，行气和中，以化中州湿阻；茯苓性味淡平，入心、脾二经，既能健脾渗湿，使湿无所聚，痰无由生，又能补益心脾，又可宁心安神。

经气郁滞日久化火，下侵肾水，灼伤真阴，肾水不能上济心火，水火失济，内扰心神。张定华主任医师在调畅气机的基础上，联合天王补心丹，治以疏肝解郁、滋阴降火。通过调畅气机，和解少阳，使"木郁达之"，气血调和。天王补心丹能够滋阴清热、安神定悸。方中生地甘寒，入心肾经，可交通心肾，以滋阴而降虚火，养阴津而泻伏热，为养阴之要药。方中西洋参、麦冬、五味子三味为生脉散，益气养阴，补肺而养心。酸枣仁、远志养心神。在解郁的基础上，联合天王补心丹，共解心肾不交导致的心悸证。

七、张定华主任医师治疗本病的典型案例

患者，女，45岁。2022年9月10日初诊。主诉：主诉间断性心悸1年余。现病史：患者1年前无明显诱因出现心悸，表现为有停跳感伴乏力，遂到当地医院就诊。查24h动态心电图示窦性心律，心率明显加快。超声心动图示二尖瓣轻度反流。诊断为"心悸"。现为求进一步治疗特来就诊。刻下症见：急躁焦虑，肢体困重，神倦乏力，胁肋胀满疼痛，面色无华，食少便溏。舌暗胖有齿痕，苔薄白，脉沉细弦。查24h动态心电图示窦性心律，最小心率48次/min（04:32），最大心率126次/min（14:00），平均心率75次/min，室性异位2310次/24h。超声心动图示二尖瓣轻度反流。西医诊断：心律失常；中医诊断：心悸。辨证属肝郁脾虚、心神失养，治宜解郁散结、健脾养心。处方：香附15g，柴胡20g，黄芩10g，黄芪30g，白术12g，清半夏15g，白芍15g，当归15g，广藿香15g，茯苓15g，炙甘草20g。7剂，水煎，每天1剂，分早晚2次温服。

9月17日二诊：急躁易怒，心慌、乏力较前明显缓解，但偶有脘腹痞闷，嗳气。舌红，苔白腻，脉滑。在原方的基础上，加陈皮15g、砂仁15g健脾理气、化湿和中。续服7剂，水煎，每天1剂，分早晚2次温服。

按语：本案患者为青年女性，长期因工作压力大，时常郁闷生气，特来就诊。肝为刚脏，体阴用阳，以气为用，朱丹溪在《丹溪心法》[10]中提到"凡气有余便是火"。气指阳气怫郁。情志不遂，肝体失用，阳气怫郁，气机阻滞，郁而化火化热乘脾；《知医必辨》中说："肝气一动，即乘脾土，作痛作胀，甚则作泻。"可见，肝郁是导致脾虚痰结证的重要因素。肝郁内伤，脾胃首当累之。肝郁不舒，必下克脾土，致脾气虚，健运失司，聚生成痰。郁久化热，内扰心神，心神失养，发为心悸。故呈肝郁脾虚，心神失养之象。肝郁日久，则见急躁焦虑，胁肋胀满疼痛。肝木旺横克脾土，脾气虚弱，运化失职，不能布散水谷精微而致倦怠乏力，面色无华；脾虚运化失常，则见食少便溏；心气亏虚，血行不畅，则见心悸。治疗心悸，香附开郁解气，使"木郁达之"；柴胡、黄芩调和表里，和解少阳，一散一清，清解少阳之郁热；黄芪、白术益气健脾，使正气旺助脾化湿；清半夏燥湿化痰；广藿香温燥辛香，可燥湿健脾，行气和中，以化中州湿阻；茯苓健脾渗湿，宁心安神；当归补血活血，补而不滞，气血并调，既为血中之气药，又为血中之圣药，可补血养心安神；与白芍配伍加强滋养心肝阴血的作用；白芍与炙甘草相伍，一敛一滋，酸甘化阴，进一

步加强健脾敛阴之效，缓和柴胡辛燥之性；且炙甘草可调和诸药药性。二诊时，症状已明显缓解，患者自诉近期脘腹痞闷、嗳气，故加理气健脾之品，陈皮、砂仁以健脾理气和中。三诊时诸症皆已基本消失。继服上方 7 剂，以巩固疗效，后门诊复查上述症状均未复发。

参考文献

[1] 郑黎晖,姚焰,张澍.欧洲心律协会 2011 年心悸诊疗专家共识解读[J].心血管病学进展,2012,33(2):161-163.

[2] 杨国防,李明远,王新志.王新志教授论治外感与心悸经验[J].光明中医,2022,37(21):3874-3877.

[3] 许韵,侯承志,胡木,等.从"双心"同调探讨心悸的临床辨治[J].北京中医药,2022,41(10):1174-1176.

[4] 张俊清,王晓琳,崔智博,等.从大气下陷角度探讨心悸论治[J].中医临床研究,2022,14(23):80-81.

[5] 张晓乐,闫军堂,程发峰,等.王庆国辨治心悸经验[J].中华中医药杂志,2022,37(07):3924-3927.

[6] 黄莉芳,刘超权.养心汤加减治疗老年气血两虚型室性早搏伴心悸疗效及对心功能的影响[J].中华中医药学刊,2022,40(07):229-232.

[7] 李家锐,温宇,刘煜德.基于数据挖掘分析黄衍寿治疗心悸辨证用药规律[J].中西医结合心脑血管病杂志,2022,20(08):1365-1368.

[8] 王创畅,王侠.五诊十纲现代中医临床思维在中医内科学心悸病中的教学应用[J].中国中医药现代远程教育,2021,19(20):14-16.

[9] 谭令,孙梓宽,任北大,等.《医学启源》从肝论治目疾之药味特点分析[J].云南中医学院学报,2019,42(02):88-91,97.

[10] 于俏,吴焕林,孙海娇,等.《丹溪心法》治疗痰证的组方用药规律[J].世界中医药,2021,16(12):1909-1913.

第七节 眩 晕

一、概念

（一）西医概念

眩晕：是指在没有自我运动的情况下，头部或躯干自我运动的感觉，或在正常的头部运动过程中出现的失真的自我运动感，典型的就是天旋地转，有时候也表现为摇晃、倾斜、上下起伏、上下跳动或滑动的感觉。常分为前庭系统性眩晕（前庭周围性眩晕、前庭中枢性眩晕）和非前庭系统性眩晕（眼源性、本体感觉性、全身疾病性和颈源性）两种。

（二）中医概念

眩晕最早见于《黄帝内经》，称之为"眩冒"，宋代陈言《三因极一病证方论》

首见"眩晕"之名。眩晕是眩和晕的总称，眩是指眼花或眼前发黑，晕是指头晕或感觉自身或外界景物旋转。二者常同时并见，故统称为"眩晕"。

二、流行病学

据统计，以眩晕为主诉者在神经内科门诊中占 5%~10%，住院病例中约占6.7%，在耳鼻咽喉科门诊中约占 7%，前庭性眩晕和非前庭性眩晕的患病率分别为10.0%和14.2%。由于耳石颗粒在内耳脱落的概率随年龄增长而增加，因此，良性阵发性位置性眩晕（BPPV）在老年人中很常见，60 岁以上人群 BPPV 的患病率为3.4%。

三、发病机制

（一）西医发病机制

1. 病因

前庭周围性眩晕主要由前庭器官和第八对颅神经病变引起；前庭中枢性眩晕主要为前庭中枢性结构病变引起，包括前庭神经核以上传导通路（常为脑干、小脑或前庭皮层及皮层下白质）；非前庭系统性眩晕主要由于各种原因损伤维持平衡的其他系统，如眼部和颈部本体感觉系统。

2. 发病机制

人体平衡的维持主要依靠由前庭系统、视觉系统和本体感觉系统组成的平衡三联，其中前庭系统是维持平衡、感知机体与周围环境之间关系的最重要器官。大部分眩晕疾病主要由该系统通路病变损坏或受刺激后导致。

（二）中医病因病机

本病的发生与情志不遂、年老体弱、饮食不节、久病劳倦以及感受外邪有关，内生风、痰、瘀、虚，导致风眩内动、清窍不宁或清阳不升，脑窍失养发为眩晕。

1. 情志不遂

肝为刚脏，体阴而用阳，其性主升主动。若长期忧恚恼怒，肝气郁结，气郁化火，风阳扰动，发为眩晕。

2. 年老体虚

肾为先天之本，主藏精生髓，脑为髓之海。若年高肾精亏虚，不能生髓，无以充养脑；或房事不节，阴精亏耗；或体虚多病，损伤肾精肾气，均可致肾精亏耗，髓海不足，而发眩晕。

3. 饮食不节

若平素嗜酒无度，暴饮暴食，或过食肥甘厚味，损伤脾胃，以致健运失司，水谷不化，聚湿生痰，痰湿中阻，则清阳不升，浊阴不降，致清窍失养而引起眩晕。

4. 久病劳倦

脾胃为后天之本，气血生化之源。若久病不愈，耗伤气血；或失血之后，气随血耗；或忧思劳倦，饮食衰少，损伤脾胃，暗耗气血。气虚则清阳不升，血虚则清窍失养，皆可发生眩晕。

5. 跌仆坠损

素有跌仆坠损而致头脑外伤，或久病入络，瘀血停留，阻滞经脉，而使气血不能上荣于头目，清窍失养而发眩晕。

6. 外感六淫

因"高巅之上，惟风可到"，风邪与寒、热、湿、燥等诸邪，皆可导致经脉运行失度，挛急异常，使清窍失养而发眩晕。

眩晕病机主要与风、痰、虚、瘀有关，以内伤为主。因于风者，多情志不遂，气郁化火，风阳上扰。因于痰者，多食肥甘厚味，脾失健运，痰浊中阻，清阳不升，所谓"无痰不作眩"。因于虚者，多年高体弱，肾精亏虚，或久病劳倦，饮食衰少，气血生化乏源，甚合"无虚不作眩"。风、痰、虚日久入络，损伤脑络，皆可因瘀而眩。

本病病位在脑，与肝、脾、肾密切相关。病性有虚、实两端，以虚证居多。亦可见本虚标实。总之，眩晕多反复发作，病程长。病因病机较为复杂，多彼此影响，互相转化，眩晕频作的中老年患者，多有罹患中风的可能，常称为"中风先兆"，需谨慎防范。

四、诊断及鉴别诊断

（一）西医诊断

1. 诊断

（1）临床表现

①发作性视物或自身旋转感、晃动感，不稳感，多因头位或（和）体位变动而诱发。

②眩晕同时或伴其他脑干等一过性缺血的症状，如眼症（黑蒙、闪光、视物变形、复视等）、内耳疼痛、肢体麻木或无力、猝倒、晕厥等。

（2）体格检查

①生命体征：血压、呼吸、脉搏、体温。

②观察并评估患者的意识状态。眩晕患者的意识状态评估是十分重要的，是周围性和中枢性眩晕鉴别的关键。

③眼部检查：瞳孔检查，若双侧瞳孔出现大小不等，和（或）瞳孔对光反射迟钝或消失者，应考虑颅内病变，如脑肿瘤、中枢神经梅毒、脑疝等。眼球运动异常者，提示支配眼肌运动的神经核、神经或眼外肌本身器质性病变，多由颅脑外伤、脑膜炎、脑脓肿、脑血管病变等引起。

④脑膜刺激征。若脑膜刺激征阳性，提示脑膜炎、蛛网膜下腔出血和颅压增高等。

⑤病理反射。若 Babinski 征、Oppenheim 征、Gordon 征、Hoffmann 征阳性，提示锥体束病损，大脑失去对脑干和脊髓的抑制作用。

⑥肌力与肌张力。肌力：单瘫，多见于脊髓灰质炎；偏瘫，多见于颅内病变或脑卒中；交叉性偏瘫，多见于脑干病变；截瘫，多见于脊髓外伤、炎症等。肌张力：肌张力增高见锥体束、锥体外系损伤；降低见下运动神经元病变、小脑病变和肌源性病变。

⑦颅神经检查。三叉神经、面神经、舌咽及迷走神经、舌下神经。阳性者应考虑颅内病损的可能性。

（3）实验室及其他检查

①血液检查：血常规、肝肾功能、血糖、血脂、电解质筛查贫血或电解质代谢紊乱，必要时免疫学指标查甲状腺功能，心肌酶学检查排除心肌梗死，腰椎穿刺脑脊液检查，排除炎性或脱髓鞘性疾病等。

②心电图：怀疑晕厥或晕厥前的患者应进行心电图、动态心电图监测等心脏相关检查。

③脑电图：怀疑癫痫性眩晕时可行脑电图检查。

④CT 检查：对于急性眩晕出现意识障碍的患者，首选头部 CT 检查。可排除脑出血、蛛网膜下腔出血（少数以眩晕起病）、部分脑梗死和肿瘤等。

⑤MRI 检查：起病急骤，在几秒内出现眩晕症状，并呈持续性；急性眩晕伴头痛，尤其是单侧后枕部的新发头痛；急性眩晕伴耳聋者，其症状不符合梅尼埃病，考虑突发性聋伴眩晕需要排除小脑前下动脉供血区卒中时；急性眩晕，体格检查头脉冲试验正常；急性眩晕，体格检查发现中枢损害体征；单侧听力进行性下降，需排除听神经瘤时。若怀疑后循环缺血者应完善头核磁共振弥散加权成像以及磁共振血管造影，或CT 血管造影，或数字减影技术血管造影。

⑥其他检查：怀疑前庭功能障碍的患者，除前庭功能检查外，还应听力学检测。对眩晕伴耳鸣、听力下降或耳闷胀者，需要纯音测听检查，单侧听力下降者更应重视，根据纯音测听图，以便区分传导性聋和感音神经性聋。

2. 鉴别诊断

（1）非前庭系统性眩晕

非前庭系统性眩晕常在急性或发作性眩晕后出现；常间歇性发作开始，逐渐恢复平稳；非旋转性及不稳感持续 3 个月或以上；症状大部分时间存在；部分患者几乎每日均有症状，但时轻时重。

（2）前庭周围性眩晕（良性发作性位置性眩晕、梅尼埃病）

①阵发性位置性眩晕（BPPV）：突然出现短暂性眩晕（不超过 1min）；起床、躺下、床上翻身、低头或抬头时出现；可有恶心、呕吐等自主神经症状。体征：位置实验诱发眩晕及眼震，眼震特点符合相应半规管兴奋或抑制的表现。

②梅尼埃病：发作性旋转性眩晕；常伴自主神经功能紊乱和平衡障碍，无意识丧失；波动性听力损失，早期多为低频听力损失且逐渐加重；伴耳鸣或耳胀满感。体征：发作期或中晚期神经性耳聋。

（3）前庭中枢性眩晕（前庭性偏头痛、后循环梗死）

①前庭性偏头痛：可表现为头晕、眩晕姿势不稳或前庭-视觉症状；伴或不伴偏头痛；持续 10s 至数天；常伴恶心呕吐、畏声畏光。体征：非发作期无明显阳性体征，发作期可见各类型眼球震颤。

②后循环梗死：急性眩晕，言语欠清晰、肢体无力或面部肢体麻木、视物成双、行走或持物不稳、跌倒发作等。体征：复视、吞咽困难、构音障碍、偏瘫、交叉性感觉障碍、共济失调、跌倒发作。

（二）中医诊断及鉴别诊断

1. 诊断

（1）头晕目眩，视物旋转，轻者闭目即止，重者如坐车船，甚则仆倒。

（2）可伴有恶心、呕吐、汗出、耳鸣、耳聋、心悸，以及面色苍白、眼球震颤等表现。

（3）多见于 40 岁以上人群。起病较急，常反复发作，或慢性起病逐渐加重。

（4）多有情志不遂、年高体虚、饮食不节或跌仆损伤等病史。

2. 鉴别诊断

（1）厥证

突然昏仆，不省人事，或伴见四肢厥冷。一般在短时间内苏醒，严重者可一厥不复甚至死亡。眩晕严重者也可见头眩欲仆或晕旋仆倒，虽与厥证相似，但无昏迷、不省人事、四肢厥冷等症。

（2）中风

猝然昏仆、不省人事，伴口舌歪斜、半身不遂、失语，或不经昏仆，仅以歪僻不遂。眩晕仅以头晕目眩为主，虽眩晕之甚者亦可见仆倒，与中风昏仆相似，但患者神志清楚或瞬间即清，且无半身不遂、口舌歪斜、言语謇涩等症。部分中风病人以眩晕、头痛为先兆表现。

五、治疗

（一）西医治疗

1. 一般原则

先予止吐（甲氧氯普胺、多潘立酮）、补液治疗，同时寻找病因，首先排除内科及中枢疾病，其次耳科疾病。眩晕患者有时关注不到听力，听力救治不及时会致听残，故首次发作时必须除外突发性聋。

2. 药物治疗

（1）如抗组胺类+抗胆碱能类。苯海拉明，25mg，2~3 次/d，口服；20mg，1~2 次/d，深部肌肉注射。副作用：嗜睡、头晕、头痛、恶心呕吐、疲乏、共济失调、肌张力障碍等。苯二氮䓬类，地西泮，抗焦虑：2.5~10mg，2~4 次/d，口服；镇静：2.5~5mg，睡前服。副作用：嗜睡、头昏、乏力，大剂量可有共济失调、震颤。

（2）D_2 受体拮抗剂：甲氧氯普胺，5.0~10mg，3 次/d，口服；成人总剂量 <0.5mg/(kg·d)，10~20mg，静脉、肌内注射。副作用：昏睡、烦躁不安、倦怠无力，注射给药可引起直立性低血压，长期用会引发帕金森综合征和迟发性运动障碍。

（3）吩噻嗪类：异丙嗪，抗眩晕，止吐：12.5~25mg，2~3 次/d，口服，每次 12.5~25mg，肌内注射，必要时每 4h 重复 1 次；镇静、催眠：25~50mg/次，肌内注射。副作用：嗜睡、反应迟钝、视物模糊或轻度色盲、心律加快或减慢、白细胞计数减少。

（4）急性期的前庭神经炎、突发性聋以及梅尼埃病，可予糖皮质激素；发作期的突发性聋伴眩晕、梅尼埃病，予银杏叶制剂、倍他司汀、天麻素制剂等。若中枢神经系统感染者，予阿昔洛韦、更昔洛韦、头孢曲松钠等。

3. 溶栓治疗

脑梗死应予溶栓或抗栓、血管内介入治疗，失去血管再通者可按 TOAST 分型，予以抗板或抗凝、降脂、控制危险因素及稳定斑块（他汀类药物）等治疗。对于脑出血者，予脱水降颅压治疗，并控制血压及防止并发症。

4. 手术治疗

对有占位效应者予甘露醇或甘油果糖等脱水治疗，必要时予去骨瓣减压等外科手术治疗。

5. 前庭康复训练

不同种类的前庭康复训练可作为各种眩晕类疾病的重要或辅助治疗方式。如 BPPV 耳石复位无效以及复位后仍有头晕或平衡障碍患者。若患者拒绝或不耐受复位治疗，则前庭康复训练可作为替代治疗。

（二）中医治疗

1. 辨证论治

（1）肝阳上亢证

症状：眩晕耳鸣，头目胀痛，急躁易怒，口苦，失眠多梦，颜面潮红，肢麻震颤。舌红苔黄，脉弦或数。

治法：平肝潜阳，清火熄风。

方药：天麻钩藤饮（《杂病证治新义》）加减。天麻、钩藤、石决明、山栀、黄芩、川牛膝、杜仲、益母草、桑寄生、夜交藤、茯神。烦躁易怒明显者，加龙胆草、川楝子、夏枯草；目赤便秘，加大黄、芒硝或佐用当归龙荟丸。

（2）痰湿中阻证

症状：眩晕，头重如蒙，或伴视物旋转，胸闷恶心，呕吐痰涎，食少多寐。舌苔白腻，脉濡滑。

治法：化痰祛湿，健脾和胃。

方药：半夏白术天麻汤（《医学心悟》）加减。半夏、天麻、茯苓、橘红、白术、甘草、生姜、大枣。若耳鸣重听者，加郁金、石菖蒲、磁石。

（3）瘀血阻窍证

临床表现：眩晕，头痛，且痛有定处，面唇紫暗。舌暗有瘀斑，多伴见舌下脉络迂曲增粗，脉涩或细涩。

治法：祛瘀生新，活血通窍。

代表方：通窍活血汤（《医林改错》）加减。赤芍、川芎、桃仁、红枣、红花、老葱、鲜姜、郁金。若感寒加重，加附子、桂枝。

（4）气血亏虚证

症状：眩晕动则加剧，劳累即发，面色㿠白，神疲自汗，倦怠懒言，唇甲不华，发色不泽，心悸少寐，纳少腹胀。舌淡，苔薄白，脉细弱。

治法：补益气血，调养心脾。

方药：归脾汤（《济生方》）加减。白术、茯神、黄芪、龙眼肉、酸枣仁、人参、木香、甘草、当归、远志。若腹胀纳呆者，加薏苡仁、扁豆、泽泻等。

（5）肾精不足证

症状：眩晕日久不愈，精神萎靡，腰酸膝软，少寐多梦，健忘，两目干涩，视力减退；或遗精滑泄，耳鸣齿摇；或颧红咽干，五心烦热。舌红少苔，脉细数。

治法：滋养肝肾，填精益髓。

方药：左归丸（《景岳全书》）加减。大熟地、山药、枸杞、山萸肉、川牛膝、菟丝子、鹿胶、龟胶。若失眠健忘者，加阿胶、鸡子黄、酸枣仁。

2. 中成药

（1）眩晕灵胶囊

功效：健脾益气，活血化瘀。适用于气虚血瘀型。口服，每次 5 粒，每日 3 次。

（2）步长脑心通

功效：益气活血。适用于气虚血瘀者。口服，每次 4 粒，每日 3 次。

（3）六味地黄丸

功效：滋养肝肾。口服，每次 6~8 粒，每日 3 次。1 个月为 1 个疗程。

（4）金匮肾气丸

功效：能温补肾阳。口服，每次 6~8 粒，每日 3 次。1 个月为 1 个疗程。

3. 中药注射液

（1）益气养阴扶正类

生脉注射液、参麦注射液：益气固脱，养阴生津。

参芪扶正注射液：扶正固本，益气活血。

（2）活血化瘀类：

香丹注射液、脉络宁：活血通络。

4. 针刺治疗

体针：百会、四神聪、风池（双）、三阴交。

耳穴：肾区、脑干、神门。

辨证取穴：风痰上扰加丰隆、内关；阴虚阳亢加太溪、肝俞；肝火上炎加行间、太冲；气血亏虚加足三里、血海；肾精不足加太溪、关元；痰瘀阻窍加膈俞、脾俞。

六、张定华主任医师治疗本病的学术思想及用药特点

（一）病因病机

《素问·至真要大论》曰："诸风掉眩，皆属于肝。"《丹溪心法·头眩》提到："头眩，痰夹气虚并火，无痰不作眩。"明·张景岳强调"无虚不作眩"。可见，眩晕与肝、脾、肾关系密切，风、火、痰、虚等均可引起脑窍失养。肝为刚脏，体阴而用阳，其性主升主动。若长期忧患恼怒，肝气郁结，气郁化火，反灼肝阴，肝肾同源，耗伤乙癸之阴，以致使水不涵木，阴不敛阳，阳亢于上，阳气升动无制，便亢而化风，发为眩晕；患者情志不遂，木郁横乘脾土，脾失健运，痰湿内阻，循经上行，蒙蔽清窍，发为眩晕；肝郁脾虚，气血无化生之源，清窍失养，发为眩晕。故张定华主任医师认为眩晕以"肝郁"为先，从"肝、脾、肾"三脏入手，论治眩晕，病机可归纳为阴虚风动、痰湿中阻、气血不足。治以疏肝解郁、滋阴熄风、疏肝健脾、化痰祛湿、补益气血为主。

（二）辨证论治

张定华主任医师认为此病"肝郁"为关键，临床常用柴胡、黄芩、白芍、当归、炙甘草等用于调畅气机为底方进行临床加减，临床每多获效。柴胡条达肝气，疏肝解郁，使"木郁达之"；黄芩清气分之热。二者相须为用，一散一清，调和表里，清除肝胆郁热，使气血调和。肝郁日久，损伤肝体，需与养血敛阴药物配合使用，白芍味酸、性微寒，可养血敛阴[1]。当归入心、肝经，味甘而补，味辛而散，补血活血，补而不滞，气血并调，既为血中之气药，又为血中之圣药。与白芍配伍加强养血敛阴，以柔肝体助肝用作用，缓和柴胡辛燥之性。且白芍与炙甘草相伍，酸甘化阴，进一步加强敛阴之效。

若长期忧患恼怒，肝气郁结，气郁化火，反灼肝阴，肝肾同源，耗伤乙癸之阴，以致使水不涵木，肝阳上亢，发为眩晕。张定华主任医师在调畅气机的基础上喜加

牛膝、生地、天麻、牡蛎、五味子。牛膝味甘缓补，可滋补肝肾，其性善下行，又可引诸火下行。生地黄甘寒，入肾经，可滋肾阴而降虚火，养阴津而泻伏热，为养阴之要药；肝为风木之脏，体阴用阳，肝肾阴虚日久[2]，筋脉失于濡养，虚风内动则见肢体颤抖，天麻甘平，可熄风止痉，平抑肝阳，与滋补肝肾之阴的生地、白芍配伍，可滋肾缓肝，标本兼顾，使虚风内收。牡蛎入肝肾经，可滋水涵木以平肝阳，以解虚风内动之变。阴虚风动日久，则耗气伤阴；五味子酸涩，可益气生津，滋阴制阳，为生津敛汗之要药，又入心、肾二经，可益心肾阴而宁心安神。

患者情志不遂，木郁横乘脾土，脾失健运，痰湿内阻，循经上行，蒙蔽清窍，发为眩晕。张定华主任医师在调畅气机的基础上喜加健脾化痰祛湿之品白术、陈皮、泽泻、茯苓。茯苓性味淡平，入心、脾二经，既能健脾渗湿，使湿无所聚，痰无由生，又能补益心脾，又可宁心安神[3]。《日华子本草》："泽泻，主头眩。"泽泻淡渗，可利水渗湿，行痰饮。白术甘温补虚，苦温燥湿，既能补气健脾，又能燥湿利水，益气健脾除湿，二者取自《金匮要略》泽泻汤，主治痰饮内停、清阳不升的头晕目眩。茯苓、泽泻将水湿引下之后，白术益气健脾除湿，使正气旺助脾化湿。《本草正》曰："陈皮，气实痰滞必用。"陈皮，辛香走窜，温通苦燥，入脾、胃经，有行气解郁、健脾燥湿之功，可化五脏六腑之痰。陈皮单用，可耗气，与白术、茯苓同用，可除耗气之弊。同时，又可加强健脾燥湿化痰之功。

肝郁脾虚，气血无化生之源，清窍失养，发为眩晕。张定华主任医师在调畅气机的基础上喜加黄芪、酸枣仁。黄芪甘温，为补气之要药，且能生津养血，通过补气又有助于生血，与当归、白芍同用，加强养血补血的作用，又可祛除柴胡截阴之弊[4]。酸枣仁味甘，入心、肝经，有养心阴、益肝血之功，为养心安神之要药。

七、张定华主任医师治疗本病的典型案例

张某，女，40岁。2022年9月19日初诊。主诉：间断性头昏、头痛2年，现病史：患者2年前无明显诱因出现头昏，遂到当地医院就诊。查血压正常，心脏彩超、动态心电图未见异常，诊断为"眩晕"。现为求进一步治疗特来就诊。刻下症见：眩晕剧烈，急躁易怒，头晕目眩，手足麻木震颤，面红目赤，口干。舌质暗红，红少苔，脉细数。查经颅多普勒示脑动脉硬化，供血不足。西医诊断：椎-基底动脉供血不足；中医诊断：证属肝肾阴虚、阴虚风动证。处方：生地15g，牡蛎20g，白芍15g，当归20g，柴胡20g，黄芩10g，五味子15g，酸枣仁20g，天麻15g，牛膝10g，炙甘草10g。7剂，水煎，每天1剂，分早晚2次温服。

9月26日二诊：急躁易怒，眩晕较前明显缓解，但月经紊乱、量少。在原方的基础上，加山茱萸、熟地补肾益精。续服7剂。

按语：本案患者为青年女性，长期因工作压力大，时常郁闷生气，特来就诊。肝为风木之脏，内寄相火，以气为用，肝气肝阳常有余，加之女性多怫郁，有余便

可从郁化热，下侵肾水，灼伤真阴，以致乙癸阴虚，阴不敛阳，阳亢于上。阳气升动无制，便亢而化风，发为眩晕[5]。情志不遂日久，则见急躁易怒。肝气郁滞化火，反灼肝阴，肝肾同源，耗伤乙癸之阴，则见头晕目眩，面红目赤；阴虚阳亢日久，耗伤脏腑阴液，不能上荣于清窍、濡养四肢而致目涩、手抖。阳盛则热，则见烦热汗出。治疗眩晕，生地，滋肾阴而降虚火，养阴津而泻伏热，为养阴之要药[6]；天麻，熄风止痉，平抑肝阳，与滋补肝肾之阴的生地、白芍配伍，可滋肾缓肝，标本兼顾，使虚风内收。牡蛎，滋水涵木以平肝阳，以解虚风内动之变。阴虚风动日久，则耗气伤阴，五味子，益气生津，滋阴制阳，为生津敛汗之要药，又可益心肾阴而宁心安神。柴胡、黄芩调和表里，和解少阳，一散一清，共解少阳之郁。白芍养血敛阴。当归，补血活血，补而不滞，气血并调，与白芍配伍加强养血敛阴，以柔肝体助肝用作用，缓和柴胡辛燥之性。且白芍与炙甘草相伍，酸甘化阴，进一步加强敛阴之效[7]。母病及子，肝火旺盛损及心阴，酸枣仁味甘，有养心阴、益肝血之功，为养心安神之要药。牛膝，既能滋补肝肾，又可引诸火下行。炙甘草调和方中诸药。二诊时，症状已明显缓解，患者自诉近期月经量少。故加补肾益精之品，山茱萸、熟地补肾益精。三诊时诸症皆已基本消失。继服上方7剂，以巩固疗效。后门诊复查上述症状均未复发。

参考文献

[1]杨烈文,田爱玲.眩晕症中医辨治体会[J].光明中医,2005(2):20-21.

[2]中华急诊医学杂志中国医药教育协会眩晕专业委员会,中国医师协会急诊医师分会.眩晕急诊诊断与治疗专家共识(周围性眩晕)[J].中国全科医学,2018,21(10):1150.

[3]刘永平.中医辨证治疗偏头痛性眩晕的综合疗效观察[J].临床医学工程,2013,20(4):462-463.

[4]关秀萍.国人眩晕症的病因及治疗综合分析[J].中国实用内科杂志,2005(8):755-757.

[5]刘红梅,司维,鲁岳,等.眩晕的中医证候相关因素分析[J].世界科学技术-中医药现代化,2015,17(12):2553-2557.

[6]刘红梅,李涛.眩晕辨证方法的文献分析[J].中西医结合心脑血管病杂志,2007(5):423-424.

[7]李涵,杨明会,李绍旦.眩晕症病因病机的中医研究概况[J].中国继续医学教育,2018,10(12):136-139.